W0262583

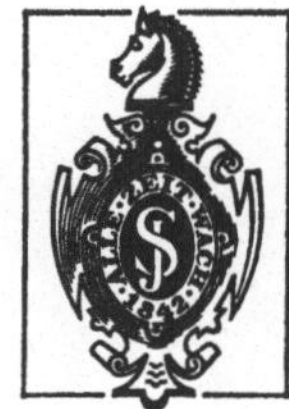

Å. Wåhlin · L. Westermark · A. van der Vliet

Intensivpflege — Intensivtherapie

Deutsche Ausgabe übersetzt von
H. Goerke

Bearbeitet und herausgegeben von
G. A. Neuhaus

Mit 69 Abbildungen

Springer-Verlag Berlin · Heidelberg · New York 1972

Professor Dr. med. Dr. med. h. c. Heinz Goerke
Ärztlicher Direktor des Klinikums Großhadern,
Universität München

Professor Dr. Günter Alexander Neuhaus
Direktor der Medizinischen Klinik und Poliklinik der Freien Universität Berlin
im Klinikum Westend

Übersetzung der schwedischen Ausgabe
„Intensivvård"

© Åke Wåhlin · Lars Westermark · Ansje van der Vliet
Almqvist & Wiksell Förlag AB Stockholm 1968

ISBN-13:978-3-540-05738-3   e-ISBN-13:978-3-642-65337-7
DOI: 10.1007/978-3-642-65337-7

Das Werk ist urheberrechtlich geschützt. Die dadurch begründeten Rechte, insbesondere die der
Übersetzung, des Nachdruckes, der Entnahme von Abbildungen, der Funksendung, der Wiedergabe
auf photomechanischem oder ähnlichem Wege und der Speicherung in Datenverarbeitungsanlagen
bleiben, auch bei nur auszugsweiser Verwertung, vorbehalten.

Bei Vervielfältigungen für gewerbliche Zwecke ist gemäß § 54 UrhG eine Vergütung an den Verlag
zu zahlen, deren Höhe mit dem Verlag zu vereinbaren ist.

© by Springer-Verlag Berlin · Heidelberg 1972. Library of Congress Catalog Card Number 70-190741.

Die Wiedergabe von Gebrauchsnamen, Handelsnamen, Warenbezeichnungen usw. in diesem Werk
berechtigt auch ohne besondere Kennzeichnung nicht zu der Annahme, daß solche Namen im Sinne
der Warenzeichen- und Markenschutz-Gesetzgebung als frei zu betrachten wären und daher von
jedermann benutzt werden dürften.

Herstellung: Konrad Triltsch, Graphischer Betrieb, 87 Würzburg

Vorwort zur deutschen Ausgabe

Die Intensivmedizin hat in den letzten 10 Jahren auch im deutschsprachigen Raum große Fortschritte zu verzeichnen. Auf der von den skandinavischen Ärzten erarbeiteten Grundlage haben sich hierzulande jedoch teilweise andere Modelle, insbesondere auch Intensivabteilungen unter internistischer Leitung, bewährt.

Nach der Phase des Aufbaus, die zur allgemeinen Anerkennung der praktischen und wissenschaftlichen Leistungen der Intensivmedizin geführt hat, sind kritische Überlegungen vor allem zur Organisationsform und zur Integrierung der Intensivmedizin in die heutigen Krankenhaussysteme notwendig.

In dem 1. Teil des vorliegenden Buches werden die schwedischen Vorstellungen auf Grund eingehender Analysen und die finanziellen und personellen Konsequenzen und Voraussetzungen hierfür erläutert.

Diese Organisationsformen setzen differenziertere Ausbildungswege und geänderte Verantwortlichkeiten beim Pflegepersonal, vor allem aber erhebliche finanzielle Mittel voraus. Aus dem Vergleich der schwedischen und deutschen Situation lassen sich für uns viele positive Impulse ableiten, zugleich werden aber auch die Grenzen der Übertragbarkeit sichtbar.

Der allgemeine und spezielle Teil des Buches bringt ausführlich und gut gegliedert die wissenschaftlichen, apparativen, pflegerischen und organisatorischen Details der Intensivpflege, deren Kenntnis bei Ärzten und Funktionsschwestern heute unbedingt Voraussetzung werden muß.

Unter solchen Voraussetzungen löst sich die Diskussion über die fachliche Herkunft des Leiters der Intensivabteilung — in Schweden ist es im Regelfall der Anaesthesist — durch das bessere Argument der fachlichen Kompetenz auf.

Die Autoren haben aus ihrer langjährigen Erfahrung ein Buch für die tägliche Arbeit auf der Intensivabteilung geschrieben, das für den Erfahrenen Anregungen und Bestätigung, für den Lernenden einen sicheren Weg zum Können bietet.

Berlin, Oktober 1972

Professor Dr. G. A. Neuhaus
Med. Klinik u. Poliklinik der
Freien Universität Berlin
im Klinikum Westend

Geleitwort zur schwedischen Ausgabe

Die Verfasser dieses Buches verfügen über lange Erfahrung sowohl auf dem Gebiet der Anaesthesiologie als auch der Intensivpflege, Fachgebieten, die auf natürliche Weise eng miteinander verbunden sind. Man kann ohne Übertreibung sagen, daß die Vitalfunktionen eines Patienten selten so intensiv überwacht werden wie bei Narkosen und Operationen. Die unmittelbare postoperative Überwachung bedeutet ebenso wie die Intensivpflege eine direkte Fortsetzung oder Anwendung der im Operationssaal benutzten anaesthesiologischen Behandlungsgrundsätze.

Die Intensivpflege stellt eine Behandlungsform dar, die sich unter starkem persönlichen Einsatz besonders der Anaesthesisten an unseren Krankenhäusern sehr schnell entwickelt hat. Sie hat nunmehr ihre Form, ihre Begriffe und speziellen Aufgaben gefunden. Jetzt muß das Personal, das für die Intensivpflege ausgebildet und angelernt wird, mit einer festen Organisation, bewährten Krankenpflegemaßnahmen und einer medizinischen Denkweise vertraut werden, bei der die Spezialkenntnisse der Anaesthesisten sich mit denen anderer medizinischer Fachgebiete zu einem ständigen Zusammenwirken verbinden. Es dürfte für die künftige Ausübung und Weiterentwicklung der Intensivpflege wichtig sein, daß sie bezüglich Grundwissen und Organisation vereinheitlicht wird. Dieses Lehrbuch gibt Auskunft über die in Skandinavien entwickelten Routinemaßnahmen der Intensivpflege.

Das Buch wurde in erster Linie für Nichtfachleute, für Medizinstudenten, Krankenschwestern und Verwaltungsangestellte geschrieben. Es sollte gleichwohl aber auch von in der Ausbildung befindlichen Anaesthesisten und Chirurgen und von denen benutzt werden, die im Rahmen ihrer Fachausbildung oder Weiterbildung auf Intensivpflegeabteilungen tätig sind. Die Verfasser haben mit diesem Lehrbuch besonders verdienstvolle Arbeit geleistet. Es entspricht gerade jetzt, wo neue Intensivpflegeabteilungen geplant werden, einem akuten Bedarf und kann jedem Arzt empfohlen werden, der sich für Akutkrankenpflege und Intensivpflege interessiert.

Stockholm, Juni 1968

Torsten Gordh
Professor für Anästhesiologie,
Chefarzt der Zentralen
Anästhesieabteilung
Karolinska sjukhuset

Vorwort zur schwedischen Ausgabe

Intensivpflege ist eine neue Krankenpflegeform, die mit größter Sicherheit Bestand haben wird. Sie ist Voraussetzung für die moderne, fortschrittliche Organisation der Krankenpflege. Die Arbeit in der Krankenpflege muß im Hinblick auf den Personalbedarf mit anderen Arbeitsbereichen des Zivillebens vergleichbar werden. Dies setzt voraus, daß man den Teil der Krankenpflege, der eine ununterbrochene *Überwachung* und *Behandlung* erfordert, in Intensivpflege- und Aufnahmeabteilungen konzentriert. Ein großer Teil der Arbeit, der bisher diensthabende Ärzte und Nachtschwestern in Anspruch genommen hat, wird in Zukunft von der Intensivpflege übernommen.

Die Intensivpflege ist eine teure Pflegeform. Das ist aber offenbar der Preis, der bezahlt werden muß, damit Schwerstkranken optimale chirurgische und internmedizinische Leistungen zugute kommen. Diese Pflegeform ist zudem die Voraussetzung dafür, daß möglichst viele in der Krankenpflege Beschäftigte ihr Leben nach modernen Gesellschaftsnormen mit ihrer erhöhten Forderung nach Freizeit führen können. Die Intensivpflege hat ihren administrativen und organisatorischen Rahmen gefunden, leidet aber nach wie vor, wie andere Bereiche der Krankenpflege, unter dem Personalproblem. Dies beruht u. a. darauf, daß die Anstellungsverhältnisse noch nicht so sind, daß sie einen Anreiz bieten, auf die Vorzüge geregelter Arbeitszeit ausschließlich in den Tagesstunden zu verzichten.

Die Intensivpflege erscheint vielen verantwortlichen Behörden deswegen problematisch, weil sie neue Maßstäbe setzt. Sie ist unbequem im Hinblick auf Anstellung und Betreuung des Personals, sie muß aber gleichzeitig auf die Verpflichtungen eingestellt sein, die ein Sozialstaat aus humanitären Gründen für Menschen in schwerster physischer Not zu übernehmen hat. Die Intensivpflege fordert viel von allen Beteiligten, um ihre Probleme zu erkennen, zu verstehen und zu lösen. Viele künftige medizinische Fortschritte werden die Intensivpflege zur Voraussetzung haben. Die Entwicklung auf dem Intensivpflegesektor beeinflußt andererseits auch schon jetzt die Arbeitsweise auf den normalen Pflegestationen.

Man muß damit rechnen, daß große Personengruppen die Intensivpflegeabteilungen durchlaufen werden. Das ist an sich äußerst wertvoll für die Durchführung einer nach Schweregraden abgestuften Krankenpflege, belastet jedoch die Leitung von Intensivpflegeabteilungen, da umfassender Unterricht und Ausbildung über die Schwerkrankenpflege hinaus erforderlich sind.

Auf irgendeine Weise wird sich das Ausbildungsproblem durch Angliederung von Unterrichtsschwestern und Kliniklehrerinnen an die Intensivpflege lösen lassen. Bis auf weiteres sieht es jedoch so aus, als müßten die gegenwärtigen Arbeitsgruppenleiter die ganze Ausbildungstätigkeit freiwillig weiterführen. Eine Studiengruppe für die Fortbildung von Krankenschwestern wurde 1962 eingesetzt. Es wird damit gerechnet, daß sie Unterrichtsformen findet, die sich etwa 1970 auswirken werden. Dann könnte die freiwillige Unterrichtserteilung in den Intensivpflegeabteilungen in Fortfall kommen.

Es mag vermessen erscheinen, ein Lehrbuch über Intensivpflege und Intensivtherapie zu schreiben. Wir sind uns auch dessen bewußt, daß wir eine Aufgabe übernommen haben, über welche andere in wichtigen Abschnitten sicherlich mehr wissen.

Angestrebt wird, eine Lücke in der Ausbildung von *Studenten der klinischen Semester, Schwesternschülerinnen* und *anderen Gruppen von Pflegepersonal* zu schließen, so daß dieses Buch als Einführung in die Besonderheiten der Intensivpflege dienen kann. Außerdem soll es einen Wegweiser für diejenigen darstellen, welche die Einrichtung einer Intensivpflegeabteilung planen. Das Buch baut zum großen Teil auf Erfahrungen der Intensivpflegeabteilung der Zentralen Anaesthesieabteilung am Karolinska sjukhuset auf. Es spiegelt auch vieles aus den zahlreichen Verhandlungen wider, die mit der Krankenhausleitung geführt wurden. Die Aufbauperiode der Intensivpflege stand im Zeichen der Definition ihrer Aufgaben. Es war für uns sehr ermutigend, daß unsere Erfahrungen so gut mit den Begriffsbestimmungen in Einklang stehen, die kürzlich durch eine Arbeitsgruppe in Medizinalstyrelsen (Kgl. Reichsgesundheitsamt, oberste schwed. Medizinalbehörde, Anm. d. Übers.) erlassen wurden.

Zentrale Anästhesieabteilung Karolinska sjukhuset Juni 1968

Ansje van der Vliet
Lars Westermark
Åke Wåhlin

Inhaltsverzeichnis

---

* Diese Abschnitte wurden vom deutschen Herausgeber, Prof. Neuhaus, verfaßt.

Einführung

Grundlagen

Aus verschiedenen Gründen hat man seit vielen Jahren in Krankenhäusern des Auslandes und auch in Schweden Patienten, bei denen vermehrte Aufsicht oder postoperative Überwachung notwendig war, in gemeinsame Räume zusammengelegt. Auf diese Weise sind besondere *Wachstationen* im Anschluß an die Operationsabteilungen entstanden. Dieser Grundsatz ist während des Zweiten Weltkrieges verstärkt befolgt worden. Es hat sich hierbei ausschließlich um chirurgische Patienten gehandelt.

Internistischerseits ist eine ähnliche Initiative ergriffen worden, um die Überwachung von Infarktpatienten zu zentralisieren.

Die Entwicklung der Medizin, die immer höheren Forderungen der Allgemeinheit nach verbesserter Krankenpflege, die steigenden Kosten dafür und der zunehmende Mangel an qualifizierten Arbeitskräften sind einige der vielen Ursachen, welche die für die Krankenpflege Verantwortlichen veranlaßt haben, neue Betriebssysteme zu erproben. Hierzulande wird ein Teil dieses Problems deutlich an den hohen Kosten, welche die Krankenhäuser für Extrawachen aufgewendet haben. Das bisher wirksamste System, die Anforderungen der modernen Krankenpflege zu bewältigen, nennt man *„progressive Patientenbetreuung"*. Diese wurde 1957 am Manchester Memorial Hospital (Connecticut, USA) entwickelt und bestand darin, daß die in schlechtem Zustand befindlichen Patienten auf Spezialabteilungen, nämlich auf Intensivpflegeabteilungen, zusammengefaßt wurden, in denen man Intensivüberwachung und Intensivbehandlung durchführen konnte.

Es muß weiter darauf hingewiesen werden, daß die großen Poliomyelitisepidemien in Dänemark und Schweden zu Beginn der fünfziger Jahre den Anstoß zur Entwicklung der Beatmungstechnik bei Patienten mit partieller oder totaler Atemlähmung gegeben haben. Apparate zur künstlichen Beatmung wurden entwickelt, Personal für die Überwachung und Behandlung speziell geschult und die Patienten in Beatmungsabteilungen zusammengefaßt, in denen ihnen größtmögliche Sicherheit geboten wurde.

Das Bedürfnis nach Intensivpflege besteht also in vielen Fachgebieten darin, dem Schwerkranken einen optimalen Krankenpflegeeinsatz zur Tages- und Nachtzeit in gleichem Ausmaß zu bieten.

Schwerkranke Patienten haben oft Bewußtseinsstörungen, sie sind bewußtlos oder im Schock. Diese Zustände gehen häufig mit Ateminsuffizienz einher. Infolgedessen war es unumgänglich, die Spezialkenntnisse der Anästhesiologen bei der akuten Versorgung der Intensivpflegepatienten in Anspruch zu nehmen.

In der postoperativen Überwachung kam die bessere und dadurch auch frühzeitiger eingeleitete Therapie bei einer akuten Verschlimmerung in erster Linie den chirurgisch Kranken zugute. Trotz der anfänglich begrenzten Zielsetzung der Wachstationen, waren die Erfahrungen so günstig, daß diese Möglichkeiten auch für internistische Fälle wie Barbituratvergiftungen und andere mit Bewußtseinsstörungen verbundene Zustände genutzt wurden. Auch bei Herzkranken konnte eine Dauerüberwachung die Prognose durch früher einsetzende Behandlung verbessern.

Je mehr die postoperativen Pflegemaßnahmen bei fortgeschritteneren Fällen zur Anwendung kamen, desto mehr neue Probleme und Forderungen traten auf. Die personalsparende Mehrpatienteneinheit erwies sich als unzureichend, nachdem zur alleinigen Überwachung weitere therapeutische Maßnahmen wie z. B. Pflege der Tracheotomierten und die Respiratorbehandlung hinzukamen.

Auch das Infektionsproblem macht sich zunehmend bemerkbar. Es erwies sich schon bald als von so großer Bedeutung, daß Isolierräume nötig wurden. Infizierte Patienten mußten von nicht infizierten getrennt werden, die infizierten Kranken konnte man wegen der gegenseitigen Ansteckungsgefahr nicht in einem gemeinsamen Raum unterbringen. Ein frisch tracheotomierter Patient muß gegen Infektionen der oberen Luftwege geschützt werden. Die Gefahr der Verschlimmerung eines bereits infizierten Patienten durch Hinzutritt anderer Infektionen wurde immer deutlicher erkannt. Nach den jetzt vorliegenden Erfahrungen benötigt man für Intensivpflegepatienten vorwiegend Isolierräume.

Unsere gegenwärtigen Intensivpflegeabteilungen haben meistens das Stadium der „Beatmungsstation" durchlaufen. Die Durchführung der Beatmung verlangt die Bindung des Patienten an die technischen Hilfsmittel, gleichzeitig mußte man auch alle anderen für den Kranken notwendigen Pflege- und Behandlungsmaßnahmen übernehmen. Das erklärt die Vielseitigkeit moderner Intensivpflege.

Der Anästhesiologe, der zuerst die Beatmungstherapie beherrschte, hatte seine Kenntnisse über den Wasserhaushalt und die Schocktherapie zu vertiefen. Als weitere Behandlungsformen kamen die Peritoneal- und Hämodialyse hinzu. Für Krankenschwestern bedeutet Intensivpflege, daß die auf Normalstationen erworbenen Kenntnisse pflegerischer Routinemaßnahmen ergänzt werden müssen durch solche auf dem Gebiet der Atmungsphysiologie, der Bedienung von Beatmungsapparaten, der Meßapparate, der einfachen Operationsassistenz und der Grundlagen moderner Krankenhaushygiene. Zur Pflege bewußtloser Patienten gehört auch eine konsequent durchgeführte Antidekubitustherapie und die Überwachung der Luftwege. Die ursprünglich für Beatmungsfälle angelegten Pflegeeinheiten haben sich für ein viel breiteres Patientengut brauchbar erwiesen. Interessant ist die Feststellung, daß sich mit zunehmender Selbständigkeit der Intensivpflegeabteilungen deren Patientengut in zunehmendem Maße zu gleichen Anteilen aus chirurgischen und internmedizinischen Fächern zusammensetzt. Die Prognose für die internistisch Kranken, hauptsächlich Barbituratvergiftungen und die Coronarkranken ist entscheidend verbessert worden. So wird in dem von Medicinalstyrelsen (Schwedisches Reichsgesundheitsamt, d. Übers.) erstatteten Gutachten über Intensivpflege (1966) hervorgehoben, daß die auf die Gesamtzahl der Vergiftungsfälle berechnete Mortalität von früher 20—30% auf unter 1% gesenkt worden ist. Vorsichtige Rückschlüsse aus Zusammenstellungen und Untersuchungen über den Wert der Intensivüberwachung von Infarktpatienten in Sondereinheiten zeigen deutlich, daß die Mortalität um mehr als 10% sinkt. Es versteht sich von selbst, daß eine Pflegeform, die sowohl im Ausland als auch in Skandinavien eine so beträchtliche Senkung der Mortalität aufweisen kann, Zuversicht und Aufmerksamkeit weckt. Ein Absinken der Mortalität kann für die chirurgischen Patienten nicht mit gleicher Deutlichkeit angegeben werden, da in zunehmendem Umfang höhere Altersgruppen in chirurgische Behandlung gelangen. Ein offenbarer Gewinn ist aber zweifellos, daß die Chirurgie überhaupt in allen Altersgruppen und

Fachgebieten tatkräftiger zum Einsatz kommen kann.

In medizinischer Hinsicht ist also die Stellung der Intensivpflege gefestigt. Dies geht aus der Stellungnahme der Arbeitsgruppe von Medicinalstyrelsen über die Intensivpflege (1966) hervor: „Die Arbeitsgruppe ist der Ansicht, daß die Intensivbehandlung in Skandinavien in erster Linie durch die Bemühungen der Anästhesiologen mehr Verbreitung gefunden und einen höheren Standard erreicht hat als in der Regel in anderen Ländern. Das schränkt in erheblichem Maße den Wert ausländischer Erfahrungen ein, vor allem bezüglich Organisation und Verwaltung. Eine weitere Einschränkung im Vergleich mit dem Ausland liegt in den erheblichen Unterschieden der Krankenhausorganisation zwischen den angelsächsischen Ländern und Skandinavien bezüglich der Anstellungsverhältnisse sowie der Ausbildung und der Zuständigkeit der Krankenschwestern."

Viele medizinische Begriffe und die Einstellung zu wichtigen Teilaspekten der zukünftigen Medizin sowie zu medizinischethischen Fragen werden sicher auf Erfahrungen in der Intensivpflege aufbauen. Neben dem z. Z. bestehenden Intensivpflegebedürfnis sollte auch die Möglichkeit, auf die Entwicklung der künftigen Medizin Einfluß nehmen zu können, unsere tätige Mitwirkung beanspruchen.

Begriffe

Unter Intensivpflege versteht man die Behandlung oder Überwachung manifesten oder latenten Versagens von Vitalfunktionen, vorausgesetzt, daß deren akute Ursache therapeutisch zu beheben ist. Ziel der Intensivbehandlung ist es, die Prognose des Patienten in den Zustand zurückzuführen, die vor Eintritt der Insuffizienz bestand. In den letzten Jahren sind die Möglichkeiten der Intensivpflegeabteilungen in verstärktem Maße auch für Patienten mit nur latenter Insuffizienz von Vitalfunktionen eingesetzt worden, die lediglich der Überwachung, dabei jedoch hoher Einsatzbereitschaft für plötzlich notwendige Behandlungsmaßnahmen bedurften. Daraus geht hervor, daß sich die Intensivpflege in zwei Funktionen aufteilt, eine *Behandlungs-* und eine *Überwachungsfunktion*. Sofern die Überwachung die Hauptaufgabe ist, kann man besondere Intensivbeobachtungsstationen einrichten. Sie eignen sich besonders gut für kardiologisch Kranke, z. B. mit Rhythmusstörungen oder nach Infarkten ohne die Notwendigkeit der künstlichen Beatmung. Die von Medicinalstyrelsen eingesetzte Arbeitsgruppe (1966) hatte die Aufgabe, das Intensivpflegeproblem in allen Spezialfächern zu untersuchen. Es gibt gute Gründe, den von der Arbeitsgruppe ausgearbeiteten Richtlinien und Definitionen zu folgen, die von bedeutenden medizinischen Autoritäten des Landes anerkannt worden sind und folgendermaßen lauten:

Intensivbehandlungsabteilung ist die Bezeichnung, die die Arbeitsgruppe für eine Abteilung gewählt hat, deren Hauptaufgabe Stützung der Vitalfunktionen im weitesten Sinne ist. Darunter versteht die Arbeitsgruppe alle Maßnahmen, die ergriffen werden können, um entweder die Funktion eines lebenswichtigen Organsystems in akzeptable Grenzwerte zurückzuführen, die ein Weiterleben ermöglichen oder um zeitweilig oder dauernd alle Funktionen eines lebenswichtigen Organsystems künstlich zu ersetzen. Eine Intensivbehandlung benötigt wesentliche Unterstützung durch klinische Dienstleistungseinrichtungen, denn sie erstreckt sich über das weiteste nur vorstellbare Spektrum komplizierter technischer und medizinischer Behandlungsmaßnahmen.

Intensivbeobachtungsabteilung ist die Bezeichnung, die man für die Intensivpflegeabteilung gewählt hat, bei der Aufgaben der Überwachung überwiegen. Sie sollte besonderen Fällen, z. B. Infarktpatienten ("coronary unit") vorbehalten bleiben. Derartige Abteilungen müssen über akute Therapiemöglichkeiten verfügen, im Bedarfsfalle aber sollte man den Patienten in eine Intensivbehandlungsabteilung verlegen können.

Zusammenfassend schlägt die von Medicinalstyrelsen eingesetzte Arbeitsgruppe vor, daß die stationären Krankenhauspatienten in *Leicht-, Normal- und Intensivpflegefälle* aufgeteilt werden sollten. Die Intensivpflege wiederum wird gegliedert in *Intensivbehandlung* und *Intensivbeobachtung*.

Die vorstehenden Gedankengänge sollen weiter erläutert werden. Vor allem ist zu betonen, daß ein Patient mit einer therapieresistenten Grundkrankheit, z. B. mit einem Carcinom, nicht notwendigerweise zurückgewiesen werden muß. Eine Bronchopneumonie kann bei einem Patienten mit einem Lungencarcinom zu einer akuten ventilatorischen Insuffizienz führen. Dieser Patient sollte der Intensivpflege zugeführt werden, da die Ursache der ventilatorischen Insuffizienz, die Pneumonie, heilbar ist, wenn nur die Vitalfunktion, die Atmung, so lange künstlich gestützt oder ganz übernommen wird. Die Prognose des Patienten kann wieder so werden wie sie vor der akuten Verschlechterung war. Auch bei Patienten mit schweren Schlafmittelvergiftungen sind Intensivpflegemaßnahmen indiziert.

Ein Kranker mit fortgeschrittener Metastasierung bei Prostata-Carcinom, der Zeichen der Atmungsinsuffizienz auf dem Boden eines cerebralen Insults durch einen Metastaseneinbruch oder durch eine Apoplexie aufweist, ist verständlicherweise kein Intensivpflegefall. Vielfach kann eine rasch eingetretene Komplikation das willkommene Ende eines unheilbaren Krankheitsverlaufs herbeiführen.

In vielen Fällen führt ein operativer Eingriff — z. B. eine Laparotomie — zur Insuffizienz von Vitalfunktionen. Derartige Patienten sollten unabhängig von der Indikation zum Eingriff in den Genuß der Intensivpflege kommen. Als Beispiel möge ein Patient mit einem sich bei der Laparotomie als inoperabel erweisenden Carcinom dienen, bei dem sich im weiteren Verlauf eine Peritonitis mit Atmungsinsuffizienz, Wasserhaushaltsstörungen und Kreislaufinsuffizienz entwickelt hat. Er kann nach erfolgreicher Intensivtherapie einige Jahre überleben, auch wenn das Grundleiden selbst inoperabel ist. Die Prognose des Patienten erreicht also wieder den Schweregrad wie vor dem Eingriff.

Die Aufnahmebedingungen sollten allerdings so restriktiv sein, daß keine Kapazitätssenkung auf den Normalstationen eintritt, denn in erster Linie soll die Intensivpflege eine Steigerung des Pflegeeffekts und nicht nur eine Arbeitsverlagerung innerhalb des Krankenhauses herbeiführen.

Auf Intensivpflegeabteilungen gibt es im allgemeinen nur „Funktionsbetten", so daß der Patient nicht dort, sondern nach wie vor in der überweisenden Klinik geführt wird. Dies ist notwendig, um den Kranken rasch wieder auf seine Abteilung zurückverlegen zu können, sobald er nicht mehr als Intensivpflegefall anzusehen ist. Dadurch ist es möglich, ein hohes Maß an Aufnahmebereitschaft für neue akute Fälle zu erhalten.

Erster Teil

Verwaltung und Organisation

Verantwortung, Zusammenarbeit und Visiten

Vor der Errichtung von Intensivpflegeabteilungen wurde der Anästhesiologe oft als Konsiliarius gerufen, um vor allem bei Verlegung der Atemwege oder anders bedingter respiratorischer Insuffizienz Hilfe zu leisten. Durch wachsende Erfahrungen, auch in technischer Hinsicht, haben die Anästhesiologen mehr Möglichkeiten bekommen, nicht nur bei der Atmungsinsuffizienz, sondern auch bei anderen Störungen der Vitalfunktionen therapeutisch einzugreifen. Das Ausmaß der technischen Hilfsmittel und die Notwendigkeit ihrer Wartung führten zur Zentralisierung der Einrichtungen. Dadurch wurde dem Anästhesiologen die Möglichkeit zum Aufbau einer eigenen „Konsiliarstation" gegeben. Dies ändert nichts daran, daß der überweisende Arzt nach wie vor die Hauptverantwortung für die Beurteilung und Behandlung des Patienten behält. Er hat aber auch die Verantwortung dafür, daß der Anästhesiologe und die Intensivpflegeabteilung z.B. bei Versagen der Atmung eingeschaltet werden. Das bedeutet jedoch nicht, daß der zuweisende Arzt die Verantwortung dafür trägt, wie die Behandlung vom Anästhesiologen durchgeführt wird. Dieser stützt die Vitalfunktionen, in diesem Falle die Atmung, und er hat die Verantwortung für *den Teil* der Behandlung, auf den sich seine Beratung bezieht.

Bei den täglichen gemeinsamen Visiten auf der Intensivpflegeabteilung unterrichtet der Anästhesiologe den überweisenden Arzt über die Vitalfunktionen. Gleichzeitig werden alle bei der Intensivüberwachung angefallenen Daten mit ihm diskutiert und er erhält Mitteilung über inzwischen eingetretene Veränderungen im Befinden des Kranken.

In der Regel bleibt der Patient einer Intensivpflegeabteilung administrativ der Klinik zugeordnet, die die besten Voraussetzungen für die Behandlung seiner Grundkrankheit bietet. Während des Aufenthaltes des Kranken auf der Intensivpflegeabteilung verliert das Personal der Normalstation leicht die Verbindung zum Patienten dadurch, daß das Intensivpflegepersonal die Pflege übernimmt. Wenn jedoch die Abteilungsschwester der Normalstation den Arzt, der den Kranken verlegt hat, bei seinen täglichen Visiten auf der Intensivpflegestation begleiten würde, ließe sich dieser Nachteil erheblich verringern. Gleichzeitig würde das Verständnis der verschiedenen Personalgruppen für die gegenseitigen Aufgaben verbessert werden.

Zusammenfassend gilt für die Zusammenarbeit folgendes: Mit den technischen Möglichkeiten einer Intensivpflegeabteilung und mit seinen Spezialkenntnissen soll der Anästhesist einen Patienten mit lebensbedrohender Funktionsinsuffizienz gleich welcher Art, deren unmittelbare Ursache als vorübergehend oder behebbar angesehen werden kann, für die überweisende Klinik in einen solchen Zustand bringen, daß diese ihre speziellen Möglichkeiten wieder einsetzen kann, um die Krankheit zu behandeln, die direkt oder indirekt die Insuffizienz verursacht hat oder dadurch kompliziert wurde.

Zu den Besonderheiten der Intensivpflege gehört es, daß Aufnahmen nicht vorausberechnet werden können, da neue Kranke plötzlich aufgenommen werden müssen, zum anderen, daß akute Komplikationen bei den bereits aufgenommenen Kranken schnell nacheinander eintreten können. Daher und wegen der Vielzahl beteiligter Personen könnte man vermuten, daß die Arbeit auf einer Intensivpflegeabteilung leicht zersplittert und unübersichtlich wird. Es ist daher auf einer solchen Abteilung besonders wichtig, daß der Anteil der Arbeit, der als tägliche Routine ablaufen kann, auch so abgewickelt wird. Die Ärzte, die Kranke auf der Intensivpflegeabteilung liegen haben, sollten sich nach dem Routinearbeitsablauf dieser Abteilung ebenso einrichten, wie sie seit langem feste Zeiten beispielsweise für Röntgenbesprechungen akzeptiert haben. Die Röntgenabteilung kann es nicht zulassen, daß Röntgenbilder zu einem beliebigen, einem Interessenten gerade zusagenden Zeitpunkt demonstriert werden. Der gleiche Grundsatz sollte, vielleicht in noch stärkerem Maße, für eine Intensivpflegeabteilung Gültigkeit haben. Es müssen, so weit möglich, feste Visitenzeiten zur Aufstellung der Diagnose- und Behandlungspläne festgelegt werden.

Der überweisende Arzt der Klinik soll natürlich zu jeder beliebigen Zeit kommen dürfen. Er muß aber Verständnis dafür haben, daß er nicht immer mit dem gleichen Entgegenkommen seitens des Intensivpflegepersonals und der Ärzte rechnen kann, wie er es zu festgelegten gemeinsamen Visitenzeiten erwartet, zumal gerade die bei den Visiten festgelegten Maßnahmen das Personal in der Zwischenzeit beanspruchen. Die Verordnungen und Entscheidungen sollen bei den Visiten gemeinsam von dem überweisenden Arzt mit dem Arzt der Intensivpflegeabteilung und gegebenenfalls noch weiteren hinzugezogenen Konsiliarien getroffen werden. Der verantwortlichen Schwester werden die Anweisungen nur von

einem Arzt, nämlich dem Abteilungsarzt der Intensivpflegeabteilung, angesagt. Alle Verordnungen oder Änderungen derselben, die auf Grund neu eingetretener Verhältnisse zwischen den Visiten notwendig werden, trifft der Arzt der Intensivpflegeabteilung, entweder auf Grund eigener Stellungnahme oder nach Rücksprache mit dem zuständigen überweisenden Arzt. Vor der ersten gemeinsamen Visite des Tages soll der Arzt der Intensivpflegeabteilung seine eigene Visite gemacht haben. Dabei können bestimmte Maßnahmen, wie z.B. Trachealkanülenwechsel, Arterien- oder Venenkatheterisierung ausgeführt, zweifelsfreie Verordnungen getroffen und andere Probleme vorbesprochen werden. Dadurch bildet sich eine Diskussionsgrundlage heraus, die natürlich die gemeinsamen Visiten erleichtert. Damit diese erste interne Visite noch vor dem gemeinsamen Rundgang geschafft wird, darf sie nicht von Außenstehenden durch Sonderdiskussionen über einen Kranken, dessen Situation bereits oder noch nicht erörtert worden ist, unterbrochen werden. Die gemeinsame Stellungnahme soll also erst nach einer ungestörten „internen" Visite erfolgen. Da die Zahl der Beteiligten groß ist, sollte die Zeit für Diskussionen reichlich bemessen sein (z.B. 1½ bis 2 Stunden) und vielleicht klinikweise unterteilt werden, wie das auf der Röntgenabteilung üblich ist, um zu verhindern, daß das Erscheinen von Ärzten der einen Klinik mit dem einer anderen kollidiert. Geeignete Zeiten für die gemeinsamen Visiten müßten gegebenenfalls nach Absprache mit sämtlichen betroffenen Kliniken so geplant werden, daß die Zusammenarbeit nicht darunter leidet und Zeiten gewählt werden, die die übrigen Arbeitsabläufe dieser Kliniken nicht behindern.

Es ist wichtig, dafür zu sorgen, daß die getroffenen Verordnungen und Maßnahmen schnellstmöglich ausgeführt werden. Daher hat der Arzt der Intensivpflegeabteilung diese entweder selbst auszuführen oder er muß wirksam kontrollieren, daß das Personal dazu die Möglichkeit erhält. Blutabnahmen sollten z.B. so angesetzt werden, daß sie vor oder nach Venen- oder Arterienkatheterisierungen vorgenommen werden können. Zur Vermeidung von Verzögerungen muß man möglichst viele Behandlungsvorgänge der Abteilung unter Kontrolle bekommen, ehe plötzlich neue Aufgaben durch akute Ereignisse hinzukommen. Dies führt dazu, daß die Bindung des Arztes in der Intensivpflege fühlbarer ist als in anderen Pflegebereichen.

Die Arbeit auf einer Intensivpflegeabteilung baut zum größten Teil auf bereits früher bekannten Tatsachen und Erfahrungen auf und bietet insofern vielfach nichts Neues. Neu ist vielleicht, daß man auf diesen Abteilungen die Möglichkeiten zur Anwendung dieser Kenntnisse und Erfahrungen zusammengefaßt hat und daß die Intensivpflege — in höherem Grade als auf anderen Gebieten der Medizin — eine prestigefreie Zusammenarbeit erfordert, um Erfolge zu erzielen.

Die Intensivpflegeabteilung nimmt eine Schlüsselstellung zwischen Operationsabteilung, Notaufnahme und den Pflegeabteilungen der verschiedenen Kliniken ein. Charakteristisch ist auch die Zusammenarbeit mit der Wachstation und anderen Überwachungsabteilungen, z.B. der für Infarktpatienten.

In diesem großen Zusammenspiel medizinischer Maßnahmen gibt es räumliche und personelle Funktionsketten. So sollte z.B. die Wachstation räumlich zur Operationsabteilung gehören, da die Mehrzahl der operierten Kranken dort vor Rückführung auf die Pflegeabteilungen bis zum Abklingen der Narkosewirkung überwacht werden muß. Obwohl nur ein geringer Anteil der Frischoperierten zu Intensivbehandlungsfällen wird, ist es doch wünschenswert, daß die Intensivpflegeabteilung in unmittelbarer Nähe der Operationsabteilung liegt. Dies ist auch wichtig, weil Transporte von Frischoperierten, die der Intensivbehandlung bedürfen, äußerst mühevoll sein können.

Die Intensivpflegeabteilungen gehören der Funktion nach zu den Normalabteilungen. Sie bieten gesteigerte Möglichkeiten für die dort angestrebten Therapiemaßnahmen. Es sollte nicht vergessen werden, daß die jetzt auf Intensivpflegeabteilungen betreuten Kranken noch vor wenigen Jahren auf den Normalstationen bis an die Grenzen der dort gegebenen Leistungsfähigkeit versorgt worden sind.

Routinetagesablauf des Pflegepersonals

Die Schwestern der ersten Tagesschicht gehen gemeinsam mit den abgelösten Nachtschwestern durch die Station. Die Überwachungsbögen jedes Kranken werden sorgfältig durchgesehen. Auf Veränderungen, eingetretene Komplikationen und neu eingetroffene Laborbefunde wird besonders aufmerksam gemacht. Über die laufenden Behandlungsmaßnahmen wird Bericht erstattet. Nach dieser Übernahmevisite dient die erste Stunde dazu, daß die Schwestern und Laborantinnen Proben abnehmen und das Überwachungspersonal auf besonders wichtige Kontrollaufgaben hinweisen.

Gleichzeitig mit der Abnahme der Proben durch die Krankenschwestern sammeln und messen die Pflegehelferinnen die Tagesmengen an Urin und Drainageflüssigkeit und entnehmen Untersuchungsproben. Eine Schwester ist vollauf mit der Berechnung des Wasser- und Elektrolythaushalts sowie der Tageskalorienmenge für jeden einzelnen Patienten beschäftigt. Diese Arbeit bildet die Voraussetzung für die von den Ärzten vorzunehmende Festlegung der Wasser-, Elektrolyt- und Kalorienzufuhr für die nächsten 24 Stunden. Nach Abschluß dieser Arbeiten folgt die ärztliche Morgenvisite, bei der die Therapiepläne für die nächsten 24 Stunden im Prinzip aufgestellt werden. Nach Beendigung der ärztlichen Visite werden die Verordnungen ausgeschrieben und den Schwestern bekanntgegeben.

Gemeinsam mit dem Wachpersonal nehmen die Schwestern das Umlegen und Betten der Patienten sowie die Bronchialtoiletten u. a. vor. Die Schwestern verfolgen die Arbeit des Wachpersonals am Patienten auf häufigen Rundgängen, unterrichten es über Änderungen der Therapie und stehen bei akuten Verschlechterungen zum Eingreifen bereit. Im Laufe des Vormittags wird die Abteilung gereinigt, verbrauchte Materialien werden beseitigt und ergänzt.

Bei Beginn der Nachmittagsschicht wird allen beteiligten Personalgruppen ein sorgfältiger Bericht gegeben. Die Behandlung wird bei einer ärztlichen Nachmittagsvisite überprüft, wobei ggf. die Verordnungen vom Vormittag ergänzt werden. In den Nachmittags- und Abendstunden wird die Arbeit des Personals so eingeteilt, daß die Routinetätigkeit möglichst zum Abschluß kommt, damit das Personal der Nachtschicht sich im Hinblick auf seine geringere Anzahl weitgehend auf die Patientenbetreuung beschränken kann.

Weitere Einzelheiten betr. Aufgaben des Personals siehe Anlage 1.

Gesichtspunkte für die Leitung einer Intensivpflegeabteilung

Die Intensivpflegeabteilung muß trotz der Beteiligung nahezu aller Ärztegruppen des Krankenhauses *einen* Abteilungsarzt haben, damit das Personal weiß, daß es *einen* speziell ausgewählten Arzt gibt, an den man sich nicht nur bei akuten Maßnahmen, sondern auch in administrativer Hinsicht und bezüglich der Ausbildung wenden kann.

Von den verschiedenen Maßnahmen, die bei einer so gemischten Klientel einer Intensivpflegeabteilung notwendig werden, müssen die lebenserhaltenden Eingriffe des Anästhesiologen ohne zeitlichen Verzug vorgenommen werden können. Er muß daher ständig in unmittelbarer Nähe der Station anwesend sein. Dies ist u. a. der Grund dafür, daß man fast überall den Anästhesiologen trotz seiner fachlichen Begrenzung auf sein eigenes Spezialgebiet für die Leitung einer Intensivpflegeabteilung als am besten geeignet ansieht.

Der Zentrale Gesundheitsausschuß in Stockholm legte (1964) eine Studie „Über progressive Krankenpflege" vor. Darin ist bezüglich der Leitung einer Intensivpflegeabteilung darauf hingewiesen worden, daß es zweckmäßig ist, sie in administrativer Hinsicht dem Anästhesiologen zu übertragen. Die Arbeitsgruppe von Medicinalstyrelsen zum Studium der Intensivpflege (1966) befürwortete eine Teilung der Verantwortung zwischen dem Anästhesiologen und dem zuständigen Klinikchef, der den Kranken vor der Verlegung in die Intensivpflegeabteilung betreut hat, sowie den übrigen Spezialisten, die als Konsiliarien in Betracht kommen können, wie der Kardiologe, der Klinische Physiologe usw. Darüber hinaus weist Medicinalstyrelsen darauf hin, daß der verlegende Arzt das Recht haben soll, den Kranken wieder in seine Klinik zurückzunehmen, wenn er den Eindruck hat, daß die Behandlung nicht seinen allgemeinen Richtlinien entsprechend vorgenommen wird. Der Leiter der Intensivpflegeabteilung seinerseits soll immer das Recht haben, die Übernahme eines Patienten und die Verantwortung für ihn abzulehnen, wenn er glaubt, daß dies zur Durchführung einer ordentlichen und zweckmäßigen Krankenpflege nicht erforderlich ist.

Bezüglich der unmittelbaren Leitung einer Intensivpflegeabteilung sagt die Arbeitsgruppe, daß sie durch einen dafür eingesetzten Chefarzt oder Leitenden Oberarzt aus dem Bereich der beteiligten Fächer oder der Anästhesieabteilung erfolgen soll. Hierzu kann ergänzend mitgeteilt werden, daß der Schwedische Ärztebund 1965 durch eine Erhebung festgestellt hat, daß dem Chefarzt der Anästhesieabteilung in 23 von 32 Fällen die Leitung der Intensivpflegeabteilung übertragen worden war.

Platzbedarf in Beziehung zum Einzugsgebiet

Wenn man versucht, zu der Frage Stellung zu nehmen, wie viele Intensivpflegebetten in einem Krankenhaus benötigt werden und wie diese aufgeteilt sein sollen, muß man viele Faktoren berücksichtigen. Welche Fachgebiete beteiligen sich an der geplanten Intensivbehandlung, welche Aufnahmeindikationen hat man aufgestellt, in welchen Krankenhaustypen gibt es Intensivpflegebedarf?

Die Arbeitsgruppe von Medicinalstyrelsen hat 4% als ungefähre Quote des Intensivpflegebedarfs für diejenigen Fachgebiete, die sie anwenden, festgelegt. Sie empfiehlt Fachgebiete wie Psychiatrie, Rehabilitation, Langfristigkranke und Tageskliniken von der Berechnung auszunehmen. Sie weist außerdem darauf hin, daß es sich um eine Durchschnittszahl handelt und der Intensivpflegebedarf in den chirurgischen und medizinischen Subspezialitäten sehr stark differiert. So haben z.B. Frauenkliniken einen sehr geringen Bedarf, der von Thoraxkliniken dagegen kann bei 20% liegen. Die Arbeitsgruppe macht darüber hinaus darauf aufmerksam, daß die Prozentzahl auch dadurch beeinflußt wird, in welchem Ausmaß man Intensivbeobachtung mit der Intensivbehandlung verbindet. Die angegebene Zahl stimmt gut mit einer Umfrage überein, die im Zusammenhang mit dem XIII. Internationalen Krankenhauskongreß (Paris, 1963) vorgenommen wurde und bei der sich 3—4% als zweckmäßige Quote ergab.

Intensivpflegeabteilungen dürften lediglich an Schwerpunkt- (Regional-) Krankenhäusern, Großstadtkrankenhäusern und Normal- (mittleren Kreis-)krankenhäusern in Betracht kommen.

Die gleiche Arbeitsgruppe hat festgestellt, daß die Zahl der Intensivpflegebetten im Mai 1966 in den Krankenhäusern Schwedens 1,7% der Betten entsprach, die nach den obengenannten Grundsätzen als Berechnungsgrundlage für die Feststellung des Intensivpflegebedarfs dienen dürfen. Nach den zur gleichen Zeit vorgelegten Plänen werden 1970 2,9% der Ausgangsbettenzahl zur Verfügung stehen, eine weitere Erhöhung bis 1975 wird vorausgesagt. Die Arbeitsgruppe hat nachdrücklich betont, daß man bei Bewertung dieser Zahlen darauf Rücksicht nehmen muß, daß etwa 50% der Betten im postoperativen Bereich in kombinierten postoperativen und Intensivbehandlungsabteilungen flexibel verwendet werden.

Lage zu anderen Abteilungen, Größe und Raumplanung

Bei der Planung neuer Krankenhäuser stellt man sich darauf ein, daß die Erste-Hilfe-Aufnahme-Station, die Operationsabteilung und die Intensivpflegeabteilung so nahe wie möglich beieinanderliegen. Außerdem sollen die Röntgenabteilungen und das Bereitschaftsdienstlaboratorium in unmittelbarer Nachbarschaft sein. Mit einer solchen Planung wird eine Konzentration der Akutkrankenpflege bezweckt. Die Schwerkrankentransportwege werden verkürzt, und das Bereitschaftsdienstpersonal kann besser eingesetzt werden. Eine so günstige Lage von Intensivpflegeabteilungen läßt sich in älteren Krankenhäusern nicht erreichen, wo die Operationsabteilung oft weit von der Erste-Hilfe-Aufnahme-Station entfernt ist. Es besteht jedoch die Tendenz, in älteren Krankenhäusern die Intensivpflegeabteilung möglichst in der Nähe der Operationsabteilung unterzubringen.

Bezüglich der Größe der Abteilung hat die Arbeitsgruppe (1966) 4—5 Betten als untere und 15 Betten als obere Grenze empfohlen. Größere Abteilungen ließen sich schwer von einer Abteilungsschwester verwalten. Wenn also der Gesamtbedarf eines Krankenhauses mehr als 15 Intensivpflegebetten beträgt, ist es besser, zwei oder mehr Abteilungen einzurichten. Wenn der Bettenbedarf für die Intensivpflege in einem kleineren Krankenhaus an der unteren Grenze für eine Intensivpflegeabteilung vorgesehenen Bettenzahl liegt, kann man an die Einrichtung einer kombinierten Abteilung mit Aufwachstation, postoperativer Überwachungs- und Intensivpflegeeinheit denken. Nachdem die Bettenzahl festgelegt und die Frage nach der Abteilungsform entschieden ist, muß man sich der Raumplanung zuwenden.

Aus Rationalisierungsgründen wünschten die Krankenhausverwaltungen ursprünglich große Einheiten für viele Patienten. Gewöhnlich bezog sich diese Planung auf Wachstationen. Nachdem sich daraus aber Intensivpflegeeinheiten entwickelt hatten, zeigte es sich, daß die Kranken häufig bakteriell infiziert waren oder wurden. Dadurch machte sich immer stärker ein Bedarf an Isolierräumen spürbar. Gegenwärtig neigt man dazu, Intensivpflegeabteilungen nach den gleichen Grundsätzen wie Infektionsabteilungen zu planen. Jeder Raum sollte nur für einen Patienten berechnet werden; denn man verliert Bettenkapazität, wenn ein für mehrere Kranke vorgesehenes Zimmer mit nur einem Patienten belegt werden kann. Es kann nicht oft genug betont werden, wie wichtig es ist, die Isolierzimmer ausreichend groß zu planen, zweckmäßigerweise mit einer Nutzfläche von wenigstens 20 m² pro Patient. Darüber hinaus gehört zu jeder Isoliereinheit ein Naßraum für die Säuberung der verwendeten Materialien sowie eine Isolierschleuse zum Passieren in beiden Richtungen. Die Abteilung kann nur über eine Eingangszone betreten werden, nur befugtes Personal erhält Zutritt (Abb. 1).

An zentraler Stelle der Abteilung wird ein Schwesterndienstraum geschaffen, der viel Raum erfordert. Hier befinden sich eine zentrale elektronische Registrier- und Überwachungseinheit für alle Patientenzimmer, sowie zweckmäßigerweise auch die Medikamentenvorräte, ein kleinerer Laborarbeitsplatz, etwa 2—3 Arbeitsplätze für Schwestern und eine Diktatkabine für Ärzte. In diesem Dienstraum erfolgen die Besprechungen mit den Ärzten und die Entgegennahme der Verordnungen. Ein Personalaufenthaltsraum, in dem auch Unterricht abgehalten werden kann, soll in unmittelbarer Nähe des Schwesterndienstraumes liegen, ebenso die Lagerräume. Die Abteilung benötigt eine eigene kleinere Sterilisationseinheit, ggf. gemeinsam für mehrere Intensivpflege- und postoperative Abteilungen. In oder vor der Eingangszone wird ein Vorratslager angelegt, so daß man beim Antransport von Material die Abteilung nicht zu betreten braucht. Daneben werden ein kombiniertes Sprech- und Arztsekretärinnenzimmer sowie ein Arztdienstraum untergebracht. Auch der Umkleideraum gehört in die Eingangszone. Es sollte auch ein Wartezimmer für Angehörige geschaffen werden, das u. U. von mehreren Intensivpflegeabteilungen genutzt werden kann. Wichtig ist ein Aufbewahrungsraum für Wäsche und Abfall, der so anzulegen ist, daß die Abholung vor der Eingangszone erfolgen kann.

Personalbdarf

In bisher vorliegenden Stellungnahmen ist festgelegt worden, daß etwa 0,2 Arztstellen pro Bett erforderlich sind. Für eine Intensivpflegeabteilung mit 10 Betten bedeutet dies einen Bedarf von 2 Ärzten, davon einen in der Stellung eines Chefarztes oder Leitenden Oberarztes. Diese Ärzte sind abteilungsgebunden, um den Arbeitseinsatz zu leiten und zu unterstützen.

Für die Berechnung des Personalbedarfs einer Intensivpflegeabteilung fehlen z. Z. noch einheitliche Richtlinien. Bevor man die Höhe des Personalbedarfs analysiert, muß man die Tätigkeitsmerkmale der Abteilung definieren. Je größer die Belegung einer Intensivpflegeabteilung mit Patienten für qualifizierte Behandlung ist, desto mehr

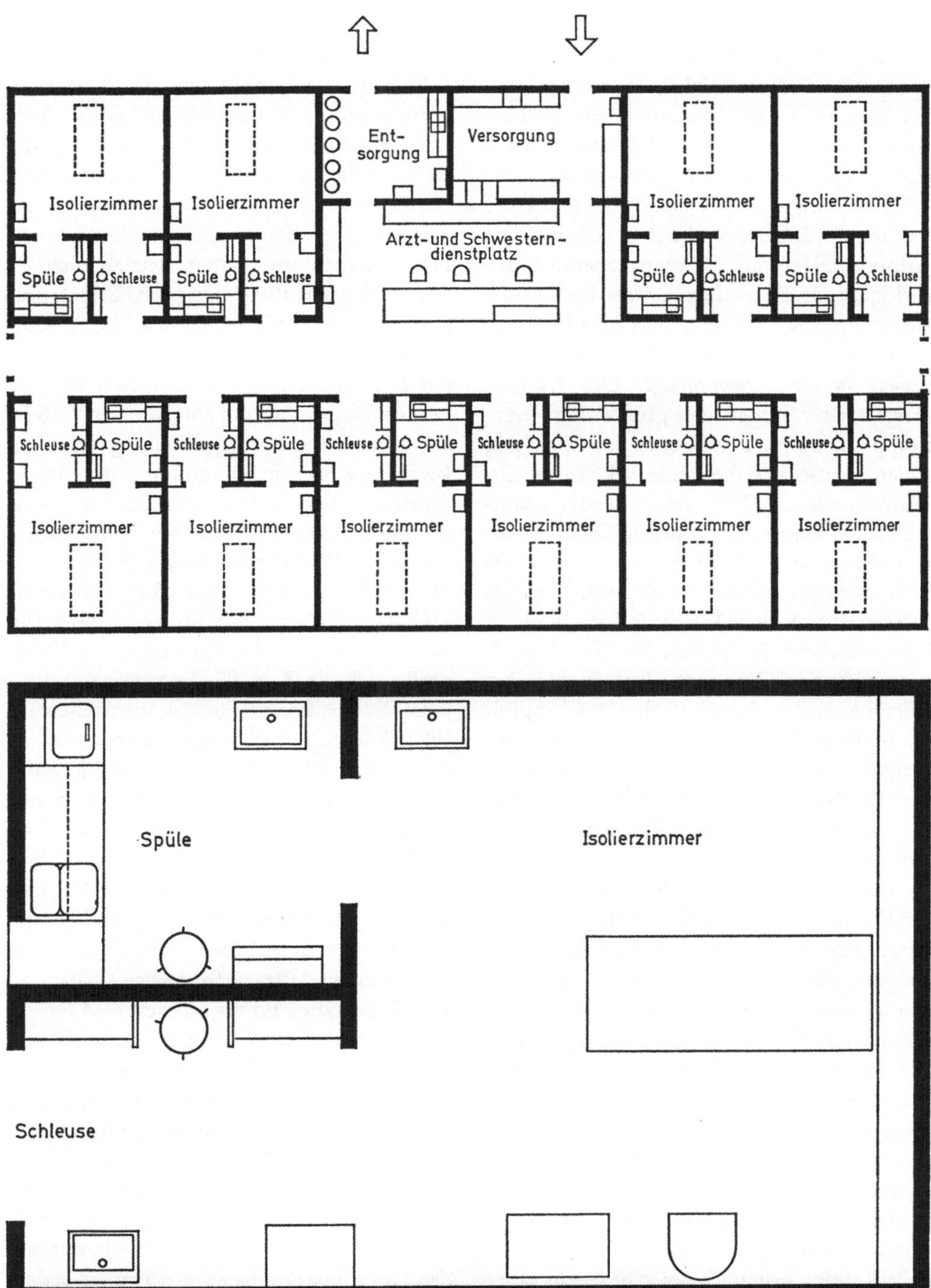

Abb. 1. *Lageplan einer Intensivpflegeabteilung.* Die gesamte Abteilung wird vom übrigen Krankenhaus durch eine Eingangszone abgetrennt. Nur dafür befugtes Personal hat Zutritt. Jeder Isolierraum besitzt eine eigene Schleuse und einen Naßraum für die Reinigung des Materials. Die untere Zeichnung zeigt eine *Patienten-einheit*

Personal ist erforderlich. In dem Umfang, in dem z. B. eine Hereinnahme von postoperativen Fällen erfolgt, verringert sich der Personalbedarf. Die Aufgaben des Personals bestehen in der Patientenüberwachung bei festgelegter Behandlung. Die Überwachung bezieht sich u. a. auf Freihaltung der Luftwege, die Beobachtung von Atmung, Kreislauf, Körpertemperatur, Infusionen, auf die medikamentöse Funktionssteuerung, die Dialyse usw. Dafür benötigt man *Überwachungspersonal mit einer Grundausbildung in der Krankenpflege*. Das *Überwachungspersonal* bildet die größte Personengruppe. Die *Krankenschwestern* der Abteilung sollen ebenso wie die Ärzte bei akuten Zuständen, wie z. B. bei Atem- oder Kreislaufstillstand, eingreifen können. Diese Krankenschwestern verfügen über besonders hohe pflegetechnische Kenntnisse. Die *Abteilungsschwester* einer Intensivpflegeabteilung hat zusätzliche Aufgaben. Zu den Verwaltungsaufgaben kommen Unterricht, Arbeitsüberwachung und oft direktes Eingreifen in die praktische Arbeit hinzu. Zu ihren Aufgaben gehört auch die Verantwortung für die Aufrechterhaltung der Verbindungen zu den Ärzten, den Pflegeabteilungen und Laboratorien.

Außerdem werden *Pflegehelferinnen* für die Durchführung der Sterilisation und die Betreuung der Vorratslager benötigt. Auch *Reinigungspersonal* ist erforderlich; denn der häufige Patientenwechsel und die große Zahl von bakteriell infizierten Kranken bedingen eine hohe Reinigungsfrequenz. Daran muß bei Berechnung des Bedarfs an Reinigungspersonal gedacht werden.

Auf einer normalen Pflegeabteilung wird die meiste Arbeit für die Patienten am Tage geleistet. Nur wenige Kranke müssen nachts versorgt werden und dies nicht in jedem Falle kontinuierlich. Wohl gibt es auf einer Intensivpflegeabteilung auch eine normale Spitzenbelastung im Laufe des Tages, wenn die Behandlungspläne für die Patienten ausgearbeitet werden. Die Notwendigkeit kontinuierlicher Tätigkeit rund um die Uhr ist jedoch bei *allen* Patienten gegeben. Nur ausnahmsweise kann man einmal von der Forderung einer kontinuierlichen auf eine häufige Überwachung zurückgehen. In der Regel ist dies erst kurz vor Zurückverlegung des Patienten auf die Normalstation möglich.

Wie wirkt sich nun die Arbeitszeitregelung bei kontinuierlichem Betrieb einer Intensivpflegeabteilung auf den Personalbedarf aus? Überprüfen wir, was die Arbeitszeitregelung für die größte Personalgruppe, das *Überwachungspersonal*, bedeutet. Es wird vorausgesetzt, daß ein überwachter Patient auf einer Intensivpflegeabteilung ständiger Betreuung bedarf. Sie muß von jeweils wenigstens 1 Person im Isolierzimmer vorgenommen werden. Wenn die Vollbeschäftigungszeit 45 Std pro Woche (1 Woche = 168 Std) beträgt, sind 3,7 Planstellen (168/45 = 3,7) für den Dauerbetrieb erforderlich. Bei einer Arbeitswoche von 40 Std ergibt sich die Zahl 4,2. Es werden also für jedes Isolierzimmer etwa 4 Planstellen für Pflegekräfte benötigt, um *Dauerüberwachung* und hohe *Therapiebereitschaft* zu gewährleisten. Muß man 10 Intensivpflegepatienten in der gleichen Zahl von Isolierräumen überwachen, werden allein dafür schon 40 Personen benötigt. Verteilt man die Patienten dagegen auf 3 Raumeinheiten, so benötigt man, wenn man lediglich eine „Oberwache" pro Einheit für erforderlich hält, ca. 12 Pflegekräfte. Es ergibt sich also ein erheblicher Unterschied. Bei bakteriell infizierten Patienten kann man jedoch eine Unterbringung im gleichen Raum häufig nicht verantworten. Die Abteilung müßte sich dann auf die Aufnahme von 3 Patienten beschränken und die Mehrbettzimmer als Isolierräume verwenden. Das würde andererseits einen Anstieg der Pflegekosten auf das Zwei- bis Dreifache pro Patient bedeuten. Hierbei sind die Extrawachen bei der Berechnung noch nicht berücksichtigt worden, die in diesem Beispiel für die 7 Patienten, die man in Isolierzimmer auf Normalstationen hätte überführen müssen, hinzugekommen wären. Das Beispiel ist natürlich extrem, beleuchtet jedoch die gegebene Problematik.

Der Umfang des Krankenpflegepersonals muß auch pro Schicht berechnet werden. Es ist nicht ratsam, weniger als 2 bis 3 Krankenschwestern auf 10 Betten pro Schicht einzusetzen. Während der ersten Tagesschicht kommt die Abteilungsschwester hinzu. Krankenschwestern oder Ärzte durch zusätzlich im Schichtdienst eingesetztes Schreibpersonal entlasten zu wollen, ist unrealistisch. Schreibpersonal kann sowohl für Krankenschwestern als auch für Ärzte nur in der gewöhnlichen Dienstzeit zur Verfügung stehen. Wie groß die Zahl des Krankenpflegepersonals pro Schicht sein muß, hängt davon ab, wie erprobt und eingefahren die routinemäßigen Arbeitsabläufe auf der Abteilung sind. Unsichere organisatorische Verhältnisse führen durch Improvisationen zu erheblichen Zeitverlusten. Es ist also auch unter dem Gesichtspunkt der Personalersparnis wichtig, die Arbeitsabläufe und Routinevorgänge der Abteilung in eine feste und wirkungsvolle Organisationsform zu bringen. Auch für die Gruppe der Krankenschwestern gilt natürlich, daß der Gesamtbedarf in gleicher Weise berechnet wird, wie dies für das Überwachungspersonal beschrieben wurde.

Manche Kostenträger lassen sich von dem großen Personalbedarf für eine Intensivpflegeabteilung abschrecken. Man muß jedoch diese hohe Personalkonzentration auf Intensivpflegeabteilungen als Teil der qualitativ gestuften Krankenpflege ansehen.

Neue Untersuchungen über Arbeitsformen und Personaldichte auf konventionellen Normalabteilungen haben zur neuen Organisationsform der sog. gekoppelten Pflegeabteilungen geführt. Dabei werden bestimmte Funktionen gemeinsam übernommen und damit wird der Personaleinsatz rationalisiert. Hierbei kann man sich auf zwei wichtige Pfeiler der gestuften Krankenpflege stützen.

Dabei lassen sich manche Leichtkranke auf „Wochen"- oder „Tages"-Abteilungen unterbringen, andererseits die am meisten behandlungs- und überwachungsbedürftigen Patienten auf die Intensivpflegeabteilung verlegen. In dieser Skala der abgestuften Krankenpflege ist eine Einsparung von Personal überall außer auf Intensivpflegeabteilungen möglich geworden. Um sich ein Bild davon zu machen, ob die Zahl des Intensivpflegepersonals wirklich den *gesamten* Personalhaushalt belastet, muß man die Durchschnittspersonalzahl pro Patient für diejenigen Gebiete, die Intensivpflegemaßnahmen und im übrigen die gesamte Skala der gestuften Krankenpflege beanspruchen, mit der Durchschnittspersonalzahl pro Patient in den klassischen Normalabteilungen ohne Differenzierung der Pflegeform vergleichen. Dies sollte auch unter Zugrundelegung der gleichen Arbeitszeit pro Woche erfolgen. Dabei hat man die erhebliche Belastung des Krankenpflegeetats durch das in der Regel unqualifizierte, aber gut bezahlte Extrapersonal zu berücksichtigen, das vor Schaffung der Intensivpflegeabteilungen ständig eingesetzt werden mußte. Es ist auch zu bedenken, daß die Intensivpflege einen zusätzlichen Gewinn an höherer Pflegequalität „rund um die Uhr" darstellt, daß man das erforderliche Inventar zentralisieren und durch befähigtes Personal besser einsetzen kann. Alle Vergleiche hinken aber dennoch deswegen, weil die Intensivpflege, die in Isolierzimmern auf klassischen Normalabteilungen betrieben wurde, niemals die Voraussetzungen für ganztägige Dienstleistungen geboten hat.

Pflegespezifische persönliche Eignung

Menschen, die selbst große psychische Probleme zu bewältigen haben oder die psychisch leicht ermüdbar sind, sollte man davon abraten, sich der Intensivpflege zu widmen. Das Personal kommt ständig mit schwerleidenden Menschen in Berührung und wird Zeuge großer menschlicher Tragik.

Oft ist Unsicherheit vor den vielen neuen Aufgaben die erste Reaktion bei neueingestelltem Personal. Der Grad der Unsicherheit hängt ab von früheren Erfahrungen in der Krankenpflege. Schon bald kann ein Neuankömmling sich seiner Unzulänglichkeit bewußt werden. Er braucht dann Unterstützung durch erfahrenes Personal. Früher erworbene Selbstsicherheit bricht leicht zusammen und muß neu aufgebaut werden. Krankenschwestern meinen, daß sie wenigstens ein halbes Jahr benötigen, um mit dieser Pflegeform vertraut zu werden.

Obwohl die Zusammenarbeit mit dem übrigen Krankenhauspersonal in der Regel reibungslos verläuft, muß man doch mit dem Aufkommen plötzlicher Mißstimmungen rechnen, wenn Personal von Pflegeabteilungen in Sorge um seine Patienten in seiner Beziehung zur Intensivpflegeabteilung dadurch irritiert wird, daß aus Platzmangel sich z. B. eine Verlegung herauszögert.

Manche bitteren Erlebnisse werden jedoch mehr als sonst im Pflegedienst durch die Erfolge der Behandlung aufgewogen. Positiv wirkt sich außerdem aus, daß sich in der Arbeitsgruppe ein sehr guter Korpsgeist zu entwickeln pflegt. Die für den Arbeitseinsatz Verantwortlichen können oft feststellen, daß das Personal in kurzer Zeit zu persönlicher Selbständigkeit heranreift. Ein großer Teil desselben kommt im Rahmen seiner Ausbildung zur Intensivpflege und beschreitet damit einen Weg, der vermutlich in Zukunft die Regel sein wird. Dann wird es für verschiedene besonders herausgehobene Positionen in der Krankenpflege Voraussetzung sein, alle Abschnitte der gestuften Krankenpflege selbst durchlaufen zu haben. Während der ersten Jahre der Intensivpflege wurden die Reaktionen des Personals aufmerksam verfolgt, Diskussionen über Erfahrungen der Mitarbeiter wurden angeregt. Dabei hat sich gezeigt, daß das

persönliche Verhältnis zum Patienten einer Normalabteilung auf einer Intensivpflegeabteilung in der Regel nicht hergestellt werden kann. Dies beruht darauf, daß die meisten Patienten bewußtlos sind und sich in schlechtem Allgemeinzustand befinden. Auf Normalabteilungen bemüht man sich, leichte und schwere Fälle so zu verteilen, daß für das Personal ein ausgewogenes Verhältnis zwischen dankbaren Pflegeaufgaben einerseits und schweren und bedrückenden andererseits besteht. Vergleichbare Möglichkeiten gibt es auf Intensivpflegeabteilungen nicht. Dies wird vom Personal oft als Nachteil empfunden. Man hat versucht, dadurch Abhilfe zu schaffen, daß man das Personal zeitweilig für leichtere Dienste auf der Wachstation oder in der postoperativen Pflege einsetzt.

Verhältnis zu Angehörigen

Die Besuchshäufigkeit muß aus Infektionsgründen möglichst niedrig gehalten werden. Die Eigentümlichkeiten der Pflegeform beschränken die Besuche dadurch, daß die Angehörigen diese als bedrückend empfinden und die Kranken wegen der Behandlungsmaßnahmen oder aus anderen Gründen nicht besucht werden können.

Besuche soll man nur in ruhigen Phasen des Krankheitsverlaufs und nach Aufklärung der Angehörigen über den Zustand und die laufenden Behandlungsmaßnahmen zulassen. Da die Zahl der Besucher geringer ist als auf normalen Pflegeabteilungen, ist mit einem größeren Kontaktbedürfnis der Patienten zum Personal der Abteilung zu rechnen. Viel Zeit erfordert es auch, die Besucher über die hochentwickelten und komplizierten medizinischen Maßnahmen aufzuklären, die bei ihrem Angehörigen angewandt werden.

Möglichst viele Auskünfte soll schon der verlegende Arzt erteilen. In der Regel wird jedoch der Abteilungsarzt der Intensivpflegeabteilung derjenige sein, der am meisten mit den Angehörigen zu tun hat. Bei Todesfällen hat es sich als wertvoll erwiesen, den Angehörigen nach einer Zeit der Sammlung Gelegenheit zu einem Gespräch über den Krankheitsverlauf und die Todesursache zu geben. Man muß deshalb für die Angehörigen auch einen Gesprächsraum zur Verfügung haben.

Organisation von Material und Apparaturen

Eine Intensivpflegeabteilung erfordert ein hohes Maß an Einsatzbereitschaft. Sie hat unmittelbaren Zugang zu einsatzfähigen Instrumenten und Apparaten sowie zu den benötigten Arzneimitteln zur Voraussetzung. Ein Isolierzimmer stellt eine Kombination von Überwachungs- und Behandlungsraum dar.

Es genügt nicht, Materialien und Apparate in großer Menge anzuschaffen, man muß vielmehr eine sorgfältige Auswahl treffen. Das Krankenzimmer darf damit nicht überhäuft werden, die Ausstattung muß vielmehr zweckmäßig und betriebssicher sein. Die im Isolierzimmer vorhandenen Bestände sollen am besten nicht mehr als einen Tagesbedarf enthalten, weil bei infizierten Patienten der Raum nach den gleichen Grundsätzen zu reinigen ist, wie sie für eine septische Operation gelten, d.h. alle im Raum befindlichen Gegenstände müssen als verunreinigt angesehen werden. Man muß sorgfältig planen, um den Materialverbrauch niedrig zu halten und dennoch einen hohen Grad von Selbstversorgung der Isoliereinheiten sicherzustellen. Dadurch wird eine unnötige Personalfluktuation durch die Isolierzimmerschleusen und die damit zusammenhängende Gefahr der Kreuzinfektionen auf der Abteilung vermieden. Wesentlich ist auch die Beschränkung von Arbeits- und Zeitaufwand zur Zurichtung des Raumes für den nächsten

Patienten. Damit steigt die Ausnutzung der Abteilung. Alle Isolierzimmer sollen aus Gründen der Zweckmäßigkeit gleichartig ausgestattet sein, damit sich die Routinearbeitsabläufe bei Behandlung, Materialauffüllung und Reinigung vereinheitlichen lassen. Der Tagesverbrauch in den Isolierzimmern wird aus dem Lagerbestand der Abteilung aufgefüllt. Unmittelbar neben der Zugangszone der Abteilung soll man außerdem ein Stammlager für Materialien zur Nachbelieferung anlegen.

Im folgenden werden die Grundsätze der *Akutversorgung* und der *Vorratshaltung* besprochen, die sich als zweckmäßig erwiesen haben. Die *apparative Ausstattung* besteht aus Geräten zur Absaugung, für die manuelle und künstliche Atmung, Dialyse, Defibrillierung und die Röntgenuntersuchung.

Ausstattung und Akutbedarf im Isolierzimmer

In dem Augenblick, in dem man akute Behandlungsmaßnahmen durchführen will, müssen die dafür notwendigen Gegenstände anwendungsbereit zur Verfügung stehen. Dafür kann man steril verpacktes Instrumentarium zur Gefäßfreilegung usw. vorbereiten. Das Instrumentarium für Notintubationen, Respiratoranschlüsse usw. wird fertig verpackt in Kästen eingelegt. Für Punktionen, Injektionen und Absaugungen benutzt man zweckmäßigerweise Einwegmaterialien.

Bestimmte Gegenstände werden in einem Bereitschaftsschrank untergebracht (Abb. 2; Inhalt des Schrankes s. Anlage 2). Der Bereitschaftsschrank enthält auch Arzneimittel für den Akutbedarf, vor allem bei akuter Herzinsuffizienz, Herzstillstand, Lungenödem u.ä. In Zusammenarbeit mit der schwedischen Militärapotheke ist ein sog. *Akuttablett* zusammengestellt worden. Es enthält keine Narkotica und braucht daher im belegten Isolierzimmer nicht unter Ver-

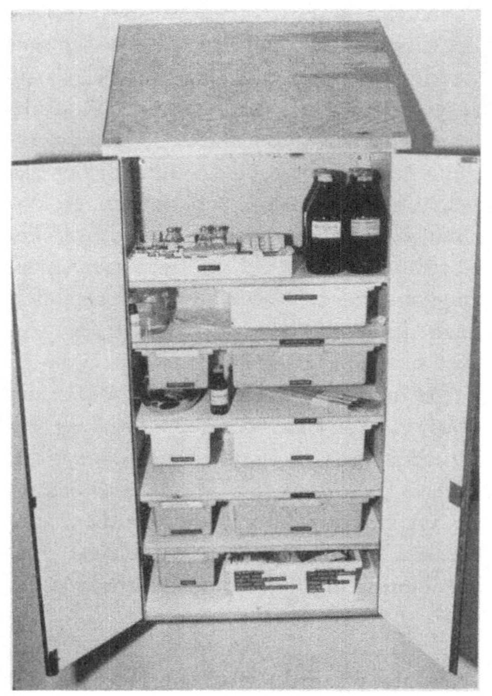

Abb. 2. *Bereitschaftsschrank*. In jedem Patientenzimmer (Isolierraum) befindet sich ein Bereitschaftsschrank mit Einsatzkästen für Akutmaßnahmen. Von oben nach unten enthalten die Fächer: 1. Tablett mit Medikamenten für Akutbedarf (siehe Anlage 3), 2. Behälter mit Instrumentensatz für Arterienkatheterisierung, 3. Verbandpäckchen für Arterienkatheterisierung und Kasten für Blasenkatheter, 4. Venaesektiobestecke, 5. Intubationsbesteck und Respiratorzubehör, 6. diverse Gegenstände wie Blutdruckmanschetten, Stethoskop, Köcher für Saugkatheter usw. (Einzelheiten siehe Anlage 2). Verbrauchte Materialien werden nach dem an jedem Behälter angebrachten Verzeichnis ersetzt

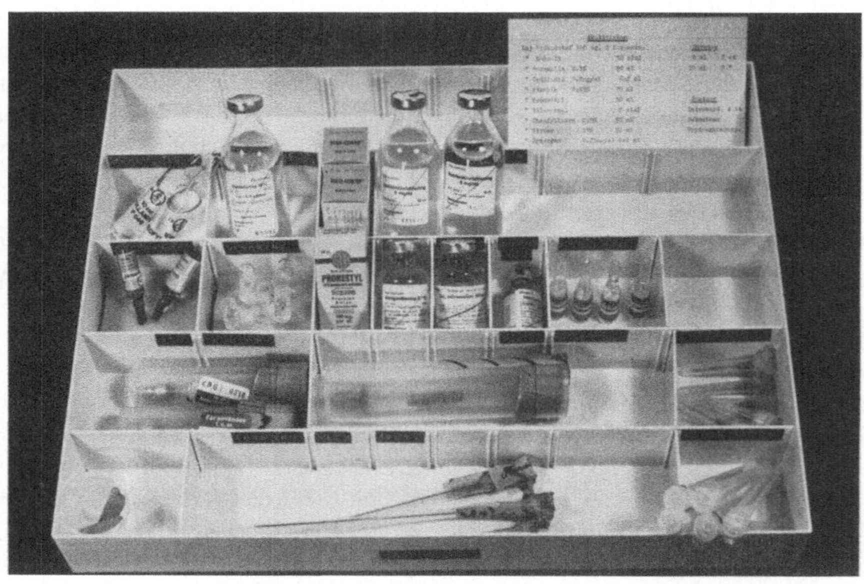

Abb. 3. a *Medikamententablett für Akutbedarf*. Es handelt sich um Arzneimittel zur Verwendung bei akuter Herzschwäche, Herzstillstand, Lungenödem usw. Das Tablett enthält keine Narkotica. Es kann deswegen im Bedarfsfall leicht zugänglich sein. Weitere Einzelheiten siehe Anlage 3. Verbrauchte Medikamente werden nach dem an dem Tablett angebrachten Inhaltsverzeichnis ersetzt

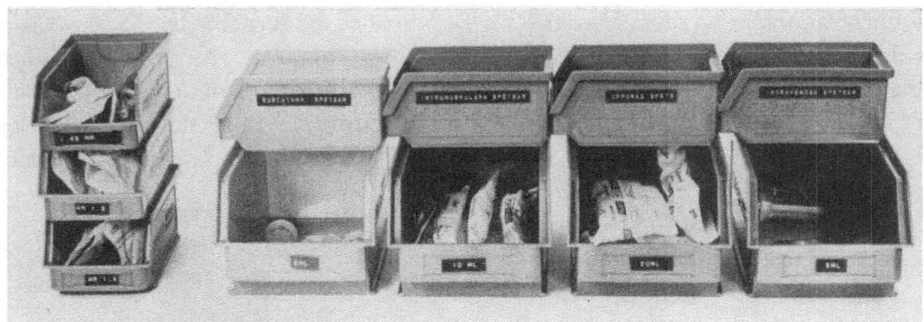

Abb. 3. b *Übersichtliches Verfahren zur Lagerung von Spritzen und Kanülen für Einmalverbrauch.* In jedem Patientenzimmer soll ein leicht zugänglicher Bestand, einem Tagesbedarf entsprechend, an Spritzen und Kanülen in verschiedenen Größen leicht zugänglich aufbewahrt werden, um rasch Injektionen vorbereiten zu können. Einen ähnlichen, allerdings größeren Bestand sollte man auch in der Nähe des Medikamentenvorrats der Abteilung lagern

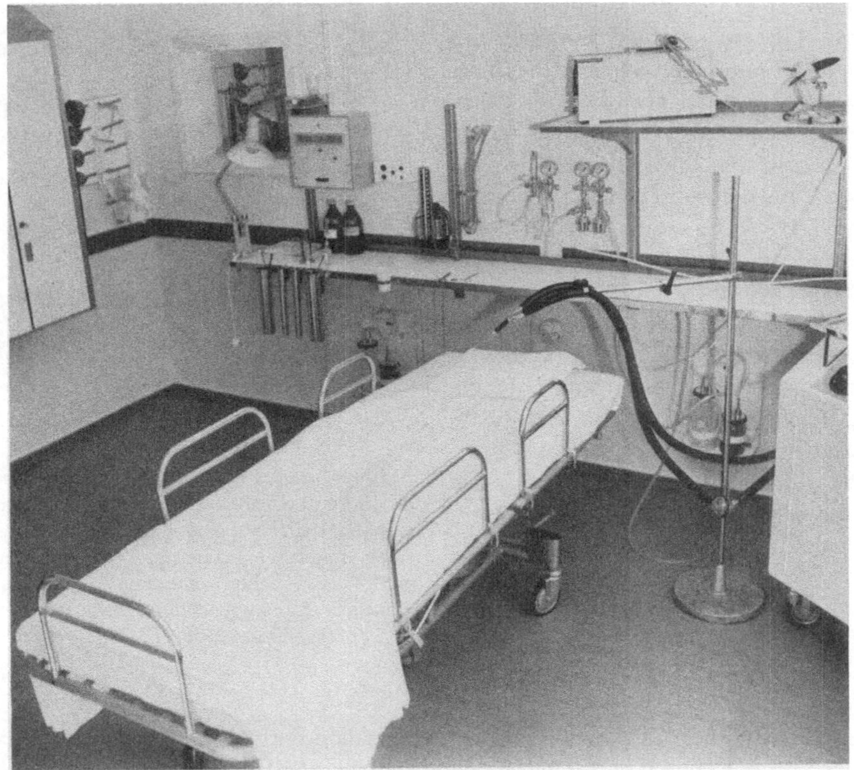

Abb. 4. *Isolierzimmer für Intensivpflegepatienten.* Der Raum ist mit einem Spezialbett (Abb. 7), einem einsatzbereiten Respirator, einem Bereitschaftsschrank (links an der Wand, siehe Anlage 2) mit Instrumentarien für die Akutbehandlung des Kranken ausgestattet. Rechts vom Bereitschaftsschrank befinden sich die Geräte für manuelle Überdruckbeatmung (Abb. 5); an der Wand hinter dem Patienten Sauerstoff und Preßluft (für Injektorsauger) aus der Zentralversorgung, Köcher mit Kathetern und Flüssigkeit zum Absaugen (Abb. 23), Blutdruckmanschetten sowie Anschlüsse für die zentrale elektronische Überwachung sowie Kardioskop und Temperaturkontrollinstrumente für die direkte Überwachung im Isolierraum. Unter dem Ablagebrett sind die Saugflaschen angebracht

schluß aufbewahrt zu werden. Ist das Zimmer unbenutzt, soll man den Bereitschaftsschrank, in dem die Arzneimittel aufbewahrt werden, abschließen. Die Arzneimittel, die zum Akuttablett gehören, sind in Anlage 3 aufgeführt. Beispiel für die Ausstattung des Akuttabletts und der Spritzenvorräte für das Isolierzimmer siehe Abb. 3.

Apparate für die Bronchialtoilette, manuelle und maschinelle Beatmung

Für Beatmung und Bronchialtoilette müssen O_2- und Vakuumleitungen aus der Gaszentrale bis zu jedem Bett geführt werden (Abb. 4). Für *manuelle künstliche Beatmung* erhält jeder Raum einen geeigneten selbstdehnbaren Balg, an den auch O_2 angeschlossen werden kann (Abb. 5). Für die *maschinelle Beatmung* hat sich der Engström-Respirator in schwedischen Krankenhäusern durchgesetzt. Er wurde bei einer Poliomyelitisepidemie zu Beginn der fünfziger Jahre entwickelt und seitdem weiter verbessert. Das Gerät hat sich bei künstlicher Dauerbeatmung als betriebssicher erwiesen; es wurde außerdem mit einem Befeuchtungsaggregat versehen, das die Zufuhr dispergierter Arzneimittel über die Lungen erlaubt. Respiratoren vom Bennet-Typ lassen sich zur *assistierten Beatmung* einsetzen. Einzelheiten über die verschiedenen Geräte s. S. 81.

Dialyseapparate

Auf einer Intensivpflegeabteilung sollte man nur *akute* Dialysen ausführen. Es kommen sowohl *Peritoneal-* wie auch *Hämodialysen* in Betracht. Die akuten Hämodialysen pflegen jedoch selten vorzukommen, so daß das Personal nur über ungenügende Erfahrungen verfügt. Deswegen sollte zumindest in größeren Krankenhäusern, für dieses Verfahren sowohl in apparativer als auch

personeller Hinsicht die *Dialyseabteilung* zuständig bleiben. Benötigt eine Intensivpflegeabteilung eine eigene Hämodialyseapparatur, so sollte sie einfach zusammenzubauen sein und Filterteil und Schlauch-

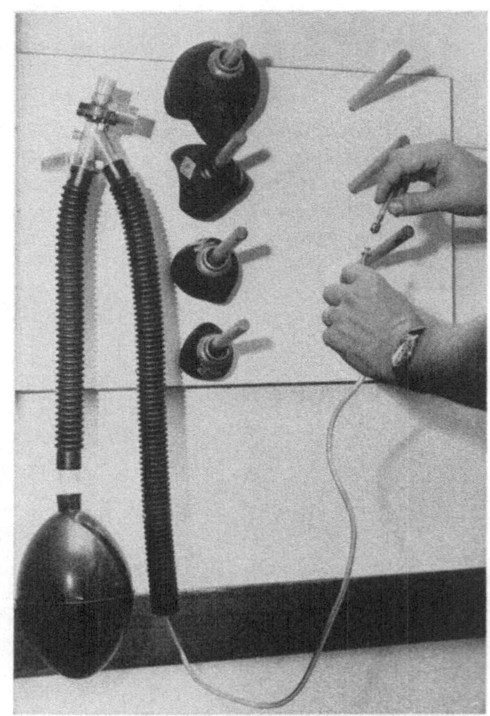

Abb. 5. *Geräte für manuelle Überdruckbeatmung.* In jedem Patientenzimmer befinden sich Masken und ein Atembeutel für die Überdruckbeatmung. Mit einem Luerschen Schnellanschluß kann Sauerstoff vom Wandanschluß entnommen und manuelle künstliche Atmung mit hoher Sauerstoffkonzentration durchgeführt werden

system in Form von Einwegmaterialien verwendet werden. Dadurch verringert man die Sterilisationsprobleme und die Hepatitisgefahr.

Gut kann man dagegen mit eigenem Personal die akute Peritonealdialyse durchführen, die einen Teil der Indikation der akuten Hämodialyse übernommen hat und leichter durchzuführen ist.

Registrierapparaturen

Besonderes Interesse verdienen die Registrier- und Überwachungsapparate. Man war anfänglich der Ansicht, daß eine Reihe von Arbeitsaufgaben zumindest teilweise durch elektronische Überwachung ersetzt werden könnte. Laufend werden Apparate vom Typ der „elektronischen Krankenschwester" angeboten. Heute ist man jedoch zunehmend davon überzeugt, daß man sich vor allem bei Behandlungsmaßnahmen auf *persönliche Überwachung* stützen muß. Zudem nehmen die Anforderungen an das Überwachungspersonal zu, je mehr Überwachungsapparaturen entwickelt und angeschafft werden. Da es sich in der Regel um das gleiche Personal handelt, das man zur Überwachung der Kranken und zur Durchführung der Behandlungsmaßnahmen einsetzt, kann man allein schon deshalb nicht auf den menschlichen Kontakt mit dem Patienten verzichten. Die jetzt zur Verfügung stehenden *Registrierapparate* sind in erster Linie *ergänzende Hilfsmittel* für direkt eingesetztes Personal. Häufige manuelle *Blutdruckmessungen* können sehr gut vom Überwachungspersonal vorgenommen werden. Arbeitsaufgaben dieser Art erhöhen zudem dessen Aufmerksamkeit. Während langer Überwachungszeiten kann es sogar erwünscht sein, dem Personal bestimmte manuelle Aufgaben zur Intensivierung der Aufmerksamkeit auf den Kranken zu übertragen. Muß jedoch der Blutdruck *fortlaufend* kontrolliert werden, kann dies am sichersten über einen Arterienkatheter erfolgen. Mit Hilfe eines Dreiwegehahns kann man den Katheter auch zu Blutentnahmen verwenden, ihn durchspülen und ihn zur Druckmessung benutzen. Die Blutdruckmeßwerte werden sowohl im Isolierzimmer als auch in der Abteilungszentrale abgelesen.

Es genügt meist, den *Puls* zu zählen und ihn ebenso wie den Blutdruck in eine Kurve einzutragen. Gelegentlich ist jedoch eine laufende Pulsregistrierung für den Kranken von größter Wichtigkeit. Mit Hilfe von elektronischen Apparaten kann man sowohl die Pulszahl als auch Alarmzeichen bei festgelegten Grenzwerten erhalten. Dadurch ist man in der Lage, mit der Therapie rechtzeitig einzusetzen, bevor kritische Grenzwerte erreicht werden. Auch die EKG-Schreibung, die im übrigen zu einer vollständigen Überwachung der Herzfunktion gehört, kann man zur Pulsüberwachung einsetzen.

Ohne spezielle Kenntnisse über das Elektrokardiogramm zu besitzen, kann das Personal am Monitor den Eintritt von Veränderungen beobachten und melden. So läßt sich das Auftreten von Frequenzabnahme oder -steigerung erkennen und geübtes Personal kann auch Veränderungen des Kurvenablaufs erkennen. Zur sorgfältigen Diagnostik ist es erwünscht, in der Abteilungszentrale EKG laufend aufzeichnen zu können (Abb. 6).

Mit dem EKG kann man nur die *elektrische Aktivität des Herzens*, also die elektrischen Impulse und deren Ausbreitung im Leitungssystem und im Herzmuskel aufzeichnen. Selbst bei normalem Stromkurvenverlauf des EKG braucht das Herz nicht notwendigerweise auch ausreichende mechanische Arbeit zu leisten. Von den lebensbedrohlichen Rhythmusstörungen abgesehen, für die das EKG natürlich das zweckmäßige Nachweisverfahren darstellt, will man aber einen Aufschluß über die *Herzarbeit* erhalten. Wohl erlaubt die elektronische Pulskontrolle mit und ohne Registriermöglichkeit der Pulsfrequenz die Feststellung, daß der Puls z. B. bis zur Fingerbeere vordringt. Das sagt jedoch wenig aus über die Pulsstärke als Ausdruck der mechanischen Kraft des Herzens. Bei manueller Pulskontrolle bekommt man davon jedoch einen gewissen Eindruck. Wenn der durch das EKG registrierten Aktivität nicht eine entsprechende mechanische Leistung folgt, werden die Herztöne schwach und können, selbst bei normalem Stromkurvenverlauf völlig fehlen. Der Patient bietet die Zeichen eines darniederliegenden Kreislaufs. Die Auskultation oder die elektronische Herztonschreibung, das

Rectum, im Oesophagus und auf der Haut zur Verfügung stehen. Gemessen wird mit Thermoelementen; deren Ablesung sollte sowohl im Isolierzimmer als auch in der Zentrale möglich sein.

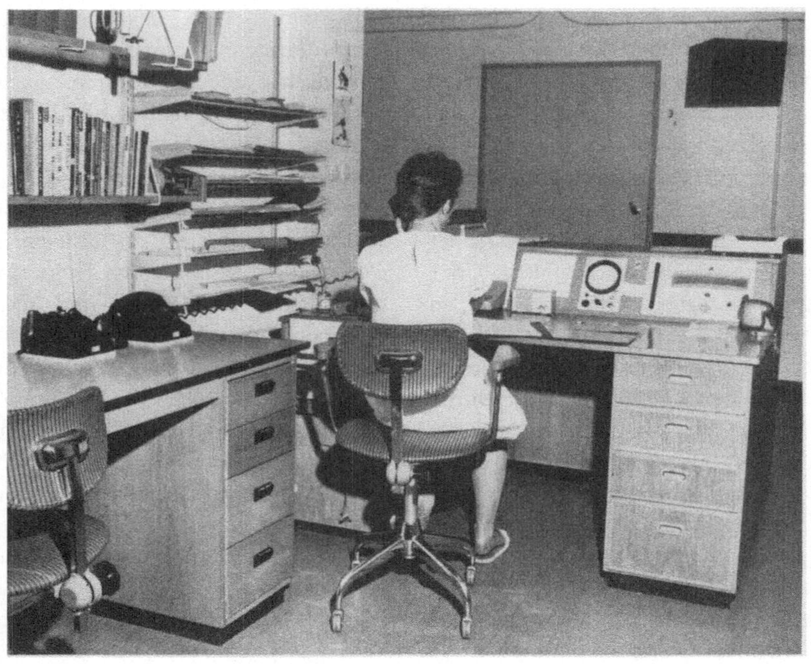

Abb. 6. *Abteilungszentrale.* Hier erfolgt die Registrierung von EKG, Temperatur usw., von hier aus wird der Arbeitsablauf gesteuert, werden die Schnellantworten aus den Laboratorien telefonisch angenommen, können die Meßwerte der Patientenüberwachung überprüft und die Krankengeschichten geführt, Berichte und Anweisungen erteilt und die zur Visite kommenden Ärzte informiert werden. Außer der zu einem Arbeitsplatz ausgestalteten Überwachungs- und Registriereinheit sollen sich in der Zentrale noch weitere 2—3 Schreib- und Arbeitsplätze befinden, davon einer für die Vornahme der Kreuzteste. In der Zentrale befinden sich weiter: Kühlschrank, Medikamentenschrank sowie Bestände an Formblättern und Krankengeschichten. Die elektronische Ausstattung soll nicht übertrieben werden, man muß jedoch zumindest EKG- und Temperaturwerte aus jedem Zimmer verfolgen können und eine Wechselsprechverbindung zur Verfügung haben. Wünschenswert ist auch eine Sprechverbindung zur Eingangszone der Abteilung

sog. *Phonokardiogramm,* können in manchen Situationen von Wert für die Beurteilung der mechanischen Herzleistung sein, die synchron mit der im EKG sichtbaren elektrischen Aktivität entwickelt wird. Die Beurteilung bezieht sich dabei nicht so sehr auf die absolute Tonstärke als auf deren Veränderungen.

Auf einer Intensivpflegeabteilung müssen Apparate zur *Temperaturmessung* im

Die laufende Kontrolle des *zentralen Venendrucks* vermittelt einen Begriff über das Blutvolumen und die Herzfunktion bzw. das Verhältnis beider zueinander. Man kann ihn über einen in eine zentrale Vene eingeführten Katheter elektronisch, aber auch über ein einfaches „Wassermanometer" messen oder aufzeichnen (Abb. 10).

Es ist noch nicht entschieden, was die Auswertung aller Informationen, die aus

Überwachung und Laboratoriumskontrollen bei einem Intensivpatienten anfallen, durch eine *Datenverarbeitungsanlage* zu bieten vermag. Wahrscheinlich lassen sich jedoch dadurch schon in naher Zukunft wertvolle und rasche Informationen als Grundlage für wichtige Entscheidungen gewinnen. Bis auf weiteres befindet man sich jedoch noch im Versuchsstadium.

In manchen Intensivpflegeabteilungen steht eine *Fernseheinrichtung für die Patientenüberwachung* zur Verfügung. Man kann zusammenfassend ihren Wert folgendermaßen beurteilen: Die Fernsehüberwachung ersetzt die personelle Überwachung grundsätzlich nicht, ausgenommen bei manchen unkomplizierten Pflegeaufgaben, z. B. kurz vor der Rückverlegung auf die Normalabteilung. Hauptsächlich dürfte sie dadurch von Wert sein, daß die für den Arbeitseinsatz Verantwortlichen damit die Tätigkeit am Patienten verfolgen und überprüfen können, ob das Personal die gegebenen Verordnungen ausführt. Man kann die Fernseheinrichtung auch dazu verwenden, den Druckablauf am Respirator oder ähnliches zu verfolgen.

Für die *Zentralisierung von Registrierung* und Ablesung gibt es vor allem zwei Motive. Einmal vermeidet man eine Durchbrechung der Isolierung, wie bei Anwendung von transportablen Registrierapparaten, zum anderen wird die Tätigkeit bezüglich des Arbeitseinsatzes leichter überschaubar. Dies läßt sich noch weiter durch den Einsatz von Wechselsprechanlagen zwischen den Patientenzimmern und der Abteilungszentrale erleichtern.

Apparate zur Defibrillierung

Bei einem Kreislaufstillstand durch Kammerflimmern muß man so rasch wie möglich durch sofortige *äußere Herzmassage* den Kreislauf mechanisch unterhalten und dann den Versuch machen, durch elektrische Defibrillierung das Kammerflimmern zu unterbrechen, um so wieder eine regelmäßige Kammertätigkeit herbeizuführen. Früher hat man dazu Wechselstromdefibrillatoren benutzt. In den letzten Jahren ist man ganz zur *Gleichstromdefibrillierung* übergegangen, wobei der elektrische Stromstoß durch Entladung eines in wenigen Sekunden aufgeladenen Kondensators erfolgt. Für diesen Gerätetyp sind keine besonders verstärkten elektrischen Sicherungen oder Steckdosen wie beim Wechselstromdefibrillator erforderlich. Der Impuls des Gleichstromdefibrillators ist kräftig und wird für einen sehr kurzen Zeitraum (3 msec) ausgelöst. Dadurch läßt sich zudem beim Beseitigen von Vorhofflimmern eine Synchronisierung mit dem im EKG sichtbaren Kammerkomplex genauer als bei einem Wechselstromimpuls vollziehen.

Die Regularisierung der Herztätigkeit bei Vorliegen von Vorhofflimmern erfolgt in neuerer Zeit bevorzugt durch *elektrische Kardioversion* anstelle der früher alleine angewandten Chinidinbehandlung. Zur *elektrischen Vorhofdefibrillierung* wird der Defibrillator mit einem transportablen EKG-Apparat sowie einer Synchronisiereinheit, welche die Entladung des Defibrillators in die richtige Phase nach dem EKG-Kammerkomplex lenkt, kombiniert. Wenn der Impuls an falscher Stelle des elektrischen Erregungsablaufs des Herzens („vulnerable Phase") erfolgt, kann Kammerflimmern ausgelöst werden. Man hat jedoch zeigen können, daß auch bei Fehlen eines Synchronisators nicht auf die Defibrillierung verzichtet werden muß, wenn der Zustand des Patienten dies aus *vitaler Indikation* erfordert. Da eine Regularisierung von Vorhofflimmern in der Regel keine besonders dringliche Maßnahme darstellt, sollten die benötigten Apparate nicht zu Lasten der Intensivpflegeabteilung angeschafft werden, sondern eher von der Kardiologischen Abteilung der medizinischen Klinik, selbst dann, wenn die Kardioversion in der Regel aus Überwachungsgründen auf der Intensivpflegeabteilung ausgeführt wird.

Röntgeneinrichtung

Die Behandlung von Intensivpflegepatienten erfordert regelmäßige *Röntgenuntersuchungen*. Deshalb muß die Abteilung über einen eigenen Röntgenapparat verfügen. Jede Röntgenuntersuchung hat jedoch den Nachteil, daß man die Isolierung des Kranken durchbricht, wenn der Apparat durch die Schleuse gebracht wird. Zwischen dem Einsatz in verschiedenen *Pflegeeinheiten* muß der Apparat dann wieder sorgfältig gereinigt werden. Diese Nachteile können dadurch verringert werden, daß jedes Zimmer eine eigene Steckdose für den Röntgenapparat, ein eigenes Kabel sowie eine Schutzschürze erhält. Dann braucht man die Isolierung nur noch beim Herein und Hinaustransport des Apparates zu durchbrechen. Die Verwendung eines akkumulatorenbetriebenen Röntgenapparates kann auch in Erwägung gezogen werden.

Apparateraum

Zur Vermeidung unnötiger Verunreinigung von Apparaten, die man nicht regelmäßig bei jedem Intensivpflegepatienten benötigt oder die aus wirtschaftlichen Gründen nicht für jeden Raum angeschafft werden können, ist es zweckmäßig, einen besonderen Apparateraum auf der Abteilung einzurichten. Dort werden z.B. Respiratoren, Defibrillatoren, Pacemaker, Dialyseapparate, Kardioskope, Absauggeräte, Narkoseapparate und Operationslampen aufbewahrt.

Laboratoriumsausstattung

Bei jeder Intensivpflegetätigkeit muß auch mit dem Anfall von bestimmten Laborarbeiten gerechnet werden. In größeren Krankenhäusern mit einem guten Zentrallaboratorium kann man sich in der Abteilung auf Kreuztestungen vor Bluttransfusionen beschränken. Kleinere Krankenhäuser müssen in der Intensivpflegeabteilung jedoch Einrichtungen zur Durchführung von Blutgasanalysen und zur Bestimmung des Säure-Basenstatus besitzen. Wenn Zentral- oder Speziallaboratorien in Anspruch genommen werden, ist den Untersuchungen der Intensivpflegeabteilung in dringlichen Fällen eine Priorität zu geben.

Betten

Ein normales Krankenbett ist für die Belange der Intensivpflege häufig unbefriedigend. Kopf- und Fußteile des Bettgestells behindern den Zugang bei Intubationen und Gefäßfreilegungen, die Arbeitshöhe ist ungünstig. Daher hat man *Spezialbetten* konstruiert, die einen Kompromiß zwischen Bett und Operationstisch darstellen (Abb. 7). Dieser Bettentyp ist in der Höhe verstellbar und kann gekippt werden, wodurch die Pflege des Patienten und die Durchführung operativer Eingriffe, wie z.B. von Tracheotomien erleichtert wird. Die Patienten, die in solchen Betten gepflegt werden, sind oft in so schlechtem Zustand, daß zweckmäßigerweise bereits von Anfang an eine *Antidekubitusmatratze* eingelegt wird.

Materiallager außerhalb der Patientenzimmer

Die Materiallager einer Intensivpflegeabteilung enthalten ein großes Sortiment und müssen auch mengenmäßig in Beziehung zur Bettenzahl gut ausgestattet sein. Ein erheblicher Teil dieser Materialien besteht aus raumfordernden Einwegs- und Verbrauchsgegenständen. Die Belieferung erfolgt mit abnehmender Häufigkeit. Aus

Gründen der Übersichtlichkeit sollten die Lagerräume geräumig und gut geordnet sein.

Zur Lagerhaltung kann man Behälter benutzen, wie sie die Industrie verwendet. nutzung der Regalbretter kann man Plastikbehälter nehmen und unter den Brettern an Aufhängeschienen befestigen. Die eingelagerten Gegenstände müssen durch Schilder gekennzeichnet werden. Grundsätzlich

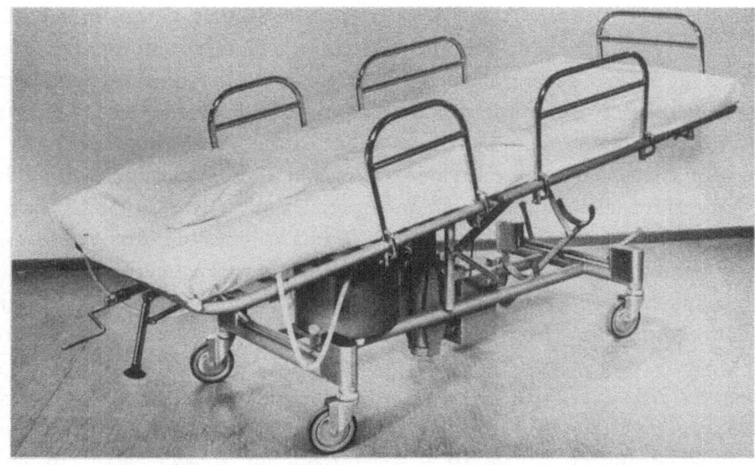

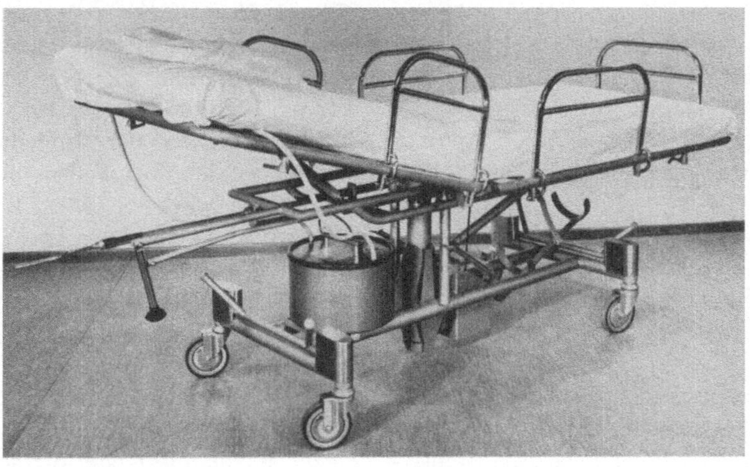

Abb. 7. *Intensivpflegebett.* Erwünscht ist ein Spezialbett, das vom Kopfende leicht für Intubationen und am Fußende und den Seiten für Venae sectio und Gefäßpunktionen zugänglich ist. Zur Erleichterung kleinerer operativer Eingriffe, therapeutischer Maßnahmen und Probeentnahmen soll man das Bett horizontal heben und senken können. Das Kopfende soll sich bei Aspirationsgefahr und Schock senken und bei Herzinsuffizienz heben lassen. Das Bett soll mit einer Antidekubitusmatratze versehen sein. a zeigt das Bett mit gesenktem und b mit angehobenem Kopfende. Auf dem Untergestell des Bettes ist das Aggregat der Antidekubitusmatratze zu erkennen

Diese sind stapelbar, werden in verschiedenen Größen und Farben geliefert und gestatten eine übersichtliche Lagerung des Sortiments (Abb. 3b). Zur besseren Aus- hat für die Lagerhaltung zu gelten, daß nur solche Materialien vorgehalten werden dürfen, die für die geplanten Arbeitsaufgaben benötigt werden. Dies bedeutet, daß bei Detailänderungen in der Arbeitsorganisation die nicht mehr benötigten Materialien ausgesondert werden müssen, damit die Lagerbestände den aktuellen Bedürfnissen entsprechen und die zur Verfügung stehenden Räume zweckmäßig ausgenutzt werden.

Unabhängig davon, ob Lagerhaltung in der Abteilung zentral oder dezentral erfolgt, müssen die Vorräte nach bestimmten Prinzipien geordnet werden. Man kann sie nach ihrer funktionellen Zusammengehörigkeit, dem Materialcharakter oder in einer anderen zweckmäßigen Ordnung lagern. Für *ein* Einteilungsprinzip muß man sich jedoch entscheiden. Nach folgendem Muster kann eine Aufgliederung erfolgen:

    Medikamente (Anlage 4),
    Flüssigkeitslager (Anlage 5),
    Dekontaminationsmittel (Anlage 6),
    Sterile Verbrauchsgüter (Anlage 7),
    Steriles Instrumentarium in Sets (Anlage 8),
    Verbandsmaterialien usw. (Anlage 9),
    Wäschevorräte, Lager für Formulare, Schreibmaterialien, Versandgefäße für Proben.

Hygienische Anforderungen in der Intensivpflege

An die konventionelle Krankenpflege werden hohe hygienische Anforderungen gestellt. Diese sind im Bereich der Intensivpflege schon frühzeitig bis zu einer Isolierung der Patienten verschärft worden.

In vielen Krankenhäusern hat man anfänglich versucht, die Intensivpflegepatienten in größeren Raumeinheiten für mehrere Patienten zu zentralisieren. Dabei führt jeder infizierte Fall zu schweren Folgen für die übrigen, anfänglich nicht infizierten Kranken. Vom hygienischen Standpunkt aus dürfen mehrere infizierte Patienten nicht in einem Zimmer untergebracht werden, da

sich Mischinfektionen für Schwerkranke besonders nachteilig auswirken. Die überwiegende Zahl der Intensivpflegefälle beansprucht also die in der Infektionskrankenpflege entwickelte Unterbringungsform in *mit Schleusen versehenen Isolierzimmern.* Das läuft im Prinzip darauf hinaus, daß man die ganze Intensivabteilung vom übrigen Krankenhaus isoliert und nur dem für die Pflege notwendigen Personal den Zutritt gestattet. Die Zahl der Kursteilnehmer zu Lehrzwecken muß deswegen eingeschränkt werden. Einen *zeitweiligen Einsatz* auf der Intensivpflegeabteilung sollte man für Unterrichtszwecke bevorzugen.

Bei Eintritt in die Abteilung sind Schutzkittel und andere Bekleidungsstücke, die bei der Tätigkeit im übrigen Krankenhaus verwendet werden, außerhalb abzulegen (Anlage 10). Jede Isoliereinheit sollte ihre eigene *Schleuse* haben, in der besondere *Schutzkleidung* angelegt wird. Diese Schutzkleidung gehört zur Isoliereinheit und verbleibt dort. Die gleichen Schutzkleider können 12 bis 24 Stunden lang bei wiederholtem Betreten der Isoliereinheit verwendet werden. Bei Fällen mit schweren Infektionen wird bei jedem Besuch reine Schutzkleidung angelegt: sog. „verschärfte Isolierung". Das Überwachungspersonal wird einer Isoliereinheit für je eine Schicht zugeteilt, um damit unnötige Durchbrechungen der Isolierung zu vermeiden. Jede Isoliereinheit wird für akute Maßnahmen vollständig ausgestattet und erhält eigene Reinigungsgeräte, die aus der Einheit nicht herausgehen dürfen. Bei Neubelegung wird die Einheit desinfiziert und neu ausgestattet, wobei den gleichen Grundsätzen zu folgen ist wie in Operationssälen nach septischen Operationen. Es empfiehlt sich nicht, von dieser Forderung abzugehen. In der Regel fällt der größte Teil der Arbeit dem Überwachungspersonal zu, das neben seinem Wachdienst eine erhebliche krankenhaushygienische Verantwortung trägt.

Wer Patienten auf eine Intensivpflegeabteilung überweist, muß sich darüber im
klaren sein, daß jede Aufnahme eines
Patienten in einer solchen Abteilung um-
fangreiche Vorbereitungs- und Durch-
führungsmaßnahmen auslöst.

Es hat sich als zweckmäßig erwiesen,
einheitliche Arbeitsanweisungen für Säuberung,
Reinhaltung, Desinfektion sowie Material
und Personalverkehr in einer Intensivpflegeabteilung zu erlassen.

Reinigung

Der Reinigung einer Intensivpflegeabteilung
muß besondere Aufmerksamkeit gewidmet
werden. Da die Abteilung wie eine Infek-
tions- oder Operationsabteilung organisiert
sein muß, kann man die selben Reinigungsgeräte nicht in der gesamten Abteilung benutzen, sondern muß diese dazu in verschiedene Zonen einteilen. Jede *Reinigungs-
zone* erhält ihre besonderen Gerätschaften.
Zweckmäßig teilt man so ein, daß jede
Isoliereinheit und Schleuse einen besonderen Schrank mit Reinigungsgeräten erhält,
die nicht aus dem Bereich herausgebracht
werden dürfen. Der *Sterilisierraum* und der
Waschraum bilden jeweils eine eigene Reini-
gungszone mit eigenem Gerät. Der Korridor
mit den Nebenräumen, wie Personalaufenthaltsraum, Lagerräume, Schwesternwach-
raum usw. stellt einen weiteren Reinigungs-
bereich mit eigenem Gerät dar. Jede
Reinigungseinheit soll auch einen eigenen
Ausguß haben. Wichtig ist, daß Reinigungsmaterial, das bei einem infizierten Patienten
verwendet wurde, desinfiziert werden muß.
Alle Reinigungseinheiten sollen gleichartig
ausgerüstet sein. Man kann unter Umständen die Reinigungsgeräte der Isolierräume in einer Farbe halten, so daß auffällt,
wenn sie versehentlich aus den Räumen
herausgenommen wurden. In Anlage 11 ist
ein Musterbeispiel für die Ausstattung einer
Reinigungseinheit „Isolierzimmer" angegeben.

Beseitigung von infizierten und gebrauchten Materialien

Die Regeln für die Behandlung von Material nach einer septischen Operation müssen
auch für die Materialien gelten, die in der
Isoliereinheit einer Intensivpflegeeinheit anfallen. Grundsätzlich soll man davon ausgehen, daß jeder Patient, der in einem Isolierzimmer liegt, infiziert ist oder daß er es werden kann. Auch zur Verhinderung von Kreuzinfektionen ist eine konsequent durchgeführte Desinfektionstechnik notwendig.

Man kann sich verschiedener Verfahren
zur Dekontaminierung infizierter Gegenstände bedienen. Für Materialien, wie Instrumente o. ä. ist Einlegen in eine Desinfektionslösung für 1 bis 2 Stunden z. Z.
als Desinfektionsmaßnahme anerkannt. Einwegmaterialien werden in Plastikbeuteln gesammelt, mit Ausnahme von scharfem Ein-
malmaterial, das gesondert abgelegt wird.
Nach der Desinfektion werden auch die
Instrumentenbestecke in Plastikbeuteln gesammelt. Diese Sammelbeutel mit dem verwendeten Einwegmaterial und dem Instrumentarium werden für den Abtransport ihrerseits wieder in reine Plastikbeutel getan. Die
Instrumente werden entweder lokal oder zentral sterilisiert und dann zu Sets zusammenge-
packt. Die abgezogene Wäsche wird in der
Isoliereinheit in Transportsäcken, die als infiziert gekennzeichnet werden, zum Abtransport verpackt.

Hierbei handelt es sich um besonders
arbeits- und personalaufwendige Verfahren.
Man sucht daher jetzt nach technischen
Hilfsmitteln zur Vereinfachung der Desinfektion und des Transports. So wurde
beispielsweise für die Neuplanung von
Intensivpflegeabteilungen vorgeschlagen,
daß jedes Isolierzimmer eine eigene Naß-
einheit mit Spüleinrichtung bekommt und
diese so angeordnet wird, daß sie von der
Schleuse getrennt liegt und der Abtransport des benutzten Materials mühelos geschehen kann.

Aufwacheinheit

Die Aufwachphase nach einer Narkose kann infolge Fehlens der Schutzreflexe und Dämpfung der Regulationsmechanismen für Temperatur und Atmung Gefahren für den Patienten mit sich bringen. Besonders bei langdauernden Operationen müssen größere Mengen von Narkotica Verwendung finden, die vom Organismus aufgenommen werden. Die Ausscheidung dieser Mittel kann dadurch verzögert sein, daß die Körpertemperatur durch Wärmeverluste aus geöffneten Körperhöhlen und durch Zufuhr kalten Blutes und kalter Infusionslösungen absinkt. Dazu kommt, daß meist eine Herabsetzung der Nierenfunktion die postoperative Ausscheidung von Anästhetica und Analgetica über die Nieren verzögert. Patienten sind postoperativ auch wegen der Gefahr des Erbrechens mit Aspiration, durch maskierte Hypoxie und durch die Möglichkeit der Nachblutung auf die Aufmerksamkeit des Überwachungspersonals angewiesen.

Die Patienten werden deswegen in der postoperativen Phase in einer *Wachstation* zusammengeführt, um Atmung, Kreislauf und das Operationsgebiet kontrollieren zu können bis wieder ein stabiler und befriedigender Zustand erreicht ist. Die Entscheidung über die Rückführung des Patienten auf die Normalabteilung setzt die Rückkehr des Bewußtseins und stabile Puls- und Blutdruckwerte voraus; zudem darf der Patient keine Hinweissymptome auf Blutungen im Operationsgebiet bieten. Blutverluste müssen ausgeglichen sein, der Kranke soll einigermaßen schmerzfrei und kooperativ sein, womit das unmittelbare Bedürfnis nach Dauerüberwachung aufhört.

Es bestehen verschiedene Auffassungen darüber, welches Personal man auf einer Wachstation einsetzen soll, ob Anästhesie- oder Intensivpflegeschwestern. Für die Anästhesieschwestern bedeutet die Auf-wachphase den Anschluß an die Anäthesieaufgaben, gleichzeitig aber ist dieser Zeitabschnitt auch der Beginn der postoperativen Pflege und jeder Patient einer Wachstation kann ein potentieller Intensivpflegepatient sein. Die Anästhesieschwestern haben ebenso wie die Operationsschwestern einen höheren Grad von Spezialausbildung erhalten, sie wurden jedoch von Pflegeaufgaben befreit. Sie dürften daher weniger mit allen Einzelheiten der postoperativen Pflege und den Übergängen zur Intensivpflege vertraut sein. Unter diesem Gesichtspunkt könnte es vorteilhaft sein, die Wachstation dem Intensivpflegepersonal anzuvertrauen. Das hätte zudem den Vorteil, diesem Personal zeitweilig etwas leichtere Arbeitsaufgaben zu übertragen, die durch ihre Ergebnisse ermunternd sind. Es wird weiter die Meinung vertreten, daß sowohl Anästhesie, Wachstation und Intensivpflege in die Hand von *allseitig* ausgebildeten Krankenschwestern gelegt werden sollten. Es ist jedoch fraglich, ob sich Krankenschwestern einer so langen Ausbildung unterwerfen wollen, die ein so breites Aufgabenspektrum erfordern würde.

Die Überwachungszeit nach einer unkomplizierten Operation ist mit etwa 2 bis 4 Stunden anzusetzen. Auch Patienten mit Spinal- und Epiduralanästhesie, bei denen eine klare Bewußtseinslage vorliegt, können für eine bestimmte Zeit infolge zu hoch liegenden Anästhesieniveaus mit Atemstörungen, Blutdruckabfall und Übelkeit reagieren und deswegen eine sorgfältige Überwachung benötigen. Sobald ein Patient mit Spinalanästhesie seine Beine wieder zu bewegen vermag, kann man ihn wieder auf die Normalstation zurückverlegen.

In einer offenen Wachstation dürfen nur nicht infizierte Patienten überwacht werden. Infizierte Kranke sollte man isolieren. Als

„infiziert" werden solche Patienten angesehen, bei denen Infektionskrankheiten, sowie infizierte Luftwege, und offene Drainagen aus nicht sterilen Wunden vorliegen oder bei denen durch Bakterienkulturen Infektionen nachgewiesen wurden. Es kann schwierig sein, geeignete Isoliermöglichkeiten für frischoperierte Patienten zu finden. Die Erfahrung hat aber gezeigt, daß deren Anzahl gering ist. In Krankenhäusern mit Intensivpflegeabteilungen, deren Personal in der Isoliertechnik geübt ist, kann die Aufnahme von frischoperierten septischen Fällen auf der Intensivpflegeabteilung erfolgen, wenn eine nur kurzzeitige Überwachung notwendig ist.

Zweiter Teil

Die akute Versorgung von Schwerkranken

Die akute Versorgung eines Intensivpflegefalles bezweckt, die gestörte Atmung und den Kreislauf möglichst schnell unter Kontrolle zu bekommen, die notwendigen Gefäßpunktionen für Infusionen, Transfusionen und Probeentnahmen vorzunehmen, die Elektroden für die Kontrollapparate, z. B. EKG und Temperaturmessungen, zu applizieren, ggf. eine Magensonde und einen Blasenkatheter einzulegen. Nicht weniger wichtig ist es, daß im Einvernehmen mit dem einweisenden Arzt und die für die Behandlung des Patienten wichtigen Konsiliarien ein Behandlungsplan für die Grundkrankheit aufgestellt und entschieden wird, welche Wiederbelebungsmaßnahmen, Notoperationen o. ä. bei Bedarf vorzunehmen sind.

Im folgenden werden die wichtigsten Maßnahmen behandelt. Die meisten Intensivpflegefälle sollten in ein Spezialbett (Abb. 7) gelegt werden, das schon von Beginn an mit einer Antidekubitusmatratze versehen wurde. Es gibt jedoch Patienten die in diesem Stadium, obwohl es wünschenswert wäre, nicht umgebettet werden können. Dies ist vor allem bei Kranken mit akuter Herzinsuffizienz der Fall. Bei respiratorischer Insuffizienz wird der Patient intubiert und im Bedarfsfall an einen Respirator angeschlossen.

Intubation

Im Bereitschaftsschrank (Anlage 2) ist die Ausrüstung für die Intubation in einem sog. Intubationsbehälter (Abb. 8) untergebracht.

Die meisten bewußtlosen Patienten können ohne vorherige Gabe von Muskelrelaxantien intubiert werden. Bei manchen Fällen, z. B. bei Intoxikationen, kann jedoch eine Muskelrelaxierung notwendig sein, wenn eine Magenspülung indiziert ist, die geringe Tiefe der Bewußtlosigkeit aber eine Intubation ohne Relaxierung nicht erlaubt.

Punktion der V. subclavia

In wirklich akuten Zuständen wird die Venenpunktion dort vorgenommen, wo sie am einfachsten durchgeführt werden kann. Häufig ist es erwünscht, einen Katheter in der V. subclavia liegen zu haben (Abb. 10b). In der V. subclavia kann zudem der *zentrale Venendruck* (CVP) gemessen werden, wodurch man frühzeitig Hinweise auf die Notwendigkeit der Substitution des Blutvolumens und ggf. zum Einsatz einer Herztherapie erhält. Die Normalwerte für CVP liegen zwischen 6—15 cm H_2O. Wenn der Druck unter 5 cm H_2O absinkt und gleichzeitig Tachykardie und eventuell Blutdruckabfall vorliegen, besteht der Verdacht auf eine Hypovolämie. In diesem Zusammenhang muß darauf hingewiesen werden, daß nach Beseitigung des Flüssigkeitsverlustes eine vorher maskierte Anämie zu Tage treten kann. Ein gut versorgter Subclaviakatheter kann zwei bis drei Wochen liegen.

Punktionstechnik der V. subclavia

Man senkt zuerst das Kopfende des Patienten, um das Einsaugen von Luft bei der

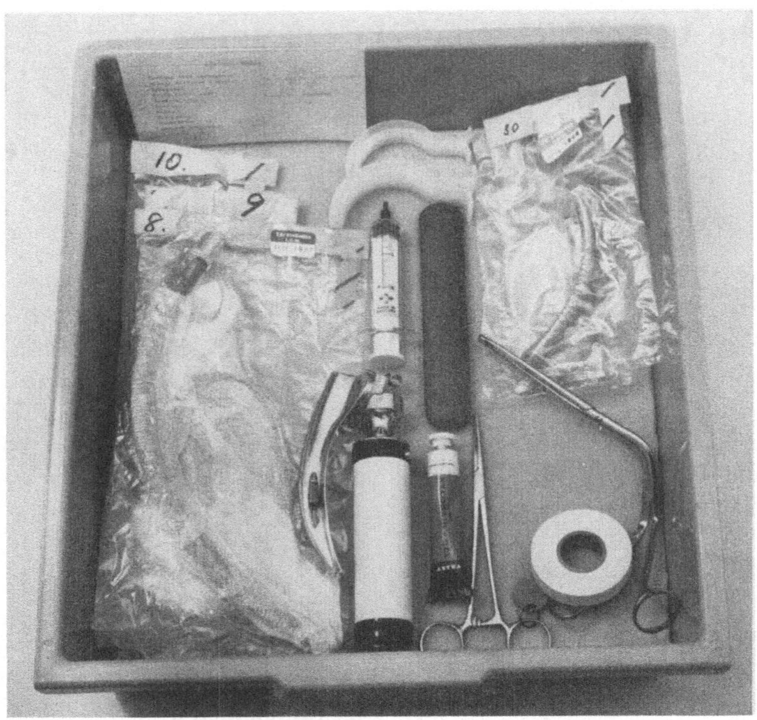

Abb. 8. *Intubationsbesteck.* Zum Bereitschaftsschrank (s. Anlage 2) in jedem Patientenzimmer gehört ein leicht zugängliches Intubationsbesteck: sterile Trachealtuben Nr. 8, 9 und 10 mit aufgesetzter Halterung, ein Laryngoskop, eine 10 ml-Spritze zum Aufblasen der Tubusmanschette, eine Zange nach Magill, eine Gefäß-Péan, Heftpflaster, 2 Guedel-Tuben usw. Bei länger dauernder Intubation ist der Guedel-Tubus hygienischer als der weiche „Beißkloß" z.B. aus einer zusammengerollten Mullbinde. Zum Aufbewahrungskasten gehört ein Inhaltsverzeichnis

Punktion infolge des negativen Drucks im rechten Vorhof bei der Einatmung zu verhindern. Die Punktionsstelle selbst wird örtlich betäubt. Der Venenpunktion mit einer Spezialkanüle (Abb. 9) soll zweckmäßigerweise eine Hautpunktion mit einer stärkeren Kanüle vorhergehen, um eine Zerstörung der Kanülenspitze bei forciertem Durchdringen der Haut zu vermeiden. Die Punktion erfolgt an der unteren Kante des Schlüsselbeins, unmittelbar vor und medial von dessen Mitte. Der mit einem Mandrin versehenen Plastikkanüle wird eine leicht nach aufwärts gerichtete konkave Biegung gegeben, so lange sie noch verpackt ist. Sie wird nach Entfernen der Schutzhülle dann an der Punktionsstelle in die Haut eingeführt. Die Spitze soll dicht an

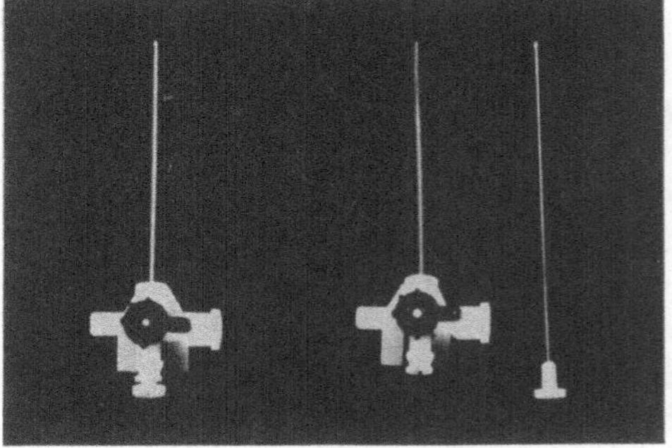

Abb. 9. *Spezialkanüle mit Dreiwegehahn zur Venenpunktion.* Die Abbildung zeigt eine Plastikkanüle, die mit Hilfe eines scharfen Metallmandrins in das Gefäß eingeführt wird. Nach Einführung der Kanüle und Entfernung des Mandrins kann sie mit dem Dreiwegehahn verschlossen werden. Auf diese Weise können zwei Infusionen gleichzeitig gegeben, durch die Gummimembran im Dreiwegehahn kann auch eine Injektion vorgenommen werden

der Innenseite des Schlüsselbeins entlang geführt werden, an die das Gefäß fixiert ist. Die Kanüle wird in der Frontalebene rechtwinklig gegen die Längsachse des Körpers und in Richtung auf das Jugulum vorgeschoben. Die V. subclavia kann sich infolge ihrer Fixierung an das Schlüsselbein nicht kontrahieren, deswegen ist sie auch besonders für die Punktionen beim Patienten im Schock geeignet. Das Eindringen in die Venenwand fühlt sich ähnlich an wie das Durchstoßen der Dura bei einer Lumbalpunktion. Sobald die Kanüle im Gefäß liegt, soll man sofort den Dreiwegehahn anschließen, damit bei negativem CVP keine Luft angesaugt wird.

Messung des zentralen Venendrucks (CVP)

Um den CVP zu messen, bedient man sich eines Spezialgerätes (Abb. 10a). Dieses besteht aus einer gewöhnlichen Infusionseinrichtung mit einem Extraschlauch für die Venendruckmessung. Zum Instrumentarium gehört auch ein Meßband (0—33 cm). Der Nullpunkt soll dem rechten Vorhof entsprechen, er wird in Höhe der mittleren Axillarlinie angesetzt. Der Patient muß bei der Messung horizontal liegen. Bei jeder Venendruckmessung soll man sich nach Senken der Infusionsflasche durch ausreichenden Blutreflux davon überzeugen, daß die Kanüle intravasal liegt und durchgängig ist.

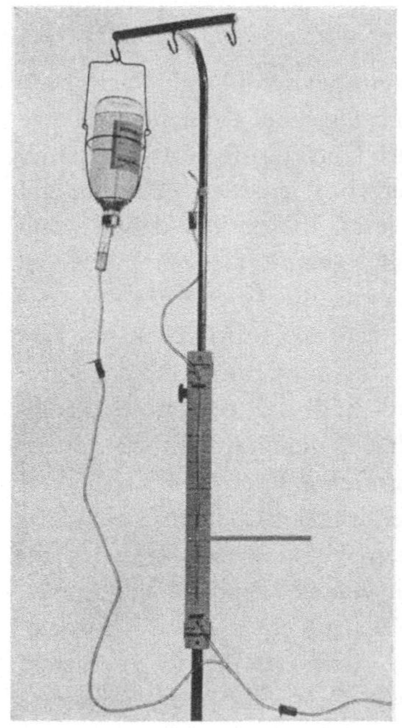

Abb. 10a

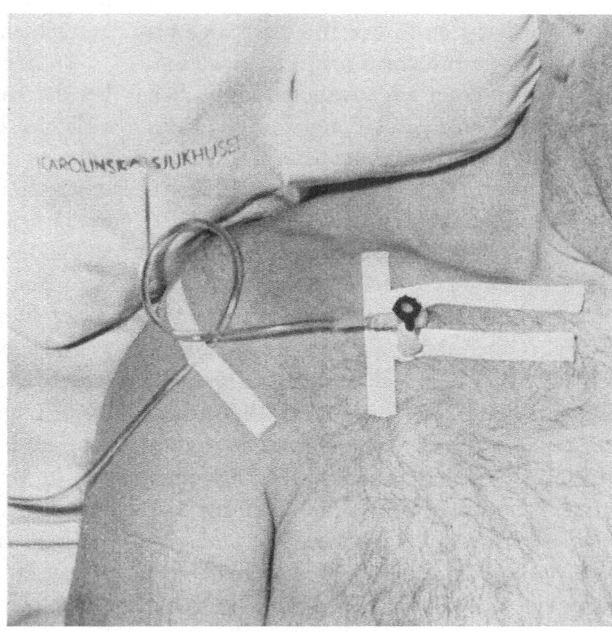

Abb. 10b

Abb. 10. a *„Wassermanometer" zur Messung des zentralen Venendrucks (CVP)*. Zur Messung des CVP kann man eine Spezialvorrichtung benutzen, die aus einem Infusionsgerät mit einer seitlichen Schlauchverbindung besteht, die mit einer Zentimeterskala verbunden und am Tropfstativ befestigt ist und auf diese Weise als „Wassermanometer" wirkt. Punktiert wird zweckmäßigerweise die V. subclavia. Bei der Messung soll der Patient horizontal liegen.

b zeigt die in die V. subclavia eingeführte Spezialkanüle (s. Abb. 9)

Komplikationen bei Subclaviapunktion

Abgesehen von der schon erwähnten Luftemboliegefahr bei der Punktion, kann die Lunge verletzt und ein Pneumothorax verursacht werden. Außerdem kann man versehentlich die Arterie punktieren und dadurch eine Blutung aus dem Stichkanal erhalten. Man muß die Infusion in die V. subclavia sorgfältig überwachen, damit der Tropf nicht subkutan einfließt. An die Gefahr einer Luftembolie ist besonders dann zu denken, wenn sich das Tropfaggregat zufällig von der Kanüle löst. Infusionen in die V. subclavia sollen nur in solchen Abteilungen vorgenommen werden, deren Personal mit der Technik gut vertraut ist.

Zentraler Venendruck (CVP)

Der CVP hat sich in der Intensivpflege als eine wertvolle Informationsquelle erwiesen. Der Weg zu einer allgemeineren klinischen Anwendung war jedoch langwierig. In der Klinik hat man schon immer aus den Werten für Puls, Blutdruck, Hämoglobin, Elektrolyte und Serumprotein sowie den Zeichen der Rechts- und Linksinsuffizienz Schlußfolgerungen für die Beurteilung der hämodynamischen Situationen gezogen. Man war dabei aber abhängig von den in rascher Folge eingeholten Laboratoriumsergebnissen und häufigen Puls- und Blutdruckmessungen. Selbst unter günstigen Laboratoriums- und Überwachungsbedingungen hatte man ohne die CVP-Messung oft Schwierigkeiten, die Entwicklung eines latenten oder manifesten Schockzustandes frühzeitig zu erkennen. Ergänzende Blutvolumenbestimmung sind in ihrer Aussagekraft von der großen Streuungsbreite der Normalwerte beeinträchtigt. In vielen Fällen ist die Größe des Blutvolumens bestenfalls eine absolute Zahl, die ohne weitere Parameter kein Urteil über die aktuellen hämodynamischen Verhältnisse des Patienten gestattet.

Das Urteil über die hämodynamische Situation wird zudem durch den komplexen Aufbau des Herz- und Kreislaufapparates erschwert. Der große Kreislauf mit dem linken Herzen als Pumpe ist mit dem Lungenkreislauf, in dem das rechte Herz die Antriebskraft liefert, in Serie geschaltet. Nervöse Regulationsmechanismen regeln die Anpassung des venösen Rückflusses, der Lungenfunktion, des Drucks im rechten Herzen, in den Transportgefäßen und dem peripheren Strombett und die Blutvolumenverteilung zwischen dem arteriellen System und den kapazitiven Gefäßen der venösen Seite nach den funktionellen Bedürfnissen des Organismus. Man muß daher alle Versuche, durch einen *einzigen* Meßwert, so auch durch den CVP in der klinischen Praxis eine drohende Situation erkennen zu können, mit großer Zurückhaltung betrachten.

In Ergänzung zu den übrigen Verfahren bei der Erkennung einer drohenden Hypovolämie, einer Übertransfusion oder einer Herzinsuffizienz hat sich der CVP als äußerst wertvoll erwiesen, besonders dann, wenn die Druckmessungen oft wiederholt werden, so daß man hieraus die *Tendenz* der Zu- oder Abnahme der Drucke verfolgen kann. Das Blutvolumen, die Herzfunktion, der Lungenwiderstand und der periphere Gefäßwiderstand sind diejenigen Faktoren, die in erster Linie Einfluß auf den CVP haben. Der zentrale Venendruck gibt einen Anhalt dafür, in welchem Umfang das Herz das zurückfließende venöse Blut weiterzugeben vermag. Im Verlauf einer *Blutung* erwartet man z.B. ein Absinken des CVP. Bis zu einem gewissen Grade kann der erwartete Venendruckabfall durch eine kompensatorische Einengung des Gefäßbettes, vor allem in den Speichergefäßen der venösen Seite verdeckt werden. Man hat errechnet, daß in den Speichergefäßen etwa 70% des Blutvolumens aufgenommen werden können. Damit bestehen durch eine Kapazitätsverminderung genügend Möglichkeiten für einen Volumenausgleich. Die *Speichergefäße* ermöglichen also je nach veränderter funktioneller Inanspruchnahme eine Veränderung der Blutverteilung.

Man kann also nicht mit einer vollen Übereinstimmung zwischen dem Ausmaß der Hypovolämie und dem Venendruckabfall rechnen. Der kompensierende Regulationsmechanismus kann jedoch teilweise durch Sedierung, wie man sie bei Behandlung von Traumen unterschiedlicher Genese und Schwere vornimmt, aufgehoben werden. In solchen Fällen besteht eine bessere Übereinstimmung zwischen Hypovolämie und Absinken des CVP.

Die fortlaufende Messung des CVP kommt klinisch hauptsächlich dann zur Anwendung, wenn ein normales Blutvolumen aufrechterhalten werden muß, um eine *Übertransfusion* zu vermeiden oder um die *Frühdiagnose eines drohenden Herzversagens* zu ermöglichen. Um das Blutvolumen richtig bewerten zu können, soll der CVP in Beziehung zu Puls- und Blutdruck gesetzt werden, wie das folgende Beispiel zeigt. Bei einem Patienten kontrollierte man nach einer größeren Operation CVP, Puls und Blutdruck. Nach einer postoperativen Blutung begann der Venendruck zu sinken und die Pulsfrequenz nahm zu. Der arterielle Druck blieb anfänglich unverändert. Bei weiterer Blutung trat eine tendenzielle Verstärkung der angegebenen Veränderungen ein, außerdem sank der Blutdruck weiter. Nach einer Transfusion gingen die Veränderungen zurück; der Venendruck stieg, die Pulserhöhung ging zurück und der arterielle Druck kehrte zu Normalwerten zurück. Steigt der Venendruck nach Normalisierung von Puls und Blutdruck, so muß man die Flüssigkeitszufuhr vermindern oder einstellen. Ein Anstieg von CVP ohne gleichzeitige Verbesserung des arteriellen Drucks oder der peripheren Durchblutung deutet darauf hin, daß die Hypovolämie nicht einzige Ursache der Kreislaufinsuffizienz des Patienten ist.

Es bedarf ausreichender Erfahrung, um beurteilen zu können, in welchem Ausmaß der CVP die verschiedenen Ursachen einer hämodynamischen Insuffizienz zu erkennen gibt. Die Auswirkungen von Blutverlusten und Bluttransfusionen können bei Patienten mit normaler Kreislauffunktion gleichgut abgelesen werden. Schwierigkeiten können aufgrund verschiedener Kompensationsmechanismen und bei pathologischer Herzfunktion und Lungendurchblutung entstehen.

Venae sectio

Die Technik der Gefäßfreilegung ist ausreichend bekannt und braucht hier nicht eingehend erörtert zu werden. Gewisse Schwierigkeiten treten jedoch bei Patienten auf, denen Flüssigkeit über längere Zeit intravenös zugeführt wurde. Es treten Thrombophlebitiden und dadurch Gefäßverschlüsse auf, so daß man dann entweder die V. subclavia punktieren oder ein tiefliegendes Gefäß freilegen muß. Bei der Venae sectio kann man die Entstehung von Thrombophlebitiden dadurch vermeiden, daß man keine allzu dicken Katheter verwendet, die sonst Druckläsionen der Gefäß-Intima verursachen können. Man soll auch den Katheter von einer peripher gelegenen Vene nicht allzu weit einführen, da Gefäßveränderungen häufig auf der ganzen Strecke des liegenden Katheters auftreten. Der Katheter muß steril behandelt werden, damit er keine Infektion auslösen kann. Außerdem ist der Katheter zur Vermeidung von Thrombenbildung in seinem Lumen in kurzen Abständen durchzuspülen. Es müssen weiter jeder Infusionsflasche kleine Mengen Heparin (z.B. 0,2 ml einer 5% Heparin-Lösung auf 1000 ml Infusionsflüssigkeit) zugesetzt werden. Die Katheter sind außen so gut zu fixieren, daß sie nicht versehentlich herausgezogen werden können. Sind die üblichen Freilegungsstellen

am Arm und Fuß bereits in Anspruch genommen worden, kann man immer noch
andere geeignete Gefäße finden wie z. B. die
V. saphena magna in Höhe der Kniebeuge,
die V. poplitea, V. femoralis oder V. jugu-
laris superficialis.

wurden, kann sich das Gewebe auch kalt
anfühlen und, wenn der Patient genügend
bei Bewußtsein ist, Schmerz empfunden
werden. Sollten hochkonzentrierte Arzneimittel extravasal gelangt sein, kann das
Gewebe nekrotisch werden. Es ist wichtig,

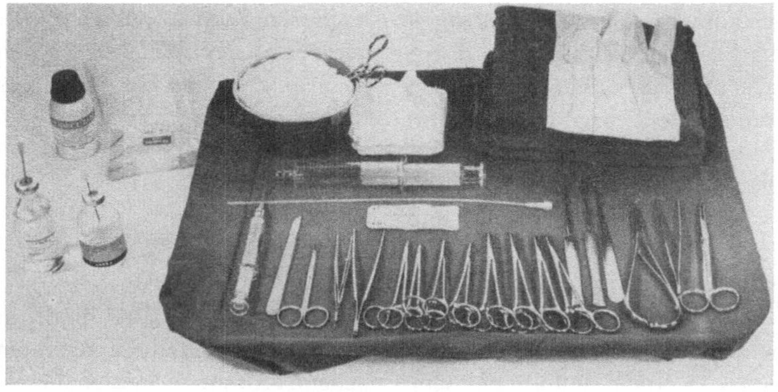

Abb. 11. *Vasotomiebesteck*. Steriles Besteck, aufgedeckt. Zur Gefäßdarstellung bei besonders dicken Patienten
muß man kräftigere Wundhaken hinzunehmen. Zu jeder Gefäßdarstellung benötigt man außerdem sterile
physiologische Kochsalzlösung zum Durchspülen der Katheter und in der Regel örtliche Betäubung. Ein
Nobecutan-Spray genügt als Verband

Ein zweckmäßiges, anwendungsbereit
ausgelegtes Instrumentarium für die Venae
sectio zeigt Abb. 11. Für besonders adipöse
Patienten können Spezialhaken nützlich
sein, um Einblick in tiefe Operationsfelder
zu ermöglichen.

dem durch Umspritzen mit physiologischer
Kochsalzlösung zur Verdünnung des extra-
vasalen Arzneimittels vorzubeugen. Eventuell kann man die falsch liegende Kanüle
oder den Katheter hierzu benutzen, bevor
man dieselben entfernt.

Kontrolle von Venenpunktionsstellen und Venae sectio

Es ist wichtig, daß die parenterale Zufuhr
gut funktioniert und eingelegte Kanülen
oder Katheter sorgfältig beobachtet werden.
Es genügt nicht festzustellen, daß es nach
wie vor in der Infusionsflasche tropft, denn
dies kann der Fall sein, auch wenn Kanüle
oder Katheter extravasal liegen. Man muß
zudem die Umgebung der Punktionsstelle
beobachten, um ggf. Schwellungen als Hinweis auf subkutane Ausbreitung von Flüssigkeit oder Blut zu erkennen. Wenn große
Flüssigkeitsmengen subkutan abgelagert

Arterienkatheter

Bei Patienten mit Atmungsinsuffizienz ist
man dazu übergegangen, Arterienkatheter zu
wiederholter Kontrolle der Blutgaswerte einzulegen. Der Katheter soll nicht länger als
eine Woche in der gleichen Arterie liegen, da
sonst die Gefahr des Auftretens von Komplikationen, wie z. B. Entstehung von Aneu-
rysmen, arteriovenösen Fisteln, Thrombosen
usw. besteht. In neuerer Zeit legt man auch
Arterienkatheter ein, wenn die Notwendigkeit wiederholter Blutuntersuchungen ganz
allgemein gegeben ist, wie z. B. bei Wasserhaushaltsstörungen und bei einer Sepsis.

Technik der Einführung von Arterienkathetern

Ein zweckmäßiges Instrumentarium für die Arterienkatheterisierung zeigt Abb. 12. Die Punktionsstelle wird desinfiziert und steril abgedeckt. Man wählt eine Stelle der A. radialis, A. brachialis oder A. femoralis. Zur Erleichterung der Punktion der A. brachialis streckt man den Arm zur Seite und rotiert ihn nach radial. Man kann die Streckung dadurch erhöhen, daß ein hart zusammengerolltes Handtuch unter den Ellenbogen gelegt wird. Die Punktionsstelle wird ört-

Laufende Überwachung eingelegter Arterienkatheter

Der Katheterhahn wird mit einer sterilen Kompresse oder einem Tupfer abgedeckt, der häufig gewechselt wird und der befestigt werden muß. Alle 2 Stunden wird der Katheter mit einer Heparin-Kochsalzlösung (0,2 ml 5%ige Heparinlösung auf 50 ml sterile Kochsalzlösung) durchspült.

Vor jeder Spülung ist unbedingt zu kontrollieren, daß keine Gerinnsel im Katheter entstanden sind. Dies überprüft man dadurch, daß mit Hilfe einer

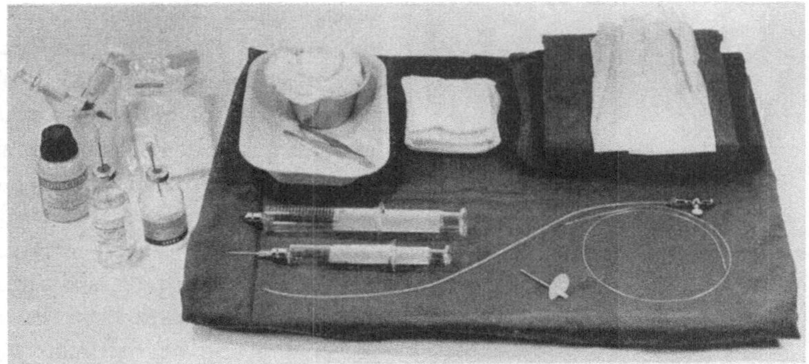

Abb. 12. *Instrumentarium zur Einlage von Arterienkathetern.* Sterile Handtücher zum Abdecken, Tupfersatz, Kompressen, WR-Kanülen für Einmalgebrauch zur Arterienpunktion, Führungsdraht, Katheter mit Hahn, Spritzen zur Lokalanästhesie und Katheterspülung. Der Katheter soll aus steiferem Material sein. Nach Einlage des Katheters wird die Punktionsstelle mit Nobecutan übersprüht und der Katheter zweckmäßigerweise mit einem Heftpflaster wie in Abb. 13 befestigt

lich betäubt (*ohne* Zusatz von Adrenalin!). Danach punktiert man mit einer WR-Kanüle von 1,4 mm wie bei einer Venenpunktion, d. h. nur die Vorderwand. Nach der Arterienpunktion wird ein biegsamer Mandrin durch die Kanüle in das Arterienlumen eingeführt und sodann die Kanüle über dem Mandrin entfernt. Über den Mandrin wird dann der mit einem Seldingerhahn versehene Arterienkatheter eingeführt. Der Katheter soll aus steifem Material bestehen. Nach Einführung des Katheters desinfiziert man die Punktionsstelle und fixiert den Katheter mit einem Heftpflaster in seiner Längsrichtung (Abb. 13).

Injektionsspritze einige ml Blut aspiriert werden. Man kann aber auch zur Kontrolle den Hahn öffnen und Blut abtropfen lassen. Nach dieser Überprüfung werden 3—4 ml der Heparin-Kochsalz-Lösung injiziert.

Es ist von größter Wichtigkeit, daß das Personal bei der Überwachung eines Patienten mit liegendem Arterienkatheter Hautfarbe, Temperatur und Pulsation im Versorgungsgebiet der Arterie beobachtet. Ein gutes Hilfsmittel, um an die häufige Kontrolle der Durchblutung erinnert zu werden, ist eine zeitlich genau festgesetzte Blutdruckmessung mit einer Blutdruckmanschette an dem Arm, an dem der Arterienkatheter eingelegt ist.

Nach Entfernung des Arterienkatheters soll man für 5—10 Minuten einen konstanten Druck auf die Punktionsstelle ausüben. Danach legt man einen harten Druckverband an, jedoch so, daß die peripheren Pulsationen erhalten bleiben. Der Druckverband

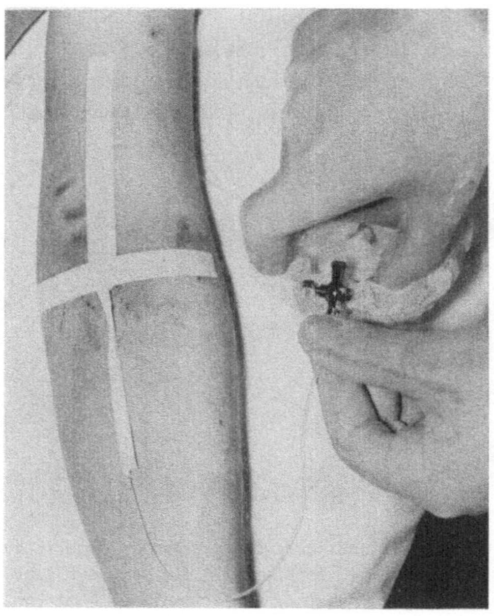

Abb. 13. *Fixieren von Arterienkathetern.* Nach Einlage des Katheters wird die Punktionsstelle mit z.B. Nobecutan besprüht. Nachdem der Spray getrocknet ist, wird der Katheter mit einem in Längsrichtung angelegten Heftpflaster, das um ihn herumgeklebt wird, befestigt. Dieses Heftpflaster wird an der Punktionsstelle mit einem querverlaufenden weiteren Heftpflaster armiert. Der Hahn wird in einen sterilen Tupfer eingebettet, wenn er zeitweise nicht benutzt wird

bleibt 20—30 Minuten liegen. Auf Empfehlung des klinisch-physiologischen Zentrallaboratoriums im Karolinska-Krankenhaus wurde ein Formblatt eingeführt, das nach jeder Arterienkatheterisierung im Hinblick auf zukünftige Komplikationen ausgefüllt wird (Anlage 12).

Untersuchung von Blutgasen und Säure-Basen-Status

Diese Analysen sind notwendig zur Beurteilung des Säure-Basen-Gleichgewichts und der Indikationsstellung zur Respiratorbehandlung, für deren Steuerung und zur Festlegung des Zeitpunktes, an dem die Eigenatmung des Patienten wieder ausreicht. Man kann arterielle, kapilläre oder venöse Blutproben entnehmen. Die venösen Proben gestatten *kein* ausreichendes Urteil über die Atmung.

Zur Abnahme arterieller Blutproben benötigt man drei heparinisierte (1% Heparinlösung), dicht abschließende 5 ml Spritzen mit Stopfen für den Kanülenansatz. Der Katheterhahn wird vor der Probenentnahme mit Alkohol gereinigt, danach werden in einer Spritze etwa 2 ml Blut aufgezogen, das man verwirft. In der zweiten und dritten Spritze werden jeweils etwa 2 ml Blut ohne Luft aufgezogen. Die Verschlüsse werden aufgesetzt, die Spritzen in Eis gestellt, nachdem sie vorher kurz zwischen den Handflächen hin und her gedreht wurden. Die Spritzen werden *sofort* zur Untersuchung in das Labor geschickt. Uhrzeit und die Körpertemperatur des Patienten, sowie der Betrag der O_2-Zumischung zur Einatmungsluft sollen auf dem Überweisungsschein vermerkt werden.

Zur Abnahme von *Kapillarblutproben* benötigt man 5—10 heparinisierte Kapillaren (Radiometerröhrchen). Das Kapillarblut wird nach Einstich aus dem Ohrläppchen oder der Fingerbeere entnommen. Die Röhren werden bis auf wenige Millimeter mit Blut gefüllt. Das in den Röhrchen befindliche Blut darf keine Luftblasen enthalten, die Blutsäule muß vielmehr zusammenhängend sein. Das eine Ende der Glaskapillaren wird mit Wachs verschlossen, in das andere Ende ein kleiner Stahlstift eingeführt. Danach wird auch dieses verschlossen. Man nimmt das Röhrchen sodann zwischen zwei Finger und führt mit Hilfe eines Magneten den Metallstift etwa zehnmal vor und zurück. Die Röhre wird danach in Eis gelegt und unter Angabe der Körpertemperatur usw. sofort ins Laboratorium geschickt.

Übrige Blutproben

Um einen Anhalt zur Beurteilung des Flüssigkeits- und Elektrolytbedarfs des Patienten zu bekommen, bestimmt man die Elektrolytkonzentration im Serum (Kalium, Natrium, Chlorid und Bicarbonat) sowie die Werte für Serumkreatinin, Serumprotein, Hb, Hämatokrit, Leukozyten, Thrombozyten und die Gerinnungsfaktoren. Aufgrund dieser Werte versucht man, Störungen im Elektrolythaushalt zu korrigieren und die richtige Flüssigkeitstherapie einzusetzen.

Verweilkatheter und Messung der Urinmengen

Bei schweren Krankheitszuständen und im Schock kommt es zur Oligurie bzw. zur Anurie. Um einen klaren Begriff von der *Urinausscheidung* des Patienten zu erhalten, legt man einen Dauerkatheter ein, mißt die Urinmenge im Anfang ein- bis zweimal stündlich und schreibt die Mengen auf. Wenn es sich dann zeigt, daß 40—60 ml pro Stunde erreicht werden, wird die Urinausscheidung in größeren Zeitabständen abgelesen.

Die Messung kann sehr leicht unter Verwendung einer 100-ml-Wundspritze aus Plastik erfolgen, deren Kolben man herausnimmt. Der Spritzenzylinder wird mit einem Urinbeutel verbunden, dessen Schlauch man kurz abschneidet. Der aus dem Blasenkatheter kommende Urin wird zuerst in dem graduierten Spritzenzylinder aufgesammelt, die Mengen werden abgelesen und der Urin dann in den Sammelbeutel abgelassen (Abb. 14). Sobald die Urinproduktion sich zu normalisieren beginnt, werden die Intervalle zwischen den Blasenentleerungen vergrößert, um der Entwicklung einer Schrumpfblase zu begegnen. Ohne strenge Indikation darf kein Dauerkatheter beibehalten werden, wenn der Patient seine Blasenfunktion selbst zu beherrschen vermag.

Analgetica und Sedativa

Kranke, die unter Schmerzen leiden, z.B. nach Frakturen, Verbrennungen, Operationen oder Infarkten, sollten schon bei der ersten Versorgung Analgetica bekommen. Danach ist so lange wie erforderlich eine fortlaufende Schmerzlinderung sicherzustellen. Bei schweren Schmerzzuständen kann man Analgetica intravenös zuführen. Morphium oder Eukodal kann man in Dosen von $\frac{1}{2}$ bis 1 cg oder in häufigeren kleineren Dosen geben. Kinder können 1 mg pro 5 kg Körpergewicht erhalten, wobei mit 5 ml physiologischer Kochsalzlösung bei intravenöser Applikation verdünnt wird. Nach einiger Zeit der Beobachtung findet man in der Regel die für den Patienten geeignetste Analgesieform sowohl bezüglich des Mittels als auch im Hinblick auf Dosierung und Anwendungsart heraus. Bei jeder schmerzstillenden Behandlung mit Morphium oder Morphinderivaten muß die Atmung sehr sorgfältig kontrolliert werden.

Bevor eine sedierende Behandlung eingeleitet oder fortgesetzt wird, soll man eine Hypoxie als Ursache des Unruhezustandes ausschließen. In Fällen von Unruhezuständen bei Alkoholikern hat man gute Erfahrungen mit Clomethiazol (Distraneurin) gemacht.

In manchen Fällen kann die kontinuierliche Zufuhr von sog. „lytischen Cocktail" angezeigt sein. Dies gilt insbesondere für Patienten mit Spannung und Angst, bei denen aus der kalten und blassen Haut auf das Bestehen eines erhöhten Sympathico-

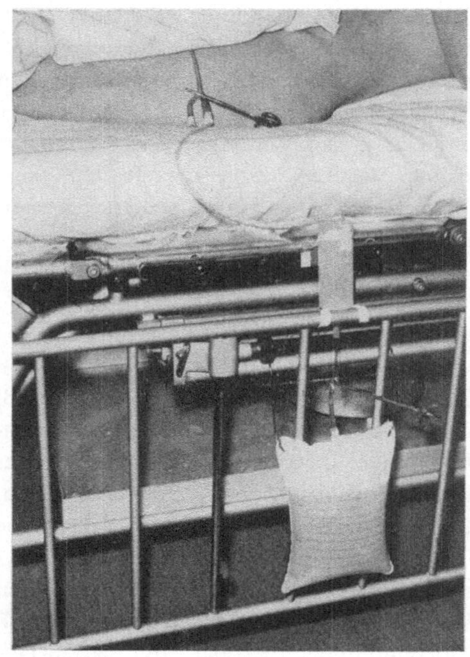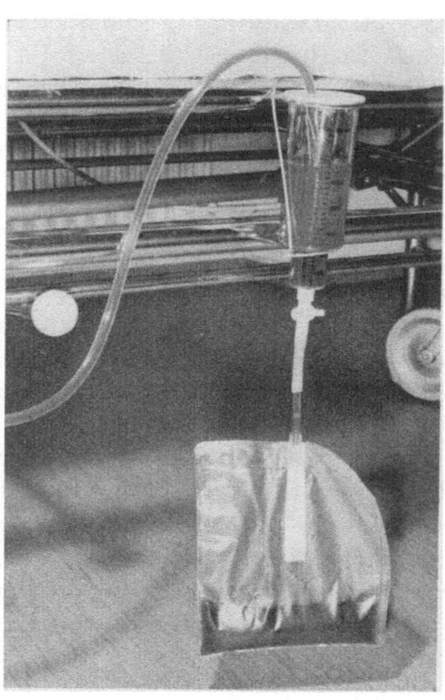

Abb. 14. Rechts: einfaches *Verfahren zur Messung der Urinmenge*. Die Anordnung besteht aus einer mit Gradeinteilung versehenen 100 ml-Spritze, aus der man den Kolben entfernt hat. Der Spritzenzylinder ist an einen Urinbeutel angeschlossen, dessen Schlauch kurz abgeschnitten wurde. Zur Mengenmessung wird der Urin zuerst im Spritzenzylinder gesammelt, die Urinmenge abgelesen und danach in den Beutel abgelassen. Die Ablesungen können z.B. einmal stündlich vorgenommen und notiert werden, wodurch sich die Harnausscheidung sehr genau verfolgen läßt. Links: etwas modernere Form einer Diuresemessung in geschlossenem System

tonus geschlossen werden kann. Der lytische Cocktail ist eine analgetisch-sedative Mischung und besteht z.B. aus 100 mg Chlorpromazin (Megaphen), 50—75 mg Promethazin (Atosil) und 50—100 mg Pethidin (Dolantin). Die Mittel werden z.B. 1 Liter 10%iger Invertoselösung zugesetzt. Die intravenöse Tropffrequenz wird dem Bedarf oder den Reaktionen des Patienten angepaßt. Derartiger Mischungen bedient sich auch die moderne Schocktherapie, um eine bessere periphere Durchblutung zu erreichen. Da Chlorpromazin manchmal Tachykardie verursacht, kann es als Vasodilator durch Ergotoxinalkaloide (Hydergin) ersetzt werden. Bei jeder sedierenden und schmerzstillenden Behandlung muß die Dosis dem Bedarf des Patienten angepaßt

und in regelmäßigen Zwischenräumen vorsichtig herabgesetzt oder die Zufuhr ganz ausgesetzt werden, um die Gewöhnungsgefahr zu verringern und die Aktivierung des Patienten zu ermöglichen.

Herzstillstand

Ein Herzstillstand (Kammerflimmern oder Asystolie) verursacht Bewußtlosigkeit, maximal weite Pupillen, Pulslosigkeit und graublasse Hautfarbe. Er kann sowohl bei Patienten unter Respiratorbehandlung als auch bei Kranken mit ausreichender Spontanatmung auftreten. Die *Prognose* ist in beiden Fällen *unterschiedlich*. Bei Eintritt eines Herzstillstandes muß man *sofort* mit

Beatmung und äußerer Herzmassage beginnen und diese wirkungsvoll fortsetzen. Tritt ein Herzstillstand bei einem Patienten unter der Respiratorbehandlung bei guter Ventilation und ausgeglichenem Wasserhaushalt sowie normalen Elektrolytwerten ein, so kann man davon ausgehen, daß optimale äußere Bedingungen für die Herztätigkeit vorgelegen haben. In solchen Fällen ist die Prognose meist schlecht. Man kann dann lediglich versuchen, mit Hilfe von herzwirksamen Medikamenten den Herzmuskel und die Reizleitung zu beeinflussen. Die etwas günstigere Prognose eines Herzstillstandes bei spontan atmenden Patienten hängt davon ab, inwieweit es möglich ist, durch Einsatz künstlicher Beatmung im Herzmuskel genügend schnell eine optimale Sauerstoffsättigung herbeizuführen.

Voraussetzungen für die erfolgreiche Behandlung eines Herzstillstandes sind seine *sofortige* Feststellung und ein mit den therapeutischen Methoden vertrautes Personal. Schließlich ist das Behandlungsresultat verständlicherweise abhängig von der Erholbarkeit des Herzmuskels und damit von dem Ausmaß der Schädigung, die zum Herzstillstand geführt hatte.

Maßnahmen bei Herzstillstand

Man behandelt den Herzstillstand durch:

1. Beatmung und Sauerstoffzufuhr, *gleichzeitig mit*

2. Maßnahmen zur künstlichen Aufrechterhaltung des Kreislaufs (äußere Herzmassage und Senkung des Kopfendes zur Verbesserung des venösen Rückflusses),

3. Acidosebehandlung mit Bicarbonat und

4. Anschluß des Kardioskops.

Wenn ein Herzstillstand bei einem an den Respirator angeschlossenen Patienten, der eine Luft-Sauerstoff-Mischung atmet, auftritt, wird die Luft durch Sauerstoff ersetzt, um Herz und Gehirn eine optimale Sauerstoffsättigung zu bieten. Der Rückfluß des Blutes zum Herzen wird durch Senken des Bettes am Kopfende verbessert. Um eine harte Unterlage bei der Ausführung der äußeren Herzmassage zu haben, legt man unter den Brustkorb des Patienten ein Brett von Bettbreite.

Wenn bei Spontanatmung ein Herzstillstand eingetreten ist, muß so schnell wie möglich eine optimale Beatmung erreicht werden. Sie wird eingeleitet mit Maske und Balg unter Verwendung von reinem Sauerstoff. Die Intubation wird angeschlossen, nicht zuletzt auch, um einer bei terminalen Zuständen häufigen Aspiration von Mageninhalt vorzubeugen. Der Kranke wird dann an einen Respirator angeschlossen.

Äußere Herzmassage

Die Wirkung der äußeren Herzmassage kommt dadurch zustande, daß das Herz rhythmisch zwischen Brustbein und Wirbelsäule komprimiert wird. Dies erreicht man dadurch, daß auf den unteren Teil des Sternums des Patienten die proximale Fläche einer Hand mit leicht erhobenen Fingern aufgesetzt wird. Im Auflagepunkt legt man dann den proximalen Teil der anderen Handfläche über die erste Hand (Abb. 15). Durch kräftigen Druck auf das Sternum in einer Frequenz von ca. 100/min werden im gleichen Rhythmus Kompressionen des Thorax von 3—4 cm in sagittaler Richtung ausgeführt. Rippenfrakturen sind möglichst zu vermeiden, da hierdurch Pleura- und Lungenverletzungen entstehen können. Mit der Herzmassage kann man so lange wie nötig die Pumpleistung des Herzens ersetzen.

Da das Schlagvolumen des Herzens bei äußerer Herzmassage geringer als das normale Schlagvolumen ist, muß man eine höhere Frequenz einhalten, um ein ausreichendes Minutenvolumen zu erhalten. Die

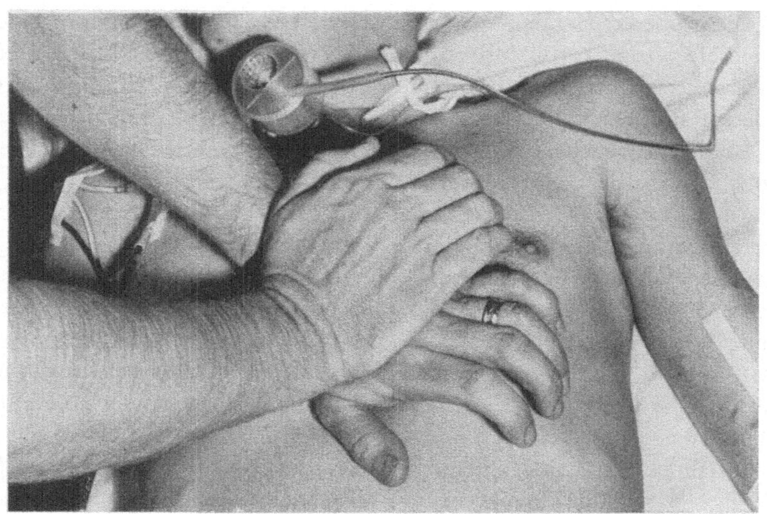

Abb. 15. *Haltung der Hände bei äußerer Herzmassage.* Die proximale Fläche einer Hand wird mit leicht angehobenen Fingern über dem unteren Abschnitt des Sternums aufgesetzt und die andere Hand, so wie aus der Abb. ersichtlich, darübergelegt. Das Herz wird zwischen Sternum und Wirbelsäule durch kräftiges Eindrücken des Thorax in einer Frequenz von ca. 100/min komprimiert. Auf diese Weise kann bei Herzstillstand die Arbeit des Herzens übernommen werden, während man gleichzeitig die Herzfunktion wieder in Gang zu setzen versucht

Wirkung der Herzmassage wird durch Palpation des Femoralispulses kontrolliert. Zusammenziehung der Pupillen und Normalisierung der Hautfarbe sind weitere Zeichen eines guten zirkulatorischen Effekts der Herzmassage. Richtig ausgeführt ist eine Herzmassage sehr anstrengend, so daß schon nach wenigen Minuten eine Ablösung nötig sein kann.

Gleichzeitig mit den Maßnahmen zur künstlichen Beatmung und Aufrechterhaltung des Kreislaufs muß sofort eine Venenpunktion oder Venae sectio vorgenommen werden. Patienten, die auf einer Intensivpflegeabteilung einen Herzstillstand bekommen, sind in der Regel mit einem intravenösen Tropf versehen. Diesen benutzt man dazu, um etwa 300 ml (180 mval) oder mehr Natriumbicarbonat (0,6 M in Infusionsflaschen von 400—450 ml) rasch zuzuführen. Bicarbonat wird verabreicht, um der nachfolgenden Acidose zu begegnen. Die benötigte Dosis schwankt in Abhängigkeit von der Dauer des Kreislaufstillstandes.

Ein Säurebasenstatus unmittelbar nach einem erfolgreich behandelten Herzstillstand zeigt meistens eine noch bestehende Acidose, die eine weitere Zufuhr von Bicarbonat notwendig macht. Gelegentlich sieht man unter den gleichen Bedingungen auch eine Alkalose. Das kann als ein Zeichen dafür gedeutet werden, daß der Kreislaufstillstand von kurzer Dauer war und die Acidose therapeutisch überkompensiert wurde.

Soweit das Kardioskop nicht schon angeschlossen wurde, soll dies während der Herzmassage geschehen, damit man erkennen kann, ob Asystolie oder Kammerflimmern vorliegt, aber auch, ob das Herz auf die Behandlung mit spontaner elektrischer Aktivität reagiert. Diese wird in kurzen eingeschalteten Pausen während der Herzmassage, durch die sonst der Nachweis einer spontanen Aktivität verhindert würde, am Kardioskop abgelesen.

Damit sind die *Sofortmaßnahmen* bei Kreislaufstillstand beschrieben worden. Wie sich die Wiederbelebungsbehandlung weiter gestaltet, hängt davon ab, ob der Kreislaufstillstand durch *Kammerflimmern* oder *Asystolie* verursacht wurde.

Bei *Kammerflimmern*, das sich im Kardioskop als eine rasche, völlig unregelmäßige Aktivität ohne unterscheidbare Kammerkomplexe zu erkennen gibt, muß die *Defibrillierung* vorgenommen werden. Die eine Defibrillierungselektrode wird über der Herzspitze, die andere über der Herzbasis, bei anderen Geräten auch am Rücken angelegt (vgl. Abb. 16). Die Elektroden werden unter festem Druck und Verwendung von Elektrodensalbe zwischen Elektroden-

ist, daß auch in der Folge eine optimale Sauerstoffsättigung aufrechterhalten wird. Im günstigsten Falle erwacht der Patient in dieser Situation und kann extubiert werden. Hält das Kammerflimmern an oder tritt es erneut auf, versucht man es mit einem neuen stärkeren Defibrillierungsstoß. Man kann, um eine Regularisierung zu erzielen oder beizubehalten, die Defibrillierung durch *Verabreichung von Medikamenten* unterstützen, die die Erregbarkeit des Herzmuskels herabsetzen, z.B. 5 ml Procainamid i.v. (Pronestyl). Es kann u.U. auch ein Versuch mit sog. Betablockern, z.B. 5—10 mg Pro-

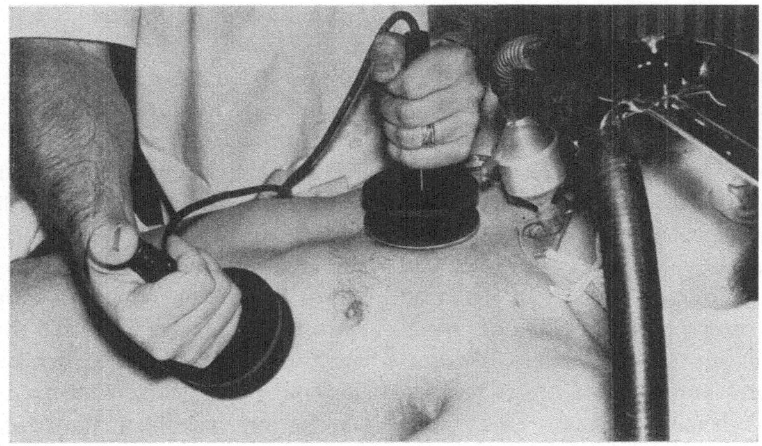

Abb. 16. *Aufsetzen der Elektroden zur Defibrillierung.* Eine Elektrode wird über der Herzbasis, die andere über der Herzspitze aufgesetzt. Die Elektroden werden mit festem Druck nach Aufbringen von Elektrodensalbe zwischen ihrer Oberfläche und der Haut angelegt. Dadurch werden Verbrennungen vermieden

platte und Haut angebracht. Es muß vollständiger elektrischer Kontakt zwischen Haut und Elektrodenoberfläche bestehen, da sonst leicht Verbrennungen entstehen können. Wenn es gelingt, mit kleinen oder mittelgroßen Stromstößen das Kammerflimmern zu beseitigen (was aus der Kardioskopkurve zu ersehen ist), wartet man ab, um festzustellen, ob der wiederhergestellten rhythmischen *elektrischen* Aktivität auch eine entsprechende *mechanische* Herzleistung entspricht, d.h. ob sich wieder ausreichende Kreislaufbedingungen einstellen. Wichtig

pranol i.v. (Dociton) gemacht werden. Dieser Arzneimitteltyp blockiert die Betareceptoren, d.h. die β-adrenergen Rezeptoren des Herzens, wobei aber ein Nachlassen der Myokardkraft eintreten kann. Lidocain (Xylocain) in einer Dosierung von 50 mg i.v., evtl. wiederholt gegeben, ist dabei ebenfalls von guter Wirkung, besonders wenn die Neigung zum Kammerflimmern auf einer Überdigitalisierung oder einem Kaliumdefizit beruht. Oft liegt eine Hypoxie, Acidose oder Hypokaliämie einem schwer beeinflußbaren Kammerflimmern zugrunde. Es ist daher wichtig, diese Störungen möglichst umgehend zu korrigieren. Die Defibrillierungsversuche sollen wenigstens so oft wiederholt werden, daß man eine derartige Korrektur vornehmen kann. Es können jedoch auch Asystolie oder eine extreme Bradykardie nach dem elektrischen Defibrillierungsschock auftreten. Die dann notwendigen Maßnahmen werden nachfolgend behandelt.

Wenn ein Kreislaufstillstand auf *Asystolie* beruht, versucht man durch intrakardiale Adrenalininjektion die Erregbarkeit des Herzens wiederherzustellen, daneben regt auch der Einstich ohne Injektion selbst schon die Aktivität des Herzmuskels an. Die Herzpunktion wird mit einer ca. 10 cm langen Kanüle im 3. oder 4. ICR auf der linken Seite zwischen Sternalrand und Mamillarlinie ausgeführt. Die Kanülenspitze wird schräg nach medial gerichtet. Sie liegt intrakardial, wenn man bei Aspiration Blut erhält. Zweckmäßigerweise wird eine 10-ccm-Spritze benutzt, in der man 1 mg Adrenalin (1 ml) mit 9 ml Kochsalzlösung verdünnt. Man gibt 0,5 mg Adrenalin auf einmal und wiederholt dies bei ausbleibender Wirkung noch ein- bis zweimal und gibt zusätzlich Calcium-Gluconat (5 ml). In Erwartung der im Kardioskop nachweisbaren Adrenalinwirkung wird die Herzmassage fortgesetzt. Diese ist nicht nur zur Aufrechterhaltung des Kreislaufs bis zum Eintritt der Adrenalinwirkung notwendig, sondern auch Voraussetzung für die Verteilung des Adrenalins im Herzen. Auf Störungen der Sauerstoffsättigung sowie des Säurebasen- und Elektrolytgleichgewichts soll man während der ganzen Behandlung achten und sie möglichst bald korrigieren. Wenn Adrenalin zu einer regelmäßigen und einigermaßen normalen, im Kardioskop nachweisbaren Herzaktion führt, muß geprüft werden, ob diese ausreichend kreislaufwirksam ist. Wenn trotz genügender elektrischer Aktivität und der Gabe von Calcium oder Digitalis keine palpablen Arterienpulsationen und keine sonstigen Hinweise auf einen funktionierenden Kreislauf nachgewiesen werden können, vermag der Herzmuskel offensichtlich nicht auf die elektrische Erregung in ausreichender Weise mechanisch zu antworten. In einem solchen Falle bestehen nur geringe Aussichten auf eine erfolgreiche Wiederbelebung. Elektrische Herzschrittmacher sind dann häufig auch wirkungslos, da schon die spontane elektrische Aktivität nicht in der Lage ist, eine adäquate Herzmuskelkontraktion auszulösen.

Adrenalininjektionen können bei Asystolie auch zum Kammerflimmern führen. Dann sind die Maßnahmen zu ergreifen, die bei der Behandlung des Kammerflimmerns beschrieben worden sind.

Sowohl die Defibrillierung als auch die Adrenalininjektionen können in gewissen Fällen zu extremer Bradykardie führen. Wenn jedem am Kardioskop nachweisbaren elektrischen Kammerkomplex ein palpabler Pulsschlag entspricht, können 0,5 mg Atropin i.v., besser noch 0,5 mg Orciprenalin (Alupent) i.v. zur Behebung dieses Zustandes ausreichen. Eine extreme Bradykardie mit palpablen Pulsen kann auch durch intravenöse Einführung eines Elektrodenkatheters mit angeschlossenem elektrischem Impulsgeber, der die Auslösung der Myokardkontraktion übernimmt, günstig beeinflußt werden. Dies entspricht im übrigen der Behandlung von Patienten mit einer totalen Blockierung des Reizleitungssystems (atrioventriculärer Block) mit Adams-Stokes'schen Anfällen, die u. a. durch Kardiosklerose oder Überdigitalisierung verursacht werden können. Wenn der auf dem Kardioskop sichtbaren elektrischen Aktivität nicht eine mechanische Herzleistung entspricht, kann man versuchen, die Erregbarkeit des Myokard durch intravenöse oder intrakardiale Applikation von Adrenalin (0,2—0,5 mg) oder Orciprenalin zu erhöhen.

Aufstellung eines Behandlungsplanes für akut aufgenommene Patienten

Der akuten Einweisung eines Patienten auf eine Intensivpflegeabteilung können sehr verschiedene Anlässe zugrunde liegen. Der auf eine Normalstation gerufene Anästhesist findet z.B. einen Patienten im Schock mit Ateminsuffizienz vor. Stellt sich heraus, daß die akute Ursache der Beeinträchtigung der Vitalfunktionen des Patienten temporär oder therapeutisch beeinflußbar ist, wird der Kranke auf die Intensivpflegeabteilung verlegt. Nachdem die Vitalfunktionen in möglichstem Umfange unter Kontrolle gebracht worden sind und die notwendigen Untersuchungsproben entnommen worden sind, bekommt der Anästhesist Zeit, „den Patient kennenzulernen". *Zu diesem Zeitpunkt ist es absolut notwendig, daß alle an der Therapie des Patienten beteiligten Spezialisten gemeinsam zu einem Plan für die Weiterbehandlung des Patienten Stellung nehmen.*

Zuweilen ist eine Stellungnahme zu ungewöhnlichen Zeiten erforderlich. Trotzdem ist ein Therapieplan gemeinsam aufzustellen, der alle voraussehbaren Situationen berücksichtigt. Dies ist auch im Hinblick auf das Personal wichtig, das sonst nicht weiß, wie weit und in welcher Richtung sein Einsatz zu gehen hat. Das Personal muß auch spüren, daß die Möglichkeiten der Abteilung sinnvoll und wirksam ausgenutzt werden, andernfalls wird das Urteilsvermögen der Ärzte bezweifelt und die Härte des Personaleinsatzes kann nicht begründet werden.

Die wichtigsten Überwachungs- und Behandlungsaufgaben in der Intensivpflege

Hauptaufgabe des gesamten Pflegepersonals einer Intensivpflegeabteilung ist die *Überwachung*. Ihr Ziel ist es, so früh wie möglich Verschlechterungen im Zustand des Patienten festzustellen und ihnen unter Einsatz aller Möglichkeiten mit adäquaten Mitteln zu begegnen.

Die Überwachung erstreckt sich vor allem auf den Bewußtseinszustand, den Kreislauf und die Atmung. Trotz Entwicklung von elektronischen Überwachungsapparaturen ist die persönliche Patientenüberwachung *unersetzlich* und kann nur teilweise durch elektronische Überwachung ergänzt werden.

Auf einem besonderen *Kreislaufüberwachungsbogen* (Abb. 17) werden die Werte für Puls, Blutdruck, Temperatur und CVP sowie Angaben über Flüssigkeitszufuhr und verabfolgte Arzneimittel eingetragen. Auf einem *Atmungsüberwachungsbogen* (Abb. 18) werden die Ventilationswerte bei Spontanatmung und Respiratorbehandlung aufgezeichnet. Mit Hilfe kontinuierlich geführter 24-Stunden-Verlaufsprotokolle lassen sich Veränderungen im Allgemeinzustand des Patienten schnell erkennen und bewerten.

Bewußtseinsstörungen

Vertrautsein mit den verschiedenen Narkosestadien bei der gesteuerten Form der Bewußtlosigkeit, als welche man die Narkose anzusehen hat, bietet eine gute Grundlage zum Verständnis des mehr allgemeinen Begriffes Bewußtlosigkeit, für dessen Ursachen, Risiken, Behandlung und Prognose.

Eine Bewußtseinsstörung, bei der die Schutzreflexe abgeschwächt sind, fordert eine Dauerüberwachung, vorbeugende Maßnahmen gegen Aspiration und hohe Behandlungsbereitschaft. Bewußtlosigkeit ist die häufigste Ursache für die Überführung von Patienten auf eine Intensivpflegeabteilung. Vorübergehende Bewußtlosigkeit tritt ziemlich oft bei Schwerkranken auf, die aus anderem Anlaß intensivpflegebedürftig wurden.

Abb. 17. *Kreislaufüberwachungsbogen*. Aufgezeichnet werden Puls, Blutdruck und Temperatur sowie CVP, Wasserzufuhr und verabreichte Medikamente. Dadurch hat man die Möglichkeit, auf Grund der Verlaufskurven z.B. einen drohenden Blutungsschock (Absinken von Blutdruck und CVP, Anstieg der Pulsfrequenz) oder eine drohende Herzinsuffizienz (Absinken des Blutdrucks, Anstieg des Pulses und Anstieg von CVP) zu erkennen. Ebenso kann man auch die Wirkung der eingeleiteten Therapie ablesen

Abb. 18. *Atmungsüberwachungsbogen*. Aufgezeichnet werden die Werte für Spontanatmung und Respiratoratmung sowie der Blutgasanalysen. Durch kontinuierlich geführte Aufzeichnungen rund um die Uhr kann man Veränderungen des Allgemeinzustandes der Kranken rasch erkennen

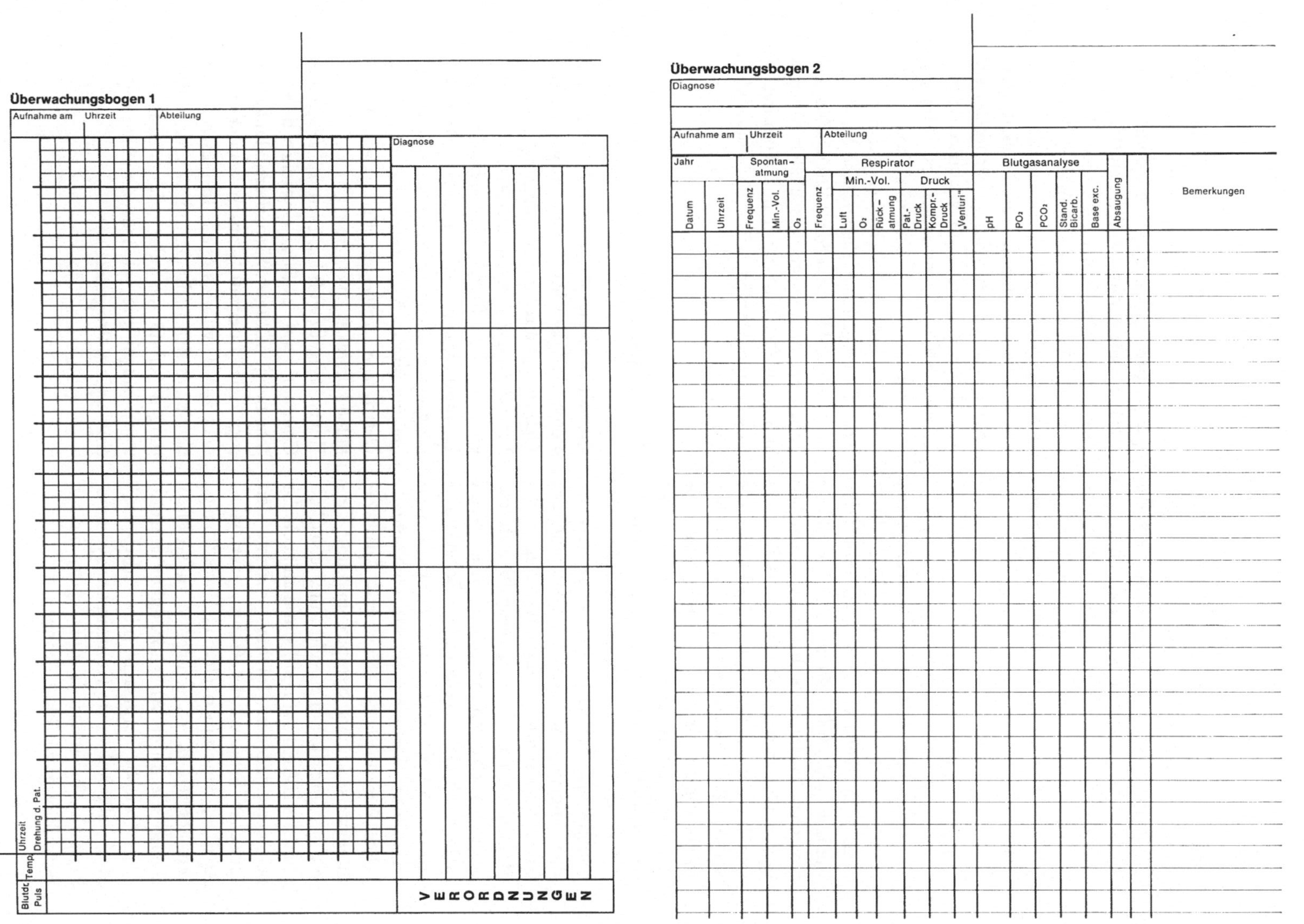

Überwachungsbogen 1
Aufnahme am
Uhrzeit
Abteilung
Diagnose
Datum
Uhrzeit
Drehung d. Pat.
Blutdr.
Temp.
Puls
VERORDNUNGEN

Überwachungsbogen 2
Diagnose
Aufnahme am
Uhrzeit
Abteilung
Jahr
Spontanatmung
Respirator
Blutgasanalyse
Datum
Uhrzeit
Frequenz
Min.-Vol.
O₂
Frequenz
Min.-Vol.
Luft
O₂
Rückatmung
Druck
Pat.-Druck
Kompr.-Druck
"Venturi"
pH
PO₂
PCO₂
Stand. Bicarb.
Base exc.
Absaugung
Bemerkungen

Eine Bewußtlosigkeit kann auf eine der folgenden Hauptursachen zurückgeführt werden: Intoxikationen, Hypoxie und Anoxieschäden des Gehirns, Schädeltraumen oder Stoffwechselstörungen.

Es muß darauf hingewiesen werden, daß Beeinträchtigungen des Bewußtseins nicht immer alle Wahrnehmungsvorgänge auslöschen. Unbedachte Äußerungen über ihren Zustand können deswegen manchem Kranken Leid zufügen.

Intoxikationen

Die Funktion des Zentralnervensystems wird bereits in therapeutischen Dosen durch Narkotica, Sedativa, Analgetica und Tranquilizer gedämpft. Wenn diese Mittel in toxischen Dosen z.B. bei Suizidversuchen genommen werden, schwindet das Bewußtsein bis zum tiefen Coma. Nicht nur die Schutzreflexe, sondern auch die Steuermechanismen für die Vitalfunktionen, wie Atmung und Blutzirkulation, werden beeinträchtigt. Eine Herabsetzung der Schutzreflexe erhöht das Aspirationsrisiko, Atmungs- und Kreislaufinsuffizienz verursachen ungenügende Sauerstoffsättigung der Gewebe. Besonders empfindlich gegen O_2-Mangel ist das Gehirn, weshalb sich die Überlebenschancen verschlechtern, wenn nicht rasch eine zweckmäßige Behandlung erfolgt. Aufgrund der zahlreichen zentral wirksamen Arzneimittel mit unterschiedlicher Wirkungsart, -dauer und Ausscheidungsweise können Symptombild und Verlauf bei Intoxikationen sehr unterschiedlich sein. Als Intoxikationen kann man auch die bei verschiedenen Infekten auftretenden toxischen Schäden des Gehirns auffassen. Apathie, Benommenheit und Bewußtlosigkeit können durch schwerere Infektionen ebenso wie durch Abbauprodukte nekrotischer Gewebe verursacht sein. Äthyl- und Methylalkohol sowie Kohlenmonoxyd sind Beispiele für andere Vergiftungen, die zu Bewußtlosigkeit führen können.

Hypoxie- und Anoxieschäden des Gehirns

Das Gehirn ist besonders empfindlich gegenüber unzureichender Sauerstoffversorgung. Irreversible Schäden können schon nach wenigen Minuten Atemstillstand oder nach zeitweilig unzureichender Atmung, z.B. nach Vergiftungen, auftreten. Auch der hypovolämische Schock kann das Gehirn irreversibel schädigen. Durch äußere Herzmassage bei akutem Herzstillstand läßt sich für *längere* Zeit kein zur adäquaten Sauerstoffversorgung ausreichendes Minutenvolumen erreichen. Besonders wiederholte Herzstillstände beim gleichen Kranken innerhalb der gleichen Behandlung können zu anoxischen Hirnschäden führen. Das Gehirn kann auch durch verschiedene Formen intrakranieller Blutungen und Tumoren so geschädigt werden, daß Bewußtlosigkeit eintritt.

Hirntraumen

Gewalteinwirkung auf den Schädel kann Bewußtlosigkeit im Gefolge haben. Heftige Gehirnerschütterung (Commotio) führt zu Bewußtlosigkeit von unterschiedlicher Dauer. In der Regel verschwindet diese Bewußtlosigkeit, jedoch unter Hinterlassung einer Gedächtnislücke für das Unfallereignis und auch die Zeit unmittelbar davor (retrograde Amnesie). Bei gewissen Unfällen kommt es zu einem typischen Verlauf. Zuerst tritt Bewußtlosigkeit als Folge der Commotio auf, es folgt Erwachen und anscheinend völlige Wiederherstellung, ein sog. freies Intervall. Danach kommt es erneut zur Bewußtlosigkeit. In diesen Fällen handelt es sich meist um intrakranielle Blutungen (subdurales oder epidurales Hämatom). Langes Intervall bedeutet in der Regel eine bessere Prognose.

Bewußtlosigkeit bei Stoffwechselstörungen

Diabetes, Hypoglykämie, Urämie, Leberinsuffizienz, Hypophyseninsuffizienz und Hypothyreose sind Beispiele für Krankheitszustände, bei denen ebenfalls Bewußtlosigkeit auftreten kann.

Symptome der Bewußtlosigkeit

Das einfachste Verfahren zur Feststellung einer Bewußtlosigkeit besteht darin, die *Reaktion auf Schmerzreize* zu prüfen. Ein Fehlen jeglicher Reaktionen spricht für eine tiefe Bewußtlosigkeit, vergleichbar mit der Narkosetiefe, die operative Eingriffe zuläßt. Abwehrbewegungen sprechen für eine oberflächlichere Form der Bewußtlosigkeit. Die *Pupillengröße* gibt nicht immer einen eindeutigen Hinweis auf die Tiefe des Bewußtseinsverlustes. Weite Pupillen können z. B. auch bei Atropinmedikation, Atropinvergiftung oder akutem Kreislaufstillstand vorkommen. Extrem enge Pupillen liegen bei Opiatvergiftungen, besonders aber bei Vergiftungen mit insektiziden Organophosphorverbindungen vor. Aufschlußreicher sind die *Augenbewegungen.* Der Nystagmus ist ein Zeichen für eine oberflächliche Bewußtlosigkeit; langsame unkoordinierte Augenbewegungen deuten dagegen auf ein vertieftes Koma hin, in dem allerdings noch Reaktionen auf Schmerzreize erhalten sein können. Dabei sind auch noch gewisse Lichtreflexe erhalten. Zentrierte Blickrichtung deutet auf tiefere Bewußtlosigkeit, sie tritt gleichzeitig mit dem Ausfall der Reaktionen auf Schmerzreize auf. Dabei sind auch die Lichtreflexe aufgehoben. Die Pupillen können sich jedoch bei kräftigen Schmerzreizen noch etwas erweitern. Im tiefen Koma ist der Blutdruck niedrig und die Atmung ungenügend. Die Erhebung eines einfachen *neurologischen Status* als eine der ersten Maßnahmen ist von größter Bedeutung, um beurteilen zu können, ob die weitere Entwicklung zur Verschlechterung oder Besserung führt.

Beim Setzen von Schmerzreizen soll man so vorgehen, daß nach dem Erwachen keine Schmerzen, Empfindlichkeit oder Flecken zurückbleiben. Man soll das Personal auch nicht unnötigerweise die Schmerzreflexe prüfen lassen.

Einige einfache Kennzeichen zur Beurteilung bewußtloser Patienten

Oberflächliche Bewußtlosigkeit: Nicht ansprechbar, Abwehrbewegungen bei Schmerzreiz, Nystagmus, Augenbewegungen, Blinkreflex, Lichtreflex, Pupillendilatation bei Schmerzreiz, Atmung ausreichend ohne Hilfsmittel.

Bewußtlosigkeit, die ständige Überwachung erfordert: Unzentrierte Blickrichtung, Pupillendilatation, geringe Bewegungen und Andeutung von Grimassieren bei Schmerzreiz, Lichtreflex, ausreichende Atmung nach Bronchialtoilette.

Bewußtlosigkeit entsprechend einer für operative Eingriffe geeigneten Narkose: Pupillendilatation als einzige Reaktion bei Schmerzreiz, keine Lichtreflexe, fixierte zentrale Blickrichtung. In der Regel noch ausreichende Atmung bei freien Luftwegen.

Tiefe Bewußtlosigkeit: Keine Pupillenerweiterung bei Schmerzreiz. In der Regel ungenügende Atmung auch bei freien Luftwegen. Niedriger Blutdruck. Körpertemperatur oft unter Normalwert.

Behandlung der Bewußtlosigkeit

Die Grundbehandlung ist ganz darauf eingestellt, die Luftwege freizuhalten, für ausreichende Atmung und normale Stoffwechselverhältnisse zu sorgen sowie die Entstehung von Schäden, Durchliegen usw. zu verhindern, die durch die Immobilisierung verursacht werden können. Mit dieser Basisbehandlung soll der Organismus Zeit bekommen, die Ursachen der Intoxikation zu überwinden, Stoffwechselstörungen zu korrigieren und dem Gehirn die Möglichkeit zur Heilung reversibler Hirnschäden zu geben. Bei unkomplizierter, durch Pharmaka verursachter Dämpfung der zerebralen Aktivität ist die Prognose in der Regel gut. Sie kann jedoch bei Anoxie- und traumatischen Schäden dubiös und die Stellungnahme zur weiteren Intensivbehandlung sehr schwer sein, da es keine *sicheren* Unterscheidungsmerkmale zwischen Reversibilität und Irreversibilität gibt. Erst nach chirurgischer Exploration eines destruierenden Hirnschadens oder nach Aufhören der Hirnaktivität, nachgewiesen durch Nulllinien im EEG und Fehlen der Hirngefäßfüllung bei der Karotisangiographie, besteht begründetes Recht, die Frage des sogenannten intravitalen Hirntodes zu diskutieren. Als Grundregel sollte jedoch gelten, daß man sich unter Umständen mit der langen Behandlungszeit abfinden muß, die den Eintritt des natürlichen Todes mit sich bringt.

Blutzirkulation

Symptomenbild des Schocks

Hauptsymptome beim Schock sind die Senkung des Blutdrucks und die Verkleinerung der Druckamplitude. Der Puls ist schwach und schnell. Weitere hervorstechende Symptome sind blasse, kalte, feuchte und zuweilen marmorierte Haut, kollabierte Venen, Unruhe, Benommenheit und herabgesetzte Urinausscheidung.

Die primären Ursachen und Folgen eines Schocks

Die Ursache eines zirkulatorischen Schocks kann z. B. bei einem Herzinfarkt, bei Arrhythmien oder bei einer Herztamponade kardialer Natur sein. Der Schock kann auch neurogen, toxisch oder anaphylaktisch entstehen und die Blutverteilung in der Blutbahn so stören, daß aus der zentralen Strombahn ein größeres Blutvolumen in das periphere Gefäßbett verlorengeht. Ein Schock kann auch dadurch entstehen, daß das zirkulierende Blutvolumen durch Blutungen abnimmt, dann spricht man vom (hämorrhagischen) hypovolämischen Schock, oder dadurch, daß große Flüssigkeitsverluste eintreten, wie bei ausgedehnten Verbrennungen und großen Traumen.

Beim *Kreislaufschock* liegt also ein Nachlassen der Herzfunktion vor und/oder eine Verminderung des zentralen Blutvolumens mit Herabsetzung des Schlagvolumens und Anstieg der Pulsfrequenz.

Der Körper verfügt über verschiedene *Kompensationsmechanismen,* die bei einer Abnahme des zentralen Blutvolumens in Funktion treten. So ist z. B. die extravasale Körperflüssigkeit und das volumenregulatorische Zusammenspiel eingeschaltet und kann in erheblichem Maße zur Aufrechterhaltung einer genügenden Blutmenge bei Blut- oder anderen Flüssigkeitsverlusten beitragen. Ein anderer frühzeitiger Kompensationsversuch bei Abnahme der zirkulierenden Blutmenge besteht in einer Erhöhung des Katecholamingehalts im Blut, die eine Zunahme des Hautgefäßwiderstandes herbeiführt. Beim Schock wird die Nebennierenrinde über die Hypophyse zur Ausscheidung von Nebennierenrindensteroiden angeregt. Dies ist eine notwendige Voraussetzung dafür, daß die Blutgefäße auf pressorische Substanzen reagieren. Die herabgesetzte Durchblutung der Haut läßt sich an ihrer Kühle und Blässe erkennen („Kreislaufzentralisierung"). Auch der Gefäßwiderstand in den Nieren wird erhöht. Die herabgesetzte Nierendurchblutung führt zur Retention von Natrium und Wasser. Die Durchblutung der lebenswichtigen Organe Gehirn und Herz kann durch die genannten Kompensationsmechanismen aufrechterhalten werden.

Im Schock wird die *Sauerstoffspannung im Gewebe* herabgesetzt und ungenügend. Die verminderte Sauerstoffzufuhr zum Herzmuskel senkt das Leistungsvermögen des Herzens. Die Ventrikelkontraktionen und das Schlagvolumen nehmen ebenso ab wie das Herzminutenvolumen, wodurch der Sauerstoffmangel in den peripheren Geweben noch mehr zunimmt und die Blutzirkulation sich zunehmend verschlechtert. Der Sauerstofftransport nimmt in der Regel nicht nur proportional zum herabgesetzten Minutenvolumen ab, sondern wird zusätzlich durch *Störungen der Lungendurchblutung*, die zu einer weiteren Abnahme der Sauerstoffsättigung führt, behindert. Das Lungenblutvolumen sinkt ab, ebenso der Blutdruck in der A. pulmonalis. Dies führt dazu, daß zahlreiche beatmete Alveolen nicht mehr ausreichend durchblutet werden, der funktionell schädliche Raum nimmt damit zu. Sind *Atelektasen* entstanden, so werden Alveolen durchblutet, die nicht mehr beatmet werden. Es bildet sich ein sog. pulmonaler Shunt mit weiterer Herabsetzung des Gasaustausches aus. Diese Funktionsstörungen treffen am frühesten die vitalen Zentralorgane mit der höchsten Sauerstoffaffinität, nämlich Herz, Gehirn, Leber und Niere.

Überwachung des Blutkreislaufs

Die Überwachung des Blutkreislaufs beruht in erster Linie auf der Beobachtung von Puls, Blutdruck, Temperatur und CVP. Die gemessenen Werte werden chronologisch in einen besonderen Kontrollbogen (Abb. 17) eingetragen und den Übersichtskurven beigefügt. Auf diese Weise kann man einen beginnenden Kreislaufschock *frühzeitig* entdecken, die Wirkung der Infusions- oder Transfusionstherapie bei einem manifesten Schock erkennen oder nachweisen, ob eine Besserung von Dauer ist.

Ergänzend zu den festgestellten Puls-, Blutdruck- und CVP-Werten kann die *Beobachtung der Haut* frühzeitig wertvolle Hinweise auf einen drohenden Kreislaufschock geben. Eine kalte, schweißige, bleiche und marmorierte Haut gehört zum Bild des Schocks. Schwere Schmerzen oder das persönliche Unfallerlebnis können sogar einzige Ursache für die Auslösung eines Schockzustandes, des sog. Schmerzschocks, sein. Deswegen darf man Schmerzen und psychische Unruhe des Patienten nicht unbeachtet lassen. Bei einem drohenden Kreislaufschock pflegen auch Müdigkeit und Gähnen aufzutreten.

Beurteilung von Veränderungen des Blutkreislaufs aufgrund der Meßwerte

Ein niedriger oder unmeßbarer *Blutdruck* kann darauf hinweisen, daß als Ursache für einen Kreislaufkollaps eine Hypovolämie vorliegt. Andererseits kann eine Hypovolämie kompensiert und/oder das periphere Gefäßbett medikamentös dilatiert sein. Dadurch ist der periphere Widerstand gering. Ein niedriger Blutdruck kann dann zur Aufrechterhaltung einer genügenden Blutversorgung der Organe und der Peripherie ausreichen.

Eine hohe *Pulsfrequenz* erlaubt ebenfalls allein keine eindeutige Aussage über den Kreislauf. Sie kann Hinweise auf Fieber oder Schmerzen geben. Eine hohe Pulsfrequenz bei einem Patienten mit normalem Kreislauf erhöht das Herzminutenvolumen und den Blutdruck. Bei einer Hypovolämie und insuffizientem Kreislauf kann dieser Mechanismus auch als ein Versuch des Organismus zur Aufrechterhaltung eines adäquaten Herzminutenvolumens angesehen werden. Dieser Kompensationsmechanismus reicht jedoch nicht aus, wenn der venöse Rückfluß zum Herzen und die diastolische Ventrikelfüllung infolge der Hypovolämie ungenügend sind. Eine schlechte diastolische Füllung tritt auch bei normovolämischem Zustand auf, wenn aus primär kardialer Ursache die Herzfrequenz sehr hoch ist. Eine hohe Pulsfrequenz tritt üblicherweise beim Schock auf, sie kann jedoch bei älteren, weniger adrenergischen Patienten und bei kürzlich narkotisierten Kranken auch fehlen.

Ein hoher *CVP-Wert* weist in der Regel auf das Vorliegen einer Herzinsuffizienz hin. Aber erst in Zusammenhang mit Puls und Blutdruck kann der CVP-Wert Aufschlüsse über die hämodynamischen Veränderungen geben. Wenn z.B. bei normalem EKG und normaler Hautfarbe die Meßwerte für Puls, Blutdruck und CVP für einen gewissen Zeitraum einen parallelen Verlauf aufweisen, spricht dies für einen normovolämischen Kreislauf. Den ersten Hinweis auf einen drohenden hypovolämischen Schock gibt im allgemeinen eine Steigerung der Pulsfrequenz. Dieser pflegt bald ein Absinken von CVP und Blutdruck zu folgen. Verluste von bis zu einem Fünftel des Blutvolumens können durch vermehrten Übertritt von extrazellulärer Flüssigkeit in die Blutbahn und durch Vasokonstriktion kompensiert werden. Deswegen tritt *Hautblässe* bei beginnender Hypovolämie früher auf als die Zunahme der Pulsfrequenz.

Wenn aber als erste Meßwertabweichung der CVP ansteigt, so ist dies ein Zeichen dafür, daß der venöse Rückfluß zum Herzen gestört ist. Häufig liegt dem eine Herzinsuffizienz zugrunde. Ein ansteigender CVP-Wert kann auch Zeichen für eine übersteigerte Flüssigkeitszufuhr oder eine Widerstandserhöhung im kleinen Kreislauf sein.

Maßnahmen bei eingetretenem Schock

Langanhaltende Sauerstoffschuld kann dazu führen, daß der Schock irreversibel wird, unabhängig davon, ob er auf ungenügender Sauerstoffaufnahme in den Lungen oder ungenügendem Sauerstofftransport in die Gewebe infolge mangelhafter peripherer Durchblutung beruht.

Im Schock ist die Freisetzung von Katecholaminen erhöht, die ihrerseits die Mobilisierung von Glukose in der Leber steigert. Die Glukoseverbrennung ist unvollständig und endet als Folge des Sauerstoffmangels im Pyruvat- und Laktatstadium, eine *metabolische Acidose* entsteht. Bei der erhöhten Produktion von sauren Metaboliten kann u. U. die respiratorische Kompensation infolge Erschöpfung des Patienten ventilatorisch nicht vollständig erreicht werden.

Sauerstoffmangel in den Geweben kann im Schock schwere Folgen haben. Die Leber deckt z.B. einen Teil ihres Sauerstoffbedarfs über das Pfortaderblut, das bereits ein Kapillargebiet passiert hat, dessen Durchblutung und Sauerstoffsättigung herabgesetzt ist. Dadurch kann eine schwere Hypoxie in der Leber entstehen, u.U. mit Leberzellnekrose und Freisetzung von Lysosomen, die zelldestruierende Enzyme enthalten.

Die *Folgen des Kreislaufschocks* betreffen zuerst die peripheren und erst dann die zentralen Teile des Kreislaufapparates. Die Blutzirkulation im Kapillargebiet bezeichnet man als *Mikrozirkulation*, sie umfaßt zirka 5—8% der zirkulierenden Blutmenge.

Beim Schock sinkt die *Strömungsgeschwindigkeit*, wodurch die Viskosität des Blutes zu hohen Werten ansteigen und somit die Mikrozirkulation beeinträchtigen kann. In gewissem Umfange wird dies in den Kapillaren dadurch ausgeglichen, daß sich die Blutkörperchen im Axialstrom sammeln und dadurch eine höhere Strömungsgeschwindigkeit als das Plasma erlangen. Die verlangsamte Zirkulation bedingt jedoch eine Verklumpungstendenz der roten Blutkörperchen, die zur Bildung von Mikrothromben und damit zu umschriebenen Stromunterbrechungen, als deren Folge zur Anhäufung saurer Metaboliten in den Geweben führen kann.

Im ersten Stadium des Schocks erhöht sich die *intravasale Gerinnung,* verschiedene Gerinnungsfaktoren werden vermehrt verbraucht. In einem späteren Stadium tritt eine erhöhte *Fibrinolyse* auf, die als Versuch des Körpers, die Mikrozirkulation wiederherzustellen, gedeutet worden ist. Die vermehrte Blutungsneigung, die häufig beim progressiven Schock auftritt, glaubt man dadurch erklären zu können („Verbrauchskoagulopathie").

Zu den die Mikrozirkulation im Schock negativ beeinflussenden Faktoren gehört auch die zu erhöhter Vasokonstriktion führende *Freisetzung von Katecholaminen.* Die für den Organismus schwerwiegendste Folge der durch Schockwirkung gestörten Mikrozirkulation dürfte die Anhäufung saurer Metaboliten sein, die bei jeder beginnenden Verbesserung der Blutzirkulation ausgeschwemmt werden und eine *metabolische Acidose* herbeiführen.

Die periphere Blutzirkulation ist auch beim sog. *septischen Schock,* der durch Bakterieninvasion verursacht wird, beeinträchtigt. Eine besondere Form des septischen Schocks ist der „Endotoxinschock", der durch die Endotoxine gramnegativer Bakterien verursacht wird. Normalerweise werden die aus dem Darm stammenden Endotoxine vom retikuloendothelialen System inaktiviert. Eine genügend starke Endotoxinbildung bei Sepsis oder bei ungenügender Entgiftung im RES führt prinzipiell zu den gleichen Symptomen wie beim Blutungsschock. Manche zusätzlichen Symptome wie erhöhte Körpertemperatur, Schüttelfrost, Benommenheit, Leukozytose und Ikterus können die Differentialdiagnose zwischen Blutungsschock und septischem Schock erleichtern. Bei einem Endotoxinschock kann die Körpertemperatur jedoch herabgesetzt sein und eine Leukozytose fehlen, ja sogar eine Leukopenie bestehen. Die Schwierigkeit der Unterscheidung zwischen Blutungsschock und septischem Schock wird dadurch erhöht, daß ein Blutungsschock zu einer Herabsetzung der Funktion des RES und dadurch der Zustand durch Endotoxineinwirkung kompliziert werden kann.

Abgesehen von der Zufuhr von Antibiotica, von Kortikosteroiden in hohen Dosen und von Gammaglobulin ist die Grundbehandlung bei septischem Schock und Endotoxinschock die gleiche wie beim Blutungsschock.

Schockbehandlung

Der Teil des gesamten Blutvolumens, der — gleich aus welcher Ursache — der zentralen Zirkulation entzogen ist, soll so schnell wie möglich ersetzt werden. Um eine möglichst hohe O_2-Spannung des arteriellen Blutes zu erhalten, wird Sauerstoff gegeben. Dadurch vermeidet man in möglichem Umfang Schäden an lebenswichtigen Organen.

Die Faktoren, welche die Mikrozirkulation beeinträchtigen, müssen, sobald der zentrale Kreislauf wieder in Gang gekommen ist, therapeutisch beeinflußt werden. Man versucht, die periphere Durchblutung durch Erweiterung der kleinen und kleinsten Gefäße z.B. mit α-Rezeptorenblockern oder ganglienblockierenden Mitteln zu verbessern. Eine Gefäßerweiterung kann auch durch eine zentrale Dämpfung mit Analgetica und Sedativa erreicht werden. Die Gefäßerweiterung verringert den peripheren Widerstand und verbessert die Gewebsperfusion. Eine geeignete Kombination für Sedierung, Analgesie und Vasodilatation stellt der sog. lytische Cocktail dar (s. S. 42).

Diese Behandlung trägt auch zur Normalisierung des Säure-Basen-Gleichgewichts und dazu bei, daß die Diurese wieder in

Gang kommt. Wenn das periphere Gefäßgebiet in der angegebenen Weise dilatiert
worden ist, wird Blut dem zentralen Gefäß-
system entzogen, es können so Symptome
einer wiederauftretenden Hypovolämie entstehen. Man muß also der therapeutisch ausgelösten peripheren Vasodilatation mit
einer Auffüllung von Blut oder anderen geeigneten Flüssigkeiten zur Blutvolumensubstitution begegnen. Wiederholte Messungen des CVP geben dabei gute
Hinweise.

Die intravasale Bildung von Blutgerinnseln, das Zusammenballen von roten Blutkörperchen und die Fibrinolyse sind therapeutisch schwer angreifbare Teilphänomene
des Schocks. Zufuhr von Heparin wirkt der
intravasalen Koagulation entgegen, ist aber
bei Fibrinolyse wirkungslos. Epsilonamino-
kapronsäure hemmt die Fibrinolyse, beeinflußt dagegen die Koagulation nicht.
Man muß diese Mittel daher zuweilen kom-
binieren. In letzter Zeit ist der Proteasen-
hemmer Trasylol, mit dem sowohl die Koagulation als auch die Fibrinolyse beeinflußt
werden soll, bei Störungen der Mikrozirkulation im schweren Schock erprobt worden.
Auch die Korrektur des Säure-Basen-
Gleichgewichts des Patienten spielt dadurch, daß Heparin und Fibrinolysin bei
pH-Werten unter 7,3 inaktiviert werden,
eine wichtige Rolle zur Verbesserung der
peripheren Durchblutung im Schock. Die
Infusion von Blutersatzmitteln (z.B. Rheomakrodex) verbessert ebenso die Mikrozirkulation.

Massive Bluttransfusionen

Bluttransfusionen können als massiv gelten,
wenn z.B. einem erwachsenen Patienten
10 Flaschen Blut bei einer Infusionsge-
schwindigkeit von etwa 2 Liter pro Stunde
gegeben werden. Wenn der Schock mit
massiven Transfusionen behandelt werden
muß, um eine Hypovolämie zu kompensie-

ren, können weitere Störungen der schon
geschädigten Mikrozirkulation durch die
schädlichen Eigenschaften des Transfusions-
blutes hinzutreten. Solche Eigenschaften
sind: Kühlschranktemperatur, niedriger pH-
Wert, Konservierungsmittel, Freisetzung
von Kalium durch Zerfall roter Blutkörperchen sowie Zerfall von Thrombozyten und
Leukozyten.

Massive Transfusionen mit kaltem Blut
können zur Hypothermie führen. Besonders hochgradig wird das Herz herunter-
gekühlt, wodurch es zur Verminderung von
Herzkraft und Minutenvolumen kommt.
Niedrige Temperatur im Herzmuskel kann
zu Kammerflimmern und Herzstillstand
führen. Es ist deswegen wichtig, daß das
Blut vor der Transfusion angewärmt wird.
Es gibt Aufwärmaggregate, die das Blut
auch bei schnellen Transfusionen auf Körpertemperatur erwärmen. Länger gelagertes
Transfusionsblut ist sauer und seine Kohlensäurespannung ist hoch. Transfusionsblut wird also die im allgemeinen beim
Schockzustand vorliegende Acidose erhöhen. Es ist daher zweckmäßig, bei großen
Transfusionen zusätzlich einen Puffer, z.B.
Bicarbonat, zuzugeben. Der nachteiligen
Wirkung des Zitrats kann durch Calcium
entgegengewirkt werden. Vieles spricht
dafür, daß man bei Auffüllung der
verminderten zentralen Blutmenge auch
die extravaskulären Flüssigkeitsverluste
durch entsprechende Elektrolytlösungen
ersetzt.

Die erhöhte Blutungsneigung, die in der
späten Phase des Schocks auftritt, wird
durch die Transfusion von Blutkonserven
noch mehr verstärkt, da nur die roten Blutkörperchen in den Blutkonserven funktions-
tüchtig sind. Nur Frischblut enthält funk-
tionstüchtige Thrombozyten, die der Blutungsneigung entgegen wirken.

Bei akutem Blutverlust kann es notwendig werden, das benötigte Blut intravenös
und intraarteriell unter Druckentwicklung
mit angeschlossenen Gebläsen schnell zu

infundieren. Hierzu wird über eine durch
den Verschlußstopfen der Blutkonserve ein-
gestochene Injektionsnadel mit einem Hand-
gebläse eines Blutdruckapparates in der

Blutflasche ein Überdruck entwickelt. Das
Einlaufen des Blutes muß sorgfältig überwacht werden, um lebensgefährliche Luft-
embolien zu vermeiden!

Atmung

Spontanatmung

Wenn man einen Patienten zur Überwachung übernimmt, soll eine erste Beurteilung der Ventilationsverhältnisse erfolgen.
Man stellt fest, ob die Luftwege frei sind
und ob die Atmungsfrequenz, ebenso wie
das Minutenvolumen, innerhalb normaler
Grenzwerte liegen. Weiter hat man darauf
zu achten, ob der Rhythmus regelmäßig, der
Patient nicht durch zentrale Hypoxie un-
ruhig und ob die Hautfarbe normal ist.
Während des Verlaufs der Überwachung
werden alle Beobachtungen im Überwachungsbogen eingetragen.

Die *Frequenz der Spontanatmung* bei gesunden Erwachsenen liegt in Ruhe zwischen 11 und 16 Atemzügen pro Minute.
Kinder haben eine höhere Frequenz, je
jünger desto höher. Erhöhte Atemfrequenz
(Tachypnoe) ist oft gleichbedeutend mit beginnender Atmungsinsuffizienz. Das beruht
darauf, daß bei jedem Atemzug ein gewisser
Teil des Atemvolumens nicht für den Gasaustausch in den Alveolen ausgenutzt wird,
nämlich der Teil, der die Atemwege ausfüllt
und nicht die Alveolen erreicht („toter
Raum"). Dieses Volumen hat bei Erwachsenen etwa eine Größe von 150 ml. Die
alveoläre Ventilation entspricht also der Gesamtventilation verringert um die Totraum-
ventilation. Von einem bestimmten Minutenvolumen an steht daher, je höher die Atmungsfrequenz ist, ein abnehmendes alveo-
läres Atemvolumen für den eigentlichen

Gasaustausch zur Verfügung. Die alveoläre
Ventilation soll 2 bis 2,5 l/m^2 Körperober-
fläche und Minute, d.h. 3 bis 5 Liter pro
Minute erreichen. Die Gesamtventilation
hat sowohl diese 3 bis 5 Liter als auch die
Verluste durch den „toten Raum" (d.h.
Frequenz $\times$ 150 ml) zu decken.

Zur *Messung des Atemminutenvolumens*
wird der Patient über einen Trachealtubus
oder eine Trachealkanüle an ein Volumeter
angeschlossen, z.B. ein Wrights-Spirometer
oder über ein Einwegatmungsventil an eine
Gasuhr vom gleichen Typ wie am Engström-Respirator (Abb. 19). Beim nicht-
intubierten oder tracheotomierten Patienten
müssen die Messungen mit Hilfe einer Ge-
sichtsmaske vorgenommen werden. Dabei
sind die Meßergebnisse unsicher, und zwar
einmal infolge von Nebenluft, andererseits
dadurch, daß wache Patienten sich durch
den Meßvorgang belästigt fühlen.

Man muß bei der Überwachung auch
die *Atemgeräusche* beachten. Stridoröse At-
mungsgeräusche deuten auf Hindernisse
oberhalb des Kehlkopfes hin. Viele derartige
Hindernisse erfordern eine Tracheotomie
oder beim Glottisödem eine Kortison-
behandlung. Das Atemgeräusch erlaubt
auch den Hinweis auf Schleim in den Luftwegen. Eine Schleimansammlung erhöht
den Widerstand in den Luftwegen erheblich
und kann zur Insuffizienz der Atmung führen. In solchen Fällen muß man durch Absaugen der Atemwege die Atmung wieder
so verbessern, daß eine ausreichende Venti-

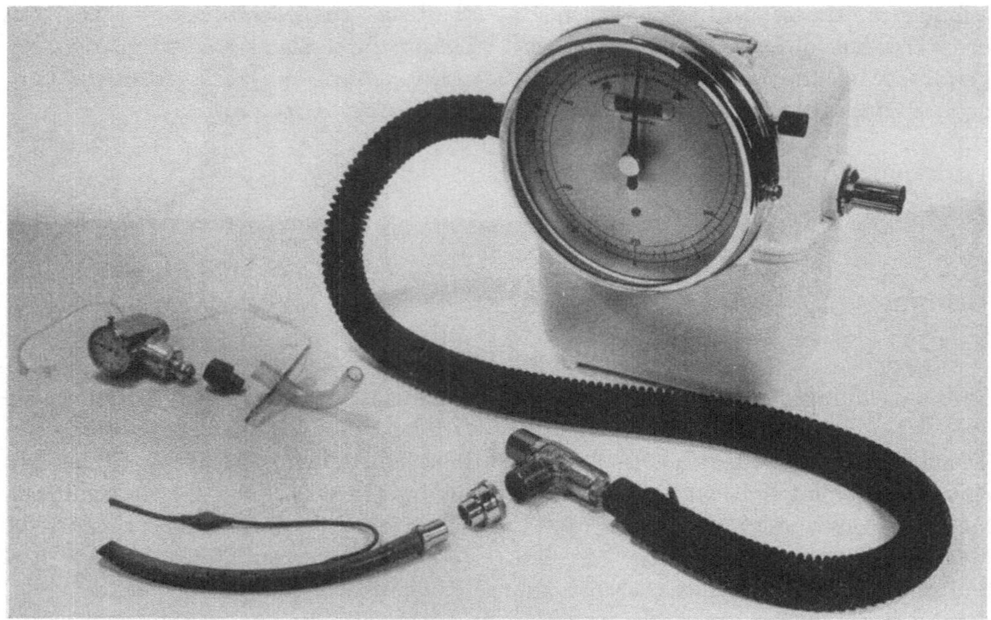

Abb. 19. *Messung des Atemminutenvolumens.* Dargestellt sind verschiedene Möglichkeiten zur Bestimmung des Minutenvolumens bei Spontanatmung. Ein Trachealtubus mit Halterung oder eine Trachealkanüle können durch ein Verbindungsstück mit einem die Rückatmung aufhebenden Ventil (in diesem Falle mit einem Ruben-Ventil) verbunden werden, das seinerseits an eine Gasuhr (rechts) vom gleichen Modell wie am Engström-Respirator angeschlossen wird. Links ist ein Wright-Spirometer (B.O.C., London) dargestellt, das über ein spezielles Zwischenstück mit einer Trachealkanüle oder einem Trachealtubus verbunden werden kann

lation vorliegt. Eine Verlegung der Atemwege braucht nicht notwendigerweise von anomalen Atemgeräuschen begleitet zu sein. Bei totaler Verlegung hört das Atemgeräusch selbstverständlich völlig auf, was aber nicht mit einem Ausfall der Atmungsbewegungen einherzugehen braucht. Bei normaler Atmung und bei vollem Bewußtsein hebt sich bei der Einatmung der Brustkorb frei und etwas früher als der Bauch. Eine Verlegung der oberen Atemwege führt durch Einatmungsversuche des Patienten zu verstärkter Inanspruchnahme der Atemmuskulatur. Da das Zwerchfell ein stärkerer Muskel als die Muskulatur der Thoraxwand ist, wird die Thoraxwand eingezogen. Gleichzeitig drückt das Zwerchfell den Bauchinhalt abwärts, wodurch sich die Bauchwand anhebt. Diesen Vorgang nennt man *paradoxe Atembewegungen.* Sie treten am deutlichsten bei Kindern mit Verlegung der oberen Luftwege auf und können in Abhängigkeit vom Ausmaß der Verlegung mehr oder weniger ausgeprägt sein. Im Gegensatz dazu führen Stenosen in den *distalen* Atemwegen zur exspiratorischen Dyspnoe.

Auch die Bewußtseinstiefe beeinflußt den Atmungstyp. Eine *zentrale Hemmung der Atmung* kann auf Intoxikationen oder zerebralem Trauma beruhen. Bei freien Luftwegen führt eine Atmungshemmung dazu, daß die Exkursionen des Brustkorbes mit zunehmender Bewußtlosigkeit schwächer werden und bei tiefer Bewußtlosigkeit ganz aufhören. Die Zwerchfellbewegungen bleiben auch bei tiefer Bewußtlosigkeit erhalten und hören erst bei sehr tiefem Koma auf. Bei zunehmender Bewußtlosigkeit ist also die sich steigernde zentralnervöse Ausschaltung der motorischen Impulse für die

Atemmuskulatur Ursache der Änderungen des Atmungstyps, während es sich bei einer Verlegung der Atemwege um eine vermehrte zentralnervöse motorische Aktivität handelt und die Veränderung des Atemtyps auf der unterschiedlichen Stärke der Muskelgruppen beruht. Bei Verlegung der Atemwege im Zustand der Bewußtlosigkeit ist es schwer, eine sog. paradoxe Atmung zu entdecken, weil die Bewußtlosigkeit die zentralnervöse motorische Steuerung der Atmung hemmt.

Bei Verlegung der Atemwege nimmt die *Atmungsarbeit* infolge der Beeinflussung des Atemzentrums durch die Kohlensäureanhäufung (Hyperkapnie) und Sauerstoffmangel (Hypoxie) zu. Es liegt also trotz vermehrter Atmungsarbeit eine zu geringe Ventilation (Hypoventilation) vor. Diese Ursache einer vermehrten Atmungsarbeit können für den unerfahrenen Überwacher schwer von denen zu unterscheiden sein, die sich hinter einer auch mit vermehrter Atmungsarbeit verbundenen Hyperventilation verbergen können. Die häufigsten Ursachen für eine Hyperventilation sind eine metabolische Acidose, zentrale Einflüsse (z.B. Fieber, Trauma) und Hypoxie bei freien Luftwegen, aber herabgesetztem Diffusionsvermögen wie z.B. beim Vorliegen von Atelektasen, Pneumonie oder Emphysem. Wenn die Atmung beim Bewußtlosen unregelmäßig wird, spricht dies für zerebrale Schäden (z.B. Cheyne-Stokes'sche Atmung). Beim Verdacht auf Respirationsstörungen muß die klinische Beurteilung der Spontanatmung durch Blutgasanalysen und den Säure-Basen-Status ergänzt werden. Dadurch lassen sich meist die Art der Störung und ihre Ursachen aufklären.

Pathologische Veränderungen der Atmungsorgane als Anlaß oder Komplikation von Intensivpflegemaßnahmen

Um einen Überblick über die verschiedenen *Ursachen der Ateminsuffizienz* erhalten zu können, muß man Atemzentrum, Luftwege, Lunge, Pleurahöhle, Mediastinum und Brustkorbwand als eine Atmungseinheit ansehen, deren optimale Funktion durch einen oder mehrere schädigende Faktoren in unterschiedlichem Ausmaß beeinträchtigt oder ganz aufgehoben werden kann.

Auf Grund einer Überprüfung der verschiedenen Ursachen von Atmungsinsuffizienz, die in 306 Fällen im Laufe von zehn Jahren zur Tracheotomie geführt hatten, konnte Rügheimer (1966) nachweisen, daß in mehr als der Hälfte der Fälle eine Verlegung der Luftwege bestanden hatte, in mehr als einem Viertel der Fälle das Atemzentrum geschädigt war, in ca. 14% Lungenparenchymschäden vorgelegen hatten und nur in ca. 6% eine herabgesetzte Funktion der Atemmuskulatur verantwortlich war.

Atemzentrum

Trauma und Tumoren und damit zusammenhängende Blutungen gehören zu den häufigsten Ursachen einer Herabsetzung oder Aufhebung der Aktivität des Atemzentrums. Blutungen können auch spontan bei Veränderungen an den Hirngefäßen auftreten.

Die Tätigkeit des Atemzentrums kann auch durch endogene oder exogene chemische Faktoren beeinträchtigt werden. Zu den endogenen Störungen gehören solche der eigenen chemischen Regulation des Atemzentrums und stoffwechselbedingte pH-Verschiebungen. Als exogene Faktoren kommen Analgetica, Sedativa und Hypnotica in Frage, die die Atmung besonders dann beeinträchtigen, wenn sie bei Suizidversuchen in Überdosen eingenommen werden.

Luftwege

Die Luftwege können in jeder Höhe verlegt sein. Bei Verlegungen *unterhalb* der Bifurkation kann als Regel gelten, daß man in funktioneller Hinsicht desto ernsthaftere Komplikationen erwarten kann je höher die

Verlegung der Luftwege sitzt. Bei Patienten mit herabgesetzten Hustenreflexen und eingeschränkter Fähigkeit zum Abhusten, z. B. infolge postoperativer Schmerzen, können sich erhebliche Mengen Bronchialsekret ansammeln, die den inneren Durchmesser der Luftwege herabsetzen und zu einem erhöhten Widerstand in den Luftwegen und Atmungsschwierigkeiten führen. Besonders hervorzuheben ist auch die Gefahr der Bildung von Blutgerinnseln bei Blutungen im Bereich der oberen Luftwege nach Sondierungen und Intubationsversuchen.

Mancherlei entzündliche Prozesse können die Luftwege verschließen oder in verschiedener Höhe in sie einbrechen. Auch durch Tumorwachstum kann die Luftpassage beeinträchtigt werden. Die Kontinuität der Luftwege kann weiter durch Verletzungen unterbrochen werden. Eine besondere Form der Obstruktion stellen die Bronchospasmen beim Asthma bronchiale dar. Bronchospasmen können reflektorisch sowohl durch mechanische als auch chemische Reizung vom Rachen her ausgelöst werden.

Lungen

Eine unbeschädigte und ausreichend große Alveolaroberfläche ist Voraussetzung für die Sauerstoffversorgung des Organismus. In lebensbedrohender Weise kann die Ventilationsfläche der Lungen vorübergehend oder endgültig außer Funktion gesetzt werden. Ursächlich kommen dafür Atelektasen, Pneumonien, Lungenödem, Ertrinken im Süßwasser, verschiedene Formen von Tumorwachstum, Verbrennungsschäden der Lungen oder Zerstörung der Alveolen durch Explosionsdruck in Betracht.

Pleurahöhle

Jede Ausfüllung der Pleurahöhle schränkt die freie Beweglichkeit der Lungen ein und setzt damit das Atmungsvermögen herab. Dabei kann es sich um Blutungen, Exsudatbildungen, expansive Prozesse oder Eiteransammlungen handeln. Eine Durchlöcherung der Pleura kann entweder von der Brustwand oder von der Lungenoberfläche her erfolgen. Dabei kollabiert die Lunge und es entsteht ein *Pneumothorax*. Ein solches Ereignis kann spontan oder posttraumatisch eintreten. Beim sog. Ventil- oder Spannungspneumothorax entsteht ein Überdruck in der Pleurahöhle, da die Luft bei der Einatmung durch das Pleuraloch eingesaugt wird, bei der Ausatmung aber nicht wieder herausgepreßt werden kann, da die Weichteile an der Öffnung wie ein Ventil wirken. Ein derartiger Pneumothorax kann eine Größe erreichen, daß eine Verschiebung des Mediastinums zur gesunden Seite und damit ein mehr als 50%iger Ausfall der Lungenfunktion herbeigeführt wird.

Mediastinum

Eine Verbreiterung des Mediastinums kann die Funktion beider Lungen einschränken. Dabei handelt es sich oftmals um entzündliche oder expansive Prozesse. Im Gefolge von Brustwandverletzungen oder Tracheotomien kann sich ein Luftemphysem im Mediastinum bilden. Besonders unglückliche Umstände liegen vor, wenn durch Überdruckbeatmung mit dem Respirator ein Mediastinalemphysem aufgefüllt wird und vielleicht sogar ein Pneumothorax entsteht, dabei die Respiratorbehandlung aber nicht unterbrochen werden kann.

Brustwand

Oft führen multiple Rippenfrakturen und Operationen im Thorax- und Bauchraum zur Ruhigstellung großer Teile der Thoraxwand und entsprechend umfangreicher Einschränkung der Atmung. Perforierende

Thoraxverletzungen sind besonders lebensbedrohend und erfordern rasche Maßnahmen. Ein Zwerchfellbruch kann in den Thorax eindringen und zu erheblichen Atmungsschwierigkeiten führen. Auch Ileuspatienten können Mühe haben, den hohen abdominellen Druck zu überwinden und schließlich nicht mehr imstande sein, die anstrengende Atmungsarbeit zu leisten.

Atemmuskulatur

Es ist leicht, einen Überblick über die verschiedenen Ursachen abnehmender Muskelfunktionen zu erhalten, wenn man von dem muskelphysiologischen Begriff der „motorischen Einheit" ausgeht. Darunter versteht man den Komplex Neuron, d. h. Nervenzelle mit Nerv, und die Muskelgruppen, in die der Nerv Verzweigungen abgibt. Zwischen Nerv und Muskelzelle liegt eine Transmissionsstelle, die Endplatte als sog. neuromuskuläre Schaltstelle, in der das Acetylcholin die übertragende Wirksubstanz darstellt. Eine motorische Einheit kann aus 10 bis Tausenden von Muskelzellen bestehen. Die Atemmuskulatur baut sich aus großen Einheiten auf. Man hat darauf hingewiesen, daß sie mehr als andere Muskeln gegenüber verschiedenen Pharmaka unempfindlich ist.

Traumatische Schäden an Neuronen veranlassen oft einen plötzlichen Ausfall von Muskelfunktionen. Bei Poliomyelitis erfolgt ein stufenweiser und auffallend schneller Ausfall von Muskelfunktionen infolge reversibler oder definitiver Schädigung der Neuronen.

Die Überträgersubstanz Acetylcholin wird bei genügend starkem Nervenimpuls von der Bindung an einen inaktiven Eiweißkörper in der Endplatte freigesetzt und in einer sehr kurzen aktiven Phase an ein Empfängereiweiß in dem der Muskeloberfläche anliegenden Teil der Endplatte gebunden. Dabei wird die Muskelaktivität ausgelöst.

Das Acetylcholin wird dann von Cholinesterase abgebaut und mit Hilfe von Acetylase wieder aufgebaut. Es nimmt dann seinen ursprünglichen Ausgangsplatz wieder ein, um erneut in den Funktionszyklus eingehen zu können. Ein so komplexes biologisches Geschehen ist störanfällig, wie z. B. bei der Myasthenia gravis, bei der eine reversible Lähmung der Atmungsmuskulatur vorliegt.

Auch ein allmählicher Untergang von Muskelgewebe kommt bei verschiedenen Myopathien, Muskeldystrophien oder Atrophien vor und kann in dem Maße, in dem die Atmungsmuskulatur betroffen ist, bedrohliche Folgen haben. Die Atemfunktion kann weiter durch Überreizung der Muskulatur wie bei Tetanus und epileptiformen Krampfanfällen außer Funktion gesetzt werden.

Eine besondere genetisch determierte Form herabgesetzter Muskelfunktion ist durch verlängerte, nicht beabsichtigte, manchmal lange anhaltende Wirkung von Muskelrelaxantien verursacht. Sie wird gelegentlich bei der Anwendung von Succinylcholin, einem kurz wirkenden muskelrelaxierenden Mittel beobachtet.

Behandlung der ventilatorischen Insuffizienz

Gleichzeitig mit der Ausschaltung ursächlicher Faktoren einer Atmungsinsuffizienz, muß man häufig die Atmung entweder mit Hilfe von Überdruckatmung mit Maske und Beutel oder nach Intubation durch Anschluß an einen Respirator unterhalten. Die weiteren Maßnahmen müssen methodisch darauf ausgerichtet werden, die Atmungsfunktion wieder in den vor dem Eintritt der Insuffizienz gegebenen Zustand zurückzuführen.

Atemzentrum

Beeinträchtigung der Atmung infolge Störungen des Atemzentrums gehen im allgemeinen mit einer Einschränkung des Bewußtseins, oft mit Bewußtlosigkeit einher.

Die *Allgemeinbehandlung* ist dabei unabhängig von den zugrundeliegenden Ursachen einheitlich. Sie bezweckt die *Freihaltung der Luftwege* mit Hilfe von Nasen- oder Rachentubus sowie die Anwendung der *assistierten* oder *künstlichen Beatmung*. Sofern es sich um Intoxikationen, intrakranielle Blutungen oder ein posttraumatisches Hirnödem handelt, ist die Prognose durch die Therapie nicht ungünstig. Wenn jedoch große destruierende Verletzungen, Tumoren oder unstillbare Blutungen vorliegen, ist man meist nicht in der Lage, die Ursache der zentralen Atemstörung zu beseitigen. Dann ist die schwere Entscheidung zu treffen, wie die allgemeine Betreuung des Patienten fortgesetzt werden soll.

Luftwege

Bei Verlegung der oberen Luftwege kann man in den allermeisten Fällen durch Intubation oder Tracheotomie zufriedenstellende Verhältnisse schaffen. Bei einem tiefsitzenden Hindernis kann mit Hilfe des Bronchoskops entweder das Hindernis beseitigt oder die Entscheidung getroffen werden, ob eine Operation angezeigt ist. Es gibt jedoch Verlegungen der Luftwege, die zu tief sitzen, um durch einen Tubus oder eine Kanüle umgangen zu werden, die dennoch oberhalb der Bifurkation liegen. Derartige Hindernisse sind häufig durch maligne Tumoren verursacht und deswegen therapeutisch schwer anzugehen.

Lungen

Wenn die atmende Oberfläche der Lungen durch Veränderungen so stark reduziert ist, daß der Gasaustausch bei Spontanatmung nicht ausreicht, muß man versuchen, die noch vorhandene gesunde Alveolaroberfläche besser auszunutzen, und zwar durch vermehrten Gasaustausch, durch erhöhte Ventilation, evtl. mit Hilfe des Respirators, oder durch stärkere Sauerstoffzufuhr. Durch Atemgymnastik und sorgfältige Bronchialtoilette wird versucht, Schleim und Wundsekret von den betroffenen Ventilationsgebieten zu entfernen, um so den Gasaustausch zu erhöhen.

Pleurahöhle

Wenn durch physikalische Untersuchung oder Röntgenuntersuchung am Krankenbett festgestellt wird, daß Flüssigkeit oder Luft in einem solchen Ausmaß in der Pleurahöhle vorhanden ist, daß mit einer Atmungsbehinderung zu rechnen ist, besteht Veranlassung für die Vornahme einer Pleurapunktion und evtl. Anlegen einer Pleuradrainage.

Mediastinum

Die Atmung beeinträchtigende Mediastinalprozesse sind im allgemeinen schwer zu behandeln. Man muß sich auf die Anwendung von Antibiotica beschränken, wenn es sich um Infektionen handelt. Blutungen, Luftemphysem u.ä. lassen sich dagegen im allgemeinen nicht drainieren oder ursächlich behandeln. Die Therapie muß sich mit einer Stützung der Atmung in Erwartung spontaner Besserung begnügen.

Brustwand

Schmerzausschaltung durch Lokalanästhesie ist eine dankbare Therapie bei multiplen Rippenfrakturen und Operationswunden sowie anderen Verletzungen, welche die freie Atembewegung durch Schmerzen beeinträchtigen. Perforierende Verletzungen werden geschlossen, und man legt bei Bedarf eine Pleuradrainage an. Bei großen raumfordernden Zwerchfellbrüchen wird der Oberkörper in Hochlage gebracht. Beim Ileus werden die Lungen meistens während und durch die Operation entlastet. Aszites läßt man so weit ab, daß die für eine genügende Atmung ausreichenden Zwerchfellbewegungen möglich werden.

Bei epileptiformen Krämpfen und bei Tetanus wird versucht, die Krampfneigung durch Sedativa und Hypnotica zu dämpfen Bei Zunahme der Krämpfe werden Muskelrelaxantien sowie Respiratorbehandlung eingesetzt. Auch bei einigen mit Muskellähmung verbundenen Krankheiten (z.B. Poliomyelitis, Myasthenie — „Cholinerische Krise" —, Bulbärparalyse) kann eine Respiratorbehandlung notwendig sein.

Wann benötigt ein Kranker Respiratorbehandlung?

Die Schwierigkeit der Entscheidung, wann bei einem Patienten künstliche Beatmung erforderlich ist — die am sichersten und bequemsten mit einem Respirator ausgeführt wird — hängt von der Natur des Krankheitszustandes ab. Es ist leicht einzusehen, daß Respiratorbeatmung notwendig wird, wenn eine Intoxikation so schwer ist, daß eine eindeutige Beeinträchtigung der Atmung oder sogar ein Atemstillstand besteht. Die gleiche klare Indikation liegt vor bei Lähmung der Atemmuskulatur sowie bei Ausschaltung der Atemmuskulatur durch Relaxantienbehandlung beim Tetanus. Schwierigkeiten bei der Beurteilung des Respiratoreinsatzes entstehen, wenn fraglich ist, ob die noch vorhandene Spontanatmung ausreicht. Blutgasanalysen können dabei die Beurteilung ganz wesentlich unterstützen.

Vor der Entscheidung über die Indikation zur Respiratorbehandlung muß man feststellen, ob eine nach den vorliegenden Blutgaswerten genügende Ventilation unter normalem, erhöhtem oder vielleicht nur unter maximalem Kräfteeinsatz seitens des Patienten aufrechterhalten wird. Bei normaler Atemarbeit liegt kein Hilfsbedürfnis vor, die Atmung ist ausreichend. Bei erhöhtem oder maximalem Energieaufwand liegt jedoch das vor, was man analog zur kardiologischen Terminologie als kompensierte bzw. maximal kompensierte Respiratorische Insuffizienz bezeichnen könnte. Trotz der Anstrengungen des Patienten kann diese in eine dekompensierte Form übergehen, ausreichende Ventilation und Sauerstoffsättigung können nicht länger aufrechterhalten werden.

Die Ursachen für eine zunehmende Atmungsinsuffizienz, die zu kompensieren der Patient schließlich außerstande ist, können recht verschieden sein: Verlegung der Atemwege, Lungenparenchymprozesse sowie Pneumonie, Lungenfibrose, Atelektase, Lungenödem, Fettembolie, Pleuraerguß, Pneumothorax, Darmlähmung ggf. mit Peritonitis und hochstehendem Zwerchfell, Tetanus usw. Diese pathologischen Zustände müssen nicht notwendigerweise selbst an Gewicht zunehmen, damit es zu einer Progredienz der Atmungsinsuffizienz kommt. Es kann sich dabei zusätzlich oder allein um eine zunehmende Ermattung des Patienten infolge seiner Anstrengungen zur Kompensation der Atmungsinsuffizienz handeln. Die subjektiven Leiden des Kranken bei den Kompensationsversuchen seiner Atmungsinsuffizienz nennt man „*Dyspnoe*". Atmungsinsuffizienz ohne Dyspnoe kommt z.B. bei Barbituratvergiftungen vor, bei denen die zentrale Atmungshemmung mit Bewußtlosigkeit kombiniert ist. Dabei ist der Kranke außerstande, auf die Atmungsinsuffizienz kompensatorisch mit erhöhtem Kräfteeinsatz zu reagieren.

Unabhängig davon, ob eine *manifeste Insuffizienz* von Dyspnoe begleitet ist oder nicht, ist die Indikation für eine Respiratorbehandlung eindeutig gegeben. Die Wirkung der Behandlung wird mit Hilfe von

Blutgasanalysen verfolgt und einreguliert. Beim Vorliegen einer *kompensierten Insuffizienz* kann man dagegen über die Notwendigkeit des Respiratoreinsatzes diskutieren. Möglicherweise läßt sich diagnostisch sicherstellen, daß der Zustand rasch vorübergeht oder die Dyspnoe des Patienten wird allein schon durch eine Tracheotomie gelindert. Dadurch wird der „tote Raum" verringert und die Ventilation kann auch ohne kompensatorische Anstrengungen des Patienten ausreichend werden. Es kann auch sein, daß sich die Ursache schnell beheben läßt, z.B. durch Entleerung eines Pneumo-, Hydro- oder Hämothorax. Dann läßt sich bei kompensierter oder nichtkompensierter Insuffizienz die Respiratorbehandlung umgehen. Bei Beurteilung der Respiratorindikation sollte man auch daran denken, daß gerade die kompensatorischen Bemühungen des Patienten eine noch kompensierte Atmungsinsuffizienz dadurch in eine dekompensierte, also manifeste, überführen können, daß die Atmungsarbeit, die normalerweise etwa 2% der gesamten Sauerstoffaufnahme beansprucht, in extremen Fällen bis zu 50% erfordern kann.

Sprechen die Blutgaswerte bezüglich der Sauerstoffsättigung für das Vorliegen einer Atmungsinsuffizienz, ist jedoch die Ventilation ausreichend und der CO_2-Partialdruck normal oder infolge der durch die Hypoxie verursachten Hyperventilation sogar niedrig, so kommen in der Hauptsache zwei Gruppen von Veränderungen infrage: Entweder handelt es sich um eine *Diffusionsstörung* durch Verdickung der Alveolarmembran, wie bei Lungenödem, Lungenfibrose oder Fettembolie. So lange die CO_2-Elimination ausreicht und der Zustand keine allzu großen kompensatorischen Anstrengungen vom Patienten erfordert, genügt es meistens, den O_2-Gehalt der Atemluft durch Einlage eines Sauerstoffkatheters in die Nase zu erhöhen. Ein solches Vorgehen belästigt den Patienten wesentlich weniger als der Einsatz eines Respirators. Man soll jedoch in Erwägung ziehen, daß beim Lungenödem die Respiratorbehandlung gegen das Lungenödem selbst wirksam ist. Es wird sozusagen durch den vom Respirator verursachten zeitweiligen Überdruck zurückgedrängt.

Zweitens kann es sich bei einer Diskrepanz zwischen O_2 und CO_2-Druck im arteriellen Blut um das Vorliegen von Atelektasen handeln, da ein gewisser Teil des Blutstroms nichtbeatmete Abschnitte des Lungenparenchyms durchläuft. Man spricht in diesem Zusammenhang von einem pulmonalen „Shunt" des Blutes. Auch dabei kann eine Erhöhung des Sauerstoffgehalts der Atemluft ausreichen, das sollte aber mit sehr aktiver Atemgymnastik kombiniert werden. Hier, wie beim Lungenödem, gilt jedoch dasselbe bezüglich des Nutzens der Respiratorbehandlung: Selbst wenn diese nicht für den Gasaustausch notwendig ist, kann sie therapeutisch wirksam werden, denn durch den intermittierenden Überdruck können sich die Atelektasen „eröffnen".

Auch bei *Hyperventilation* muß der Säure-Basen-Haushalt untersucht werden, da eine metabolische Acidose zugrunde liegen kann, die dann Ausdruck der Tendenz des Körpers zur Normalisierung seines pH-Wertes ist. Eine metabolische Acidose kann z.B. durch präoperatives Fasten oder infolge Kreislaufinsuffizienz (Schock) mit Gewebshypoxie auftreten. Hyperventilation bei metabolischer Acidose sollte chemisch z.B. mit Bicarbonat und nicht durch Hyperventilation mit dem Respirator korrigiert werden.

Daneben kann im Schock auch eine respiratorische Acidose bestehen, die man mit dem Respirator behandelt. Selbst wenn keine respiratorische Acidose vorliegt, kann die Respiratorbehandlung dann die notwendige Voraussetzung für den Einsatz einer adäquaten Schocktherapie sein, wenn wegen peripherer Kreislaufinsuffizienz eine sedierende und vasodilatierende Therapie, z.B. in Form eines lytischen Cocktails (S. 42) in solchen Dosen erforderlich ist, daß der Atmungsantrieb gehemmt wird.

Sofern Unsicherheit bezüglich des Einsatzes eines Respirators besteht, sollte man bedenken, daß eine richtig durchgeführte Respiratorbehandlung wenig Gefahren mit sich bringt und auch verantwortet werden kann, wenn sie einmal unnötigerweise erfolgt.

Tracheotomie und Pflege des Tracheostomas

Die Tracheotomie wurde immer als lebensrettender Eingriff bei Verlegung der oberen Luftwege ausgeführt, früher ist dieser Eingriff jedoch dramatisiert worden. Heute wird die Tracheotomie in der Regel bei intubierten Patienten und als Bestandteil eines geplanten Behandlungsprogramms vorgenommen. Sie kann zuweilen sogar Voraussetzung für die Durchführung einer Routineoperation sein. Es ist jedoch nicht zu bestreiten, daß der Eingriff auch heute noch mit bestimmten Komplikationen verbunden ist.

Indikationen

In dringenden Fällen können freie Luftwege fast immer durch *Intubation* erzielt werden. Lediglich in den Ausnahmefällen, in denen die anatomischen Verhältnisse eine rasche Intubation nicht zulassen, kommt eine *Tracheotomie* als akute Maßnahme zur Schaffung freier Luftwege in Frage. Sie ist dann eine Notmaßnahme. Im übrigen ersetzt die Tracheotomie dann die Intubation, wenn bei einem Patienten die Luftwege über *längere Zeit* künstlich freigehalten werden müssen. Das kann notwendig werden, entweder weil der Bewußtseinsgrad des Patienten die Larynxreizung, die eine Intubation mit sich bringt, nicht erlaubt, oder wegen möglicher Stimmbandschäden, die nach ein- oder zweitägiger trachealer Intubation auftreten können.

Erhöhte Sekretproduktion in den Luftwegen oder die Unfähigkeit des Patienten selbst seine Atemwege durch Abhusten zu säubern, stellen ebenfalls eine Indikation für die Tracheotomie dar, die bessere Möglichkeiten zur wirksamen Bronchialtoilette bietet als die Intubation. In diesem Zusammenhang muß darauf hingewiesen werden, daß sowohl Trachealtubus als Trachealkanüle selbst einen erhöhten Sekretionsreiz darstellen.

Gelegentlich kann die Ventilation bei mittelstarker Atmungsinsuffizienz durch eine Tracheotomie dadurch verbessert werden, daß eine Verkleinerung des „toten Raumes" eintritt. Ein seltener Anlaß für eine Tracheotomie ist eine Malazie der Trachealwand.

Auch prophylaktisch führt man die Tracheotomie aus, um einen Patienten vor Aspirationsgefahr und Verschwellung der Atemwege nach einer Operation in Mundhöhle, Rachen oder Larynx zu schützen. Bei Patienten, bei denen postoperativ nach Thoraxoperationen oder größeren Bauchoperationen die Notwendigkeit einer Respiratorbehandlung vorauszusehen ist, kann es notwendig sein, vorsorglich eine Tracheotomie vorzunehmen.

Tracheostomaprobleme

Aus einer kürzlichen Untersuchung ging hervor, daß gewisse Komplikationen in jedem 4. Fall nach einer Tracheotomie auftraten. Nur eine geringe Zahl von Komplikationen ist auf die operative Technik zurückzuführen, und zwar in Form von Luftemphysem, Pneumothorax und Stenosen der Trachea nach Aufhebung des Tracheostomas. Stenosen als operative Komplikationen sind bei Kindern häufiger, und zwar zunehmend in jüngeren Lebensaltern.

Üblicher sind dagegen *Komplikationen* infolge *mechanischer Reizung* durch die Trachealkanüle. Es handelt sich dabei um Druckeffekte auf Gefäße und Speiseröhre, die zu Blutungen oder tracheo-oesophagealen Fistelbildungen führen können. Oft entstehen *Schleimeinlagerungen* im unteren Teil der Kanüle, die sich zu einem Pfropfen entwickeln können, der schwere Ventilationsstörungen verursachen kann. Die Ablagerungen beruhen darauf, daß die Flimmerbewegungen des Respirationsepithels das Sekret in Richtung auf die Kanüle transportieren, es dort an der Kanülenwand abgleichzeitig oder hintereinander auftreten können. Eine ernste Spätkomplikation, die nach der Aufhebung des Tracheostomas entstehen kann, bilden *Stenosen* in der Trachea durch Narbenschrumpfung im Stoma selbst oder nach Dekubitalgeschwüren infolge Reizung durch den unteren Kanülenrand.

Trachealkanüle

Bei tracheotomierten Patienten muß man in erster Linie der Kanüle und der sog.

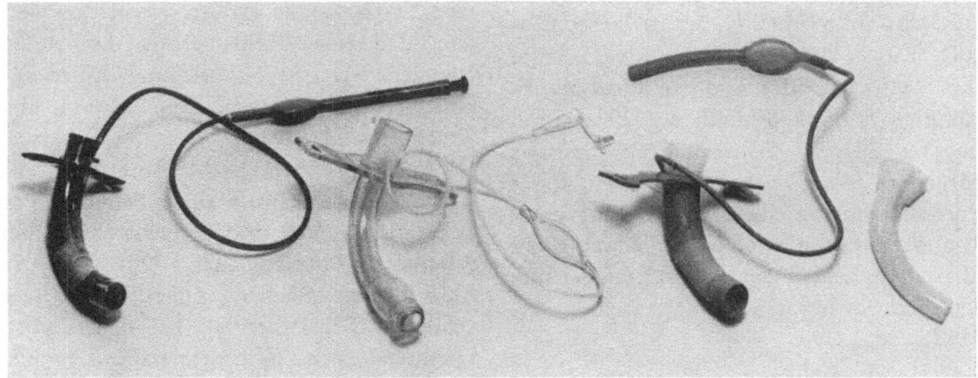

Abb. 20. *Trachealkanülen.* Von links nach rechts: Trachealkanüle aus Silber mit Innenkanüle und aufziehbarer Dichtungsmanschette; eine Plastikkanüle mit Dichtungsmanschette und Innenkanüle; die herausgenommene, zur Gummikanüle gehörende Innenkanüle aus Plastik

gelagert wird und antrocknet. Eine weitere schwere Komplikation ist das *Granulom*, das sich um die Kanülenöffnung in der Trachea bilden und ihr Lumen verschließen kann. Die häufigsten Komplikationen entstehen aber durch *Infektionen*, und zwar dadurch, daß die Bronchialtoilette, d.h. die Absaugung mit dünnen Kathetern, nicht genügend sorgfältig vorgenommen wurde. Als Komplikationen gibt es dann Tracheitiden, Tracheobronchitiden, Bronchopneumonien, Lungenabszesse, Lungengangrän, Pleuraempyem und Thyreoiditis. Es handelt sich also um eine Serie von *ernsthaften Komplikationen*, von denen außerdem mehrere Bronchialtoilette Aufmerksamkeit schenken. *Trachealkanülen* werden aus Silber, Plastik oder Gummi hergestellt (Abb. 20). Sekretanhäufung aufgrund von Kondensation ist am auffälligsten in *Silberkanülen*. Dieser Nachteil wird jedoch im gewissen Grade dadurch ausgeglichen, daß das Material eine derart dünnwandige Konstruktion der Kanüle zuläßt, daß sich ohne eine allzu störende Lumenminderung eine *innere Kanüle* einführen läßt, die mehrmals täglich zur Reinigung entfernt werden kann. Die Silberkanüle kann sich jedoch unterschiedlichen lokalen Verhältnissen, wie Bewegungen des Kopfes, des Halses und der Respiratoranschlüsse nicht genügend anpassen. *Kanülen aus Plastikmaterial* sind weicher und haben daher eine bessere Anpaßbarkeit an die Trachea, wodurch die Gefahr der Entstehung von Druckgeschwüren geringer ist. Die Wände der Plastikkanüle sind außerdem mehr sekretabstoßend als die der Silberkanüle, man muß sie dafür aber als Ganzes austauschen, da eine Innenkanüle im allgemeinen fehlt. Es gibt auch *Gummikanülen* verschiedener Art mit und ohne Armierung, mit und ohne Innenkanüle und aus verschieden hartem Gummi. Besonders die weichen, bieg-

Entstehung von Druckgeschwüren zu vermindern. Es gibt auch Kanülen mit zwei Luftringen, die man im Wechsel entleeren und aufblasen kann, so daß die Trachealschleimhaut geschont wird. Man hat auch empfohlen, die Lage der Kanüle und damit des Luftringes bei jedem Aufblasen oder bei jedem Wechsel etwas zu verändern. Einen besonderen Typ stellen die *gefensterten Trachealkanülen* dar, bei denen nach Entnahme der Innenkanüle die Luft auf normalem Wege an den Stimmbändern vorbeiströmen kann und damit dem Patienten die

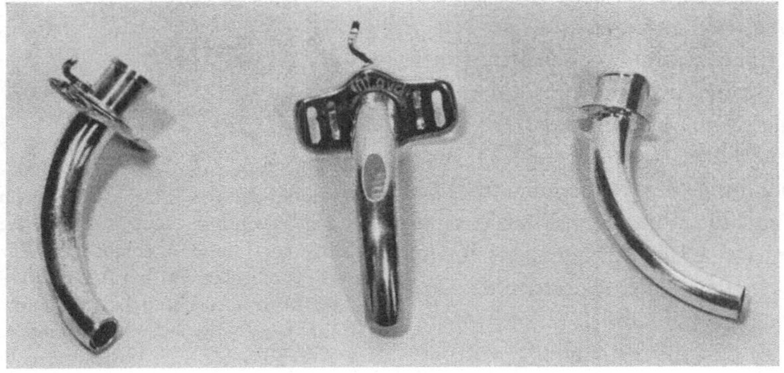

Abb. 21. *Gefensterte Trachealkanüle.* Als ein Schritt auf dem Wege zum Dekanulement kann man eine gefensterte Kanüle verwenden. Die seitliche Öffnung der Außenkanüle erlaubt nach Entfernung der Innenkanüle eine Passage des Luftstroms auf gewöhnlichem Wege an den Stimmbändern vorbei. Dadurch kann sich der Patient sprachlich verständigen, wenn man die äußere Öffnung der Außenkanüle, z.B. mit einem Gummipropfen oder einem besonderen Sprechventil verschließt

baren und armierten sind wegen der Anpaßbarkeit gut verwendbar. Gummikanülen sind jedoch wegen der Sekretanhäufung problematisch.

Trachealkanülen müssen mit einem *aufblasbaren Luftring* versehen werden können oder ihn besitzen, um Luftverluste bei Überdruckbeatmung und Herabsickern von Blut aus dem Stoma in die Trachea zu verhindern. Das Luftpolster soll jedoch nicht stärker aufgeblasen werden als zur Abdichtung bei Überdruckatmung erforderlich ist. Es wird empfohlen, etwa alle 4 Stunden die Luft herauszulassen, um die Gefahr einer

Möglichkeit zum Sprechen bietet (Abb. 21). Eine gefensterte Kanüle kann gelegentlich dann zur Anwendung kommen, wenn die Zeit für ein Dekanulement noch nicht gekommen ist, man aber dennoch dem Patienten Gelegenheit zum Sprechen geben möchte.

Befeuchtung und Bronchialtoilette

Größte Schwierigkeit bei der Pflege eines Tracheostomas bereitet es, auf die Dauer Schleimhautschäden in der Trachea und die im Zusammenhang damit auftretenden Infektionen zu verhüten. Das Problem besteht in erster Linie darin, daß der Innenraum von Nase und Rachen als Staubfilter sowie als Erwärmungs- und Befeuchtungsort ausgeschaltet und die Hustenfunktion eliminiert wird, die zusammen mit der Flimmerzelltätigkeit normalerweise die Atemwege sauberhält.

Nasen-, Mund- und Rachenhöhle können konstante Temperatur und Feuchtigkeit aufrechterhalten und nicht einmal große Temperatur- und Klimaschwankungen können das „tropische Klima" in den tieferen Bronchien verändern. Da man durch eine Tracheotomie die Einatmungsluft an Nase, Mund und Rachenhöhle vorbeileitet, führt die mangelnde Befeuchtung (aus einem offenen Tracheostoma kommt es zu erhöhten Flüssigkeitsverlusten von ca. $\frac{1}{2}$ l/24 Std) zur Austrocknung der Schleimhäute. Dadurch kommt die Flimmerepithelaktivität ganz oder teilweise zum Erliegen, das Bronchialsekret wird eingetrocknet und zähflüssig. Trockene Schleimhäute sind leicht verletzlich, so daß die Entstehung von Infektionen und Schorfbildungen unvermeidbar ist. Die Schorfbildung bringt die Gefahr von Bronchusverschlüssen mit sich, die ihrerseits zu Atelektasen und Bronchopneumonien führen.

Man hat schon lange die Notwendigkeit erkannt, die durch ein Tracheostoma eingeatmete Luft zu befeuchten, jedoch erst in den allerletzten Jahren sind hinreichend wirksame Verfahren entwickelt worden. Besonders günstig ist die Wirkung von sog. Wärmewechslern („künstliche Nasen"), mit deren Hilfe sich bis zu 80% der Feuchtigkeit der Ausatemluft erhalten läßt, die also wieder eingeatmet werden kann. Gegenwärtig wird hauptsächlich der an der Ohrenklinik in Lund ausgearbeitete Wärmewechsler (Abb. 22) benutzt. Das Modell ist sterilisierbar und kann mit Anschlüssen für Sauerstofftherapie bei Spontanatmung als auch für Respiratoren versehen werden. Bei

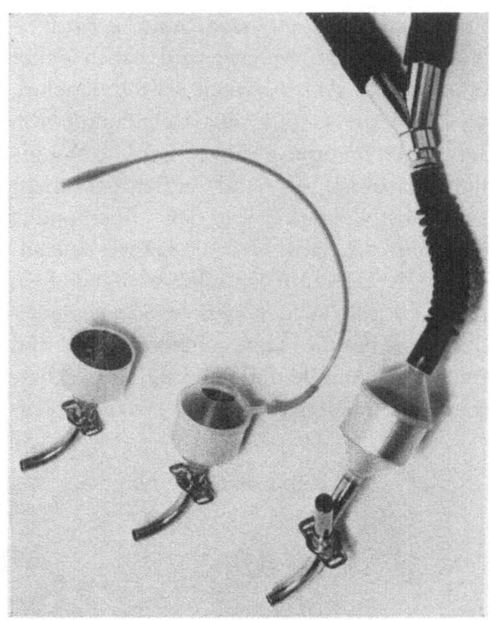

Abb. 22. *„Künstliche Nase"*, *sog. Wärmewechsler.* Das Gerät wird an die Trachealkanüle angeschlossen, um den Feuchtigkeitsgehalt der oberen Luftwege zu erhalten. Links: Anschluß des Wärmewechslers an die Trachealkanüle bei Atmung von Außenluft. In der Mitte: Anschluß bei Spontanatmung unter Zufuhr von O_2, wobei ein durchlöcherter Deckel mit Anschluß für den Sauerstoffschlauch an den Wärmewechsler angesetzt werden kann. Rechts: Anschluß des Wärmewechslers bei Respiratorbeatmung. Diese erfolgt über ein Y-Rohr mit Gummipfropfen zur Erleichterung der Trachealabsaugung. Das Y-Rohr kann auch in den beiden ersten Fällen Verwendung finden

Spontanatmung durch ein Tracheostoma sind diese Wärmewechsler deshalb wertvoll, weil ihr Luftwiderstand im wesentlichen dem der normalen Luftwege entspricht. Dadurch verhindert man, daß der Patient sich an einen unnormal niedrigen Atemwiderstand gewöhnt, was beim Dekanulement sonst Schwierigkeiten verursachen kann.

Die Wärmewechsler bieten eine annehmbare Lösung des Befeuchtungsproblems bei tracheotomierten Patienten mit Spontanatmung. Bei Respiratorbeatmung erhält man die Befeuchtung durch den sog. Ultraschallvernebler, bei dem die Tropfen der Befeuchtungsflüssigkeit durch mechani-

68

sche Zerteilung mit Ultraschall vernebelt werden (Abb. 63 und 64).

Untersuchungen an langzeitbehandelten tracheotomierten Patienten ergeben ein sehr bedrückendes Bild vom Zustand der Trachea. Es sollte deswegen keine Mühe gespart werden, um ein möglichst atraumatisches Saugverfahren mit genau dosierbarer Saugstärke, geeigneten Kathetern und sterilem Arbeitsvorgehen zu entwickeln. Man kann nur hoffen, daß die Aufmerksamkeit auf diesem Gebiete nicht nachläßt und man ständig daran arbeitet, bessere Methoden, am besten in Zusammenarbeit mit Krankenhaushygienikern, zu finden. Es müssen auch Kulturen aus dem Luftwegssekret angelegt und schließlich am Obduktionsmaterial die Ergebnisse des Verfahrens überprüft werden.

Das Absaugen in der Trachea stellt einen erheblichen Sympathikusreiz dar, der u.a. Steigerung des Blutdruckes und eine Erhöhung der Pulsfrequenz auslöst. Besonders bei Patienten mit Herzinfarkt oder anderen Krankheitszuständen, welche die Herzfunktion und damit die Fähigkeit des Herzens, erhöhten Arbeitsansprüchen zu genügen, herabsetzen, kann eine Trachealabsaugung ein erhebliches Risiko bedeuten. Es sind bei Absaugungen der Trachea Zwischenfälle eingetreten. Auf jeder Abteilung, auf der Trachealabsaugungen durchgeführt werden, sollten unter Ausnutzung größtmöglicher Sachkenntnis *Instruktionen* zur Pflege der tracheotomierten Patienten ausgearbeitet werden. Neuere Erfahrungen, u.a. aus Deutschland, deuten darauf hin, daß die Dienstanweisungen für die Betreuung von Tracheotomierten verschärft werden müssen.

Absaugtechnik

Eine geeignete Ausrüstung für die Absaugung der oberen Luftwege, der Trachea und der Bronchien zeigt Abb. 23. Man benutzt *Thiemann-Katheter* (z.B. Nr. 12 und 13) für einmalige oder mehrmalige Anwendung.

Zur Routineanwendung verwendet man zweckmäßigerweise einen Satz von vier sterilen Köchern in der im Bilde gezeigten Anordnung. Die beiden größeren Köcher werden für sterile bzw. benutzte Katheter verwendet. Der Köcher für die benutzten Katheter wird zu zwei Dritteln mit Desinfektionslösung gefüllt. Die zwei kleineren Köcher sind ganz mit Kochsalzlösung gefüllt, die zur Befeuchtung der Katheter vor der Absaugung und zur Reinigung der Katheter während der Absaugung verwendet wird. Einen Katheter benutzt man für die oberen Luftwege und einen für Trachea und Bronchien. Sie werden in jeweils einem Köcher befeuchtet und gereinigt.

Die Saugkraft erhält man am besten von einem an eine Luft- oder Sauerstoffquelle angeschlossenen *Saugaggregat*. Die mit einem Bakterienfilter verbundene Saugflasche wird am besten an der Wand befestigt (Abb. 4 und 23). Absaugmotoren sind selten so konstruiert, daß sie zufriedenstellend desinfiziert werden können. Die Saugausrüstung, Flaschen und Schläuche werden zwei- bis dreimal täglich ausgewechselt.

Kanülen und Trachea sollen durch Absaugen gereinigt werden, wenn Zeichen von Sekretstauung vorliegen. Die Absaugung erfolgt mit *sterilen Kathetern*, jeweils einem neuen, der mit steriler Pinzette entnommen werden muß und unter Verwendung sauberer Einweghandschuhe. Um die Gefahr des Festsaugens an der Trachealschleimhaut zu vermeiden, soll man den Absaugkatheter über ein Y-Rohr an den Schlauch anschließen. Dadurch kann die Saugkraft leicht verändert werden, wenn man mit dem Daumen das freie Ende der Y-Röhre öffnet oder schließt. Bei zähem Sekret oder Krustenbildung wird das Absaugen dadurch erleichtert, daß man bei jedem Absaugen etwa 10 ccm Kochsalzlösung in die Kanüle einspritzt. Durch Drehen des Thiemann-Katheters nach rechts oder links kann man den jeweils entsprechenden Bronchus absaugen.

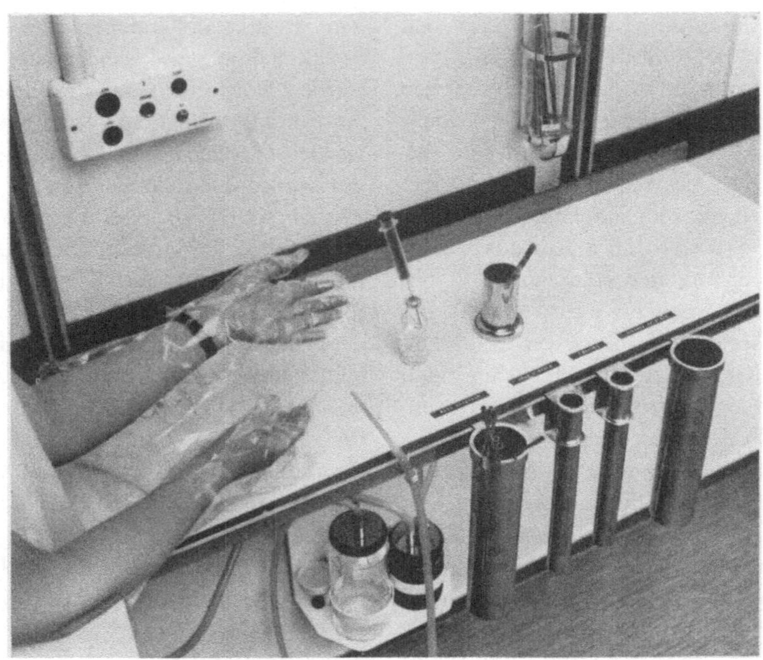

Abb. 23. *Zweckmäßiges Absauginstrumentarium.* Zur konsequenten routinemäßigen Absaugung verwendet man einen Satz von 4 sterilen Köchern. Im linken Köcher werden die sterilen Thiemann-Katheter (z.B. Nr. 12 u. 13) aufbewahrt. Die zwei kleineren Köcher sind mit physiologischer Kochsalzlösung zum Befeuchten und zum Reinsaugen der Katheter gefüllt. Ein Katheter wird für Nase und Rachen (Reinigung im linken kleinen Köcher) und einer für Trachea und Bronchien (Reinigung im rechten kleinen Köcher) verwendet. Der rechte große Köcher ist für benutzte Katheter gedacht und wird zu zwei Dritteln mit Desinfektionslösung gefüllt

Das Absaugen soll nicht längere Zeit beanspruchen, vor allem nicht bei zyanotischen und hinfälligen Kranken. Der Patient muß zwischen den Absaugungen einige Minuten Ruhe haben. Oft ist es zweckmäßig, vor und nach jedem Absaugen die Sauerstoffsättigung des Kranken zu erhöhen. Von Vorteil ist es, wenn man im Anschluß an die Durchführung der Atemgymnastik absaugt. Das Sekret läßt sich mit Hilfe von Stoffen, welche die Oberflächenspannung herabsetzen, verflüssigen. Einige dieser Mittel können intravenös zugeführt werden, andere als Aerosol, z.B. Tacholiquin (Abb. 24).

Dekanulement

Den ersten Schritt bildet gewöhnlich der Übergang zu einer gefensterten Doppelkanüle mit Gummipfropfen, jedoch ohne Luftplombenring. Nach dem Dekanulement heilt das Tracheostoma oft erstaunlich schnell, wenn man es mit einem Heftpflaster zusammenzieht. Die Heilung von länger bestehenden Tracheostomen kann sich durch Schmierinfektionen verzögern. In solchen Fällen ist sorgfältige Überwachung mit häufigem Verbandswechsel notwendig. Um die Belastung während der Heilung zu verringern, soll der Patient zweckmäßigerweise das Stoma beim Sprechen und Husten mit der Hand zusammendrücken.

Atemgymnastik

Die Atemfunktion kann auch durch *krankengymnastische Maßnahmen* verbessert werden. Sie bestehen darin, daß die Thoraxwand

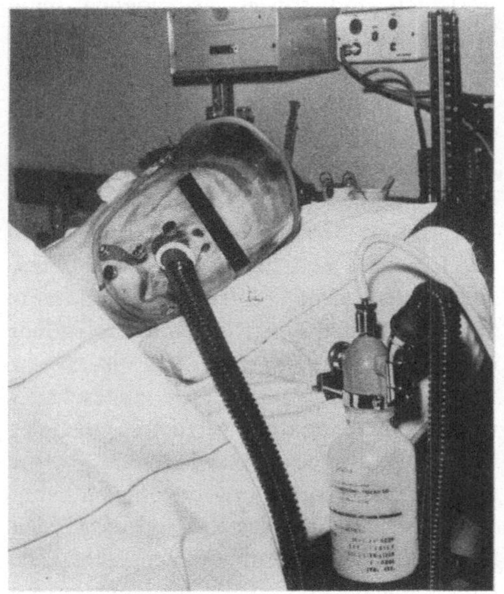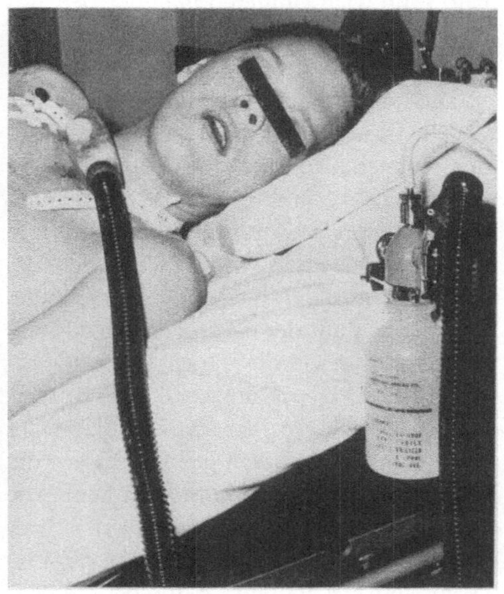

Abb. 24. *Vorrichtung zur Behandlung mit Netzmitteln* (Tacholiquin). Das Sekret in den Luftwegen kann durch Zufuhr von Netzmitteln als Aerosol verflüssigt werden. Links: Applikation über normale Luftwege; rechts: über ein Tracheostoma

entweder manuell oder mechanisch geklopft und in Vibration versetzt wird, um den Schleim loszulösen. Die *Vibrationen* soll man in der *Ausatmungsphase* verabfolgen. Die behandelte Thoraxhälfte soll möglichst hoch liegen, damit die Drainage der größeren Hauptbronchien erleichtert wird. Sofern der Patient beim Abhusten des gelösten Schleims nicht mitwirken kann, muß man *nach* den Klopf- und Vibrationsmaßnahmen absaugen. Wenn nicht sofort eine Wirkung erzielt wird, wiederholt man das Absaugen nach etwa einer Viertelstunde. Hilft der Patient mit, kann der Schleim durch Hustenstöße entfernt werden. Dann kann die Behandlung besser in einer verlängerten Exspirationsphase erfolgen. Die Behandlung soll möglichst in verschiedenartiger Lage des Patienten ausgeführt werden. Die atmungsverbessernde Krankengymnastik ergibt noch bessere Resultate, wenn sie mit schleimlösenden Inhalationen oder der Injektion von schleimlösenden Medikamenten kombiniert wird.

Intensivpflegepatienten am Respirator

Viele Patienten, die am Respirator liegen, sind bewußtlos oder so schwer krank, daß sie sich ihrer Situation nicht bewußt sind. Insofern bestehen lediglich technische, atemphysiologische und allgemeine Pflegeprobleme als Ergänzung zur Behandlung der Grundkrankheit. Sobald es dem Patienten besser geht und er sich seiner Lage bewußt wird oder wenn eine Respiratorbehandlung von Anfang an bei einem nichtbewußtseinsgestörten Patienten eingesetzt wird, bestehen viele *Probleme menschlicher Art*, die die Aufmerksamkeit fordern. Viele Kranke können es nur schwer hinnehmen, daß sie ganz von ihrer Umgebung abhängig sind. Dies ist vielleicht ein gewisses Anzeichen dafür, daß Lebensmut und Widerstandskraft noch vorhanden sind, ein wichtiger Faktor, um bald ohne Respirator auskommen zu können. Das Wissen um die Tatsache, daß man nicht spontan mit seiner Umgebung in Verbindung zu treten vermag, kann nach einigen Tagen der Behandlung am Respirator zu einer Depression führen.

Die Anpassungsschwierigkeiten des wachen Patienten an die Respiratorbehandlung können dadurch erheblich verringert werden, daß man ihn über die geplanten Maßnahmen *informiert* und ihm ein ruhiges und sachliches Bild vom Zweck der Behandlung gibt. Man muß auch erklären, daß nach Verschluß der Tracheotomieöffnung wieder der gewohnte Normalzustand bestehen wird. Der Kontakt läßt sich auch dadurch erleichtern, daß man ein Alphabet zugänglich hat, auf dem der Patient auf die Buchstaben der Worte hindeuten kann, die er sagen möchte. Man soll auch versuchen, sich in die Situation des Patienten zu versetzen und vorstellbare Wünsche erfüllen, ihm sozusagen darin „voraus sein". Es ist auch wichtig, Ruhe zu halten und alles zu vermeiden, was den Patienten in seinem Unvermögen, mit der Umwelt in Verbindung zu treten, beunruhigen könnte. Sein Zustand darf nicht in seiner Gegenwart erörtert werden, das Personal soll auch keine privaten Gespräche führen. Dagegen soll man aufmunternd mit dem Patienten sprechen, ihn auch über allgemeine Dinge unterrichten und soweit als möglich seine Wünsche erfüllen.

Der Respirator wird in gewissem Sinne zur Gewohnheit, und es ist deshalb wichtig, so rasch wie möglich den Patienten dazu zu bringen, daß er wieder selbst atmet. Nach einer längeren Zeit der Respiratorbeatmung kann es zu Beginn ziemlich schwer sein, den Patienten zu veranlassen, wieder selbst zu atmen. Eine auffällige Erstickungsangst kann sich einstellen und der Patient in Panikstimmung geraten. Jedesmal, bevor der Respirator des Patienten abgeschaltet wird, soll man ihm versichern, daß er nicht allein gelassen wird und sofort unterstützende Beatmung bekommen kann. Die Abschaltungen des Respirators werden immer häufiger vorgenommen, die Zeiträume mehr und mehr verlängert und während dieser Zeit wiederholte Blutgasuntersuchungen durchgeführt. Wenn man die Abschaltzeiträume verlängert, ist die Atemfrequenz zu überwachen und das Atemvolumen mit dem Wright'schen Volumeter oder mit der Gasuhr des Engström-Respirators zu kontrollieren. Man soll natürlich den Patienten nicht überfordern, sondern ihn vielmehr ermuntern und versuchen, sein Selbstvertrauen zu steigern.

Spezielle Probleme bei langdauernd bewußtlosen oder schwerstkranken Patienten

Ein bewußtloser oder sonst schwerstkranker Patient ist von seiner Umgebung abhängig. Dies macht sich umso stärker bemerkbar, je länger dieser Zustand andauert. Man muß den Kranken täglich routinemäßig umlagern um *Dekubitalgeschwüren* vorzubeugen und die Drainage der Lungen zu erleichtern. Auch ein *Austrocknen der Hornhaut* muß verhindert werden, sobald die natürliche Befeuchtung derselben herabgesetzt oder der Lidschlag aufgehoben ist. Der *Fortfall der Kaufunktion* führt dazu, daß die Bakterienflora des Mundes und damit die Gefahr einer *Parotitis* zunimmt. Man soll auch *Fehlhaltungen in den Gelenken* durch Bewegungstherapie vorbeugen und dem Betten besondere Aufmerksamkeit widmen sowie dafür sorgen, daß der Patient stets auf trockener Unterlage liegt.

Dekubitus

Ein Dekubitus entsteht bei längerem bewegungslosem Liegen im Bett. Bereits innerhalb eines Tages können Drucknekrosen bei bewußtlosen oder durch Frakturen immobilisierten Patienten auftreten. Die wichtigste Vorbeugung besteht darin, die Druckverteilung auf die Haut ständig zu wechseln, um so die Blutzirkulation in den am meisten belasteten Auflageflächen des Körpers, nämlich dem Sacrum, den Fersen, den Ellenbogen und den Schultern zu verbessern. Die Druckbelastung wird durch *Umlagerung* mindestens einmal in der Stunde (Seite—Rücken—Seite—Rücken usw.) verteilt. In jeder Körperlage wird darüber hinaus durch eine *Antidekubitusmatratze* eine weitere Verbesserung der Druckverteilung erreicht. Dieser Matratzentyp ist in luftgefüllte Abschnitte unterteilt, in denen die Luftfüllung in regelmäßigen Intervallen wechselt. Deswegen ist es wichtig, Frakturen möglichst so zu fixieren, daß der Patient gedreht werden kann und die Pflege in möglichstem Maße erleichtert wird. Die Bettunterlage soll trocken gehalten werden. Ebenso ist die Haut durch Belüften mit einem Fön regelmäßig abzutrocknen. Beim Umlagern werden die Prädilektionsstellen für Dekubitalgeschwüre zudem mit Alkohol eingerieben.

Umlagerung

Wenn der Patient auf dem Rücken liegt und auf die linke Seite gelegt werden soll, geschieht dies am zweckmäßigsten so, daß zwei bis drei Personen auf die rechte Seite des Patienten treten, die Arme unter seinen Körper schieben, ihn an sich ziehen, damit er nach ausgeführter Wendung in der Bettmitte liegt und ihn dann auf die linke Körperseite drehen (Abb. 25). Die Umlagerung geschieht im Prinzip immer so, daß man sich vorher auf die entgegengesetzte Seite stellt, auf der der Patient nach Durchführung der Umlagerung liegen soll. Wenn der Patient nach der Umlagerung in Seitenlage

gebracht worden ist, muß der Körper durch Kissen im Rücken abgestützt werden. Ein Kissen soll man auch zur Vermeidung eines Dekubitus zwischen die Knie legen. Wenn trotz Prophylaxe ein *Dekubitus* eintritt, muß dieser behandelt werden. Folgendes *Behandlungsschema* ist zu empfehlen: Mehrmals täglich werden besonders tiefe Wunden mit Wasserstoffsuperoxyd gereinigt und mit in 0,9%-iger Kochsalzlösung getränkten Kompressen befeuchtet. Oberflächliche Wunden kann man erfolgreich durch Anblasen mit Sauerstoff behandeln. Angestrebt wird die Trocknung der Wundoberfläche und Verbesserung der Heilungsbedingungen. Bei schwer heilbaren Wunden soll man *Kulturen* ansetzen und *Resistenzbestimmung* für die *Antibioticabehandlung* vornehmen. Heilt eine Wunde unter konventioneller Behandlung nicht ab, so ist ein Spezialist für plastische Chirurgie hinzuzuziehen.

Wenn ein an einen Respirator angeschlossener Patient umgelagert werden soll, geschieht dies in der Regel unter kurzzeitiger Abschaltung des Kranken vom Beatmungsgerät. Durch vorausgehende Sauerstoffzufuhr kann meist ein genügender Zeitraum für die Umlagerung gewonnen werden. Es gibt aber einige Kranke, bei denen die Umlagerung ohne Unterbrechung der Respiratorbehandlung erfolgen muß. In diesen Fällen hat eine Schwester sorgfältig darauf zu achten, daß der Kopf des Kranken und der Respiratoranschluß bei der Umlagerung mitfolgen, damit die Trachealkanüle nicht aus ihrer optimalen Lage verschoben wird. Andernfalls können Verletzungen an dem Tracheostoma entstehen. Diese Schwierigkeit bei der Umlagerung kann man dadurch verringern, daß ein flexibles Zwischenstück zwischen Trachealkanüle und Respiratorschlauch eingefügt wird (Abb. 26).

Umlagerungen und sonstige prophylaktische Maßnahmen gegen den Dekubitus führen zu einer beachtlichen und häufig übersehenen Arbeitsbelastung für das Personal. Wenn eine Abteilung mit zehn Patienten belegt ist und jeder Kranke einmal in der Stunde umgelagert werden muß, haben die zwei Personen, die neben der Wache für jeden Patienten benötigt werden, nur 6 min für jede Umlagerung ein-

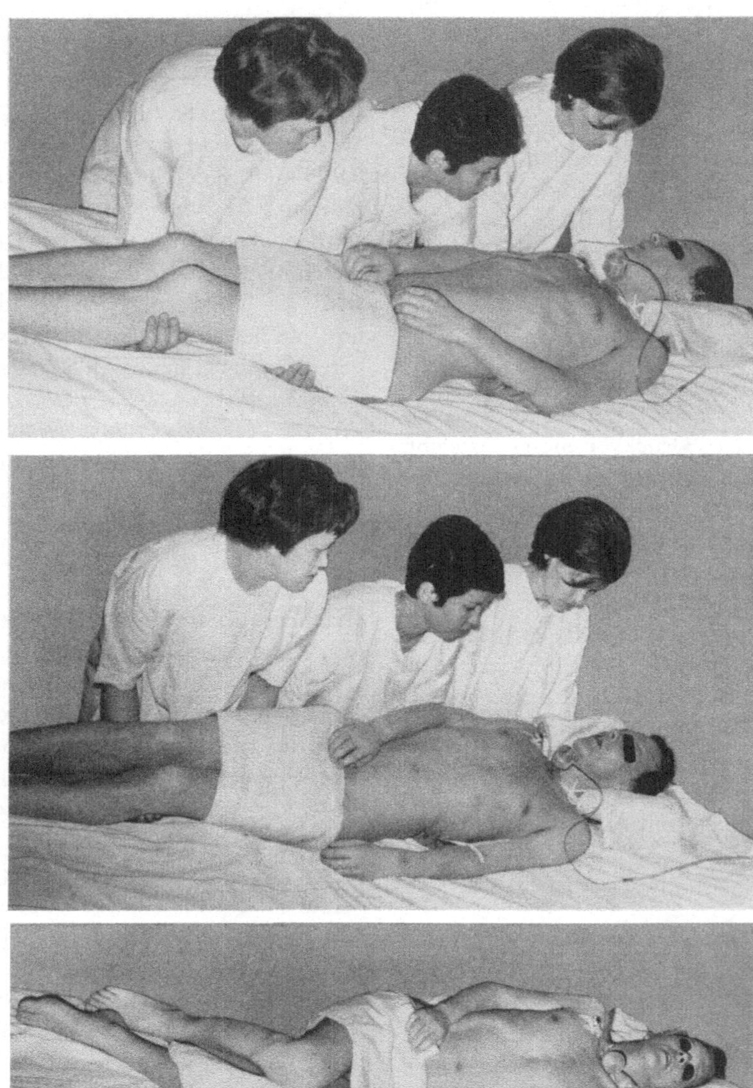

Abb. 25. *Praktisches Vorgehen beim Umlagern eines Bewußtlosen oder Schwerkranken.* Oben: drei Pflegekräfte schieben die Arme unter den bewußtlosen Patienten, der auf dem Rücken liegt, um die Drehung auf die Seite auszuführen. Mitte: das Pflegepersonal hat den Patienten an sich herangezogen, um die Bettmitte zur Drehung freizumachen. Unten: nach der Drehung liegt der Patient mit Kissen abgestützt in Bettmitte. Das Kissen zwischen den Knien dient zur Verhinderung einer Druckgeschwürbildung. Der Patient bekommt Stoffrollen in die Hände eingelegt, um Fehlhaltungen zu verhindern

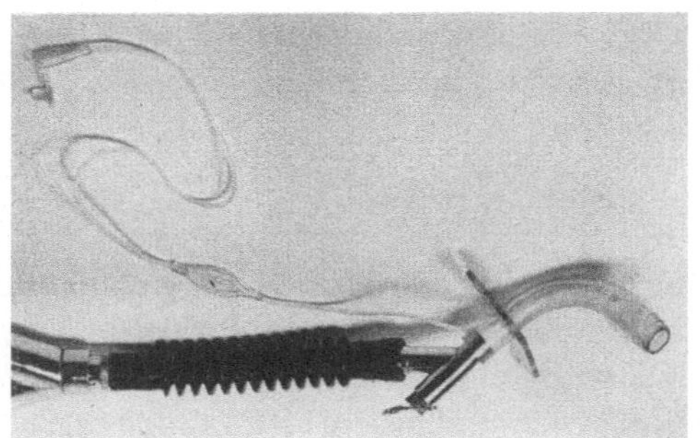

Abb. 26. *Flexibles Anschlußstück zwischen Tracheal-kanüle und Respiratorschläuchen.* Die Trachealkanüle darf nicht aus ihrer richtigen Lage in der Trachea verlagert werden. Mit Hilfe dieses flexiblen Zwischenstücks ist es möglich, die Kanüle in ihrer richtigen Lage zu erhalten, wenn man den Respirator anschließt. Auch allgemeine Pflegemaßnahmen werden dadurch erleichtert

schließlich des Einschleusens mit Wechsel der Schutzkleidung und Händewaschen zur Verfügung. Wenn man 6 min als ausreichend für jede Umlagerung ansieht, so sind allein dafür *dauernd* zwei Personen erforderlich. Bei einer 42stündigen Arbeitswoche werden dafür 8 Stellen im Arbeitsstab der Abteilung benötigt.

Umbettung

Infolge von Wundsekret, Fisteln, Diarrhoen, Blutungen, Schweißabsonderungen usw. wird die Unterlage des Patienten feucht oder beschmutzt. Diese aber sauber zu halten, um eine Mazeration der Haut zu verhindern, ist eine wichtige Maßnahme im Rahmen der Dekubitusvorbeugung. Daher muß man, je nach Bedarf und wenigstens zweimal täglich, das Bett neu zurichten. Ein spezielles Verfahren ist für Intensivpflegepatienten ausgearbeitet worden. Diese Technik ist personal- und materialsparend und erlaubt ein Zurichten des Bettes unter geringstmöglicher Belastung des Patienten.

Eine Antidekubitusmatratze in Plastiküberzug wird auf eine gewöhnliche Bettmatratze gelegt. Um eine gleichmäßigere Oberfläche zu erhalten, legt man auf die Matratze eine weiche Baumwolldecke oder ein Frottélaken, die in üblicher Weise durch das Unterlaken befestigt werden. Auf dieses Laken wird eine voll abdeckende Plastikdecke aufgelegt, die ringsherum gut eingestopft werden kann. Nun legt man quer darüber zwei einmal gefaltete Laken als unmittelbare Unterlage für den Kranken. Das eine Laken wird vom Kopfende her so aufgelegt, daß die Umschlagsfalte etwas unterhalb der Bettmitte liegt, das andere vom Fußende kommend, so daß seine Umschlagfalte sich etwas oberhalb der Bettmitte befindet. Die Laken werden an den Seiten unter die Matratze eingeschoben. Das untere Laken soll das obere um ca. 30 cm überdecken. In einem richtig zugerichteten Bett soll die Überlappung in der Gegend der Lendenwirbelsäule des Kranken liegen, an der Unregelmäßigkeiten am wenigsten Beschwerden verursachen und am leichtesten beseitigt werden können (Abb. 27). Muß

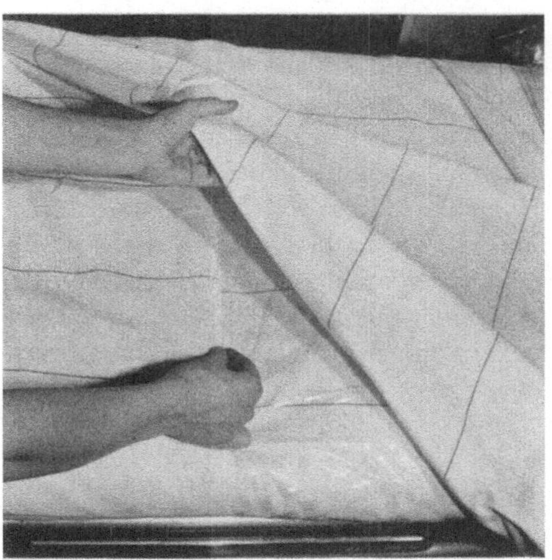

Abb. 27. *Vorbereitung des Bettes für schwere Pflegefälle.* In der Regel wird unten eine Dekubitusmatratze eingelegt. Über das übliche Laken wird eine Plastikauflage gezogen und seitlich eingesteckt. Darüber kommen zwei gefaltete Laken, deren Umschlagstellen so gelegt werden, daß sie sich in der Gegend der Lendenwirbelsäule des Patienten überdecken. Eine Ecke ist aufgeschlagen, um zu zeigen, wie die Laken übereinanderliegen. Eine solche „Teilung" des Lakens erleichtert das Beziehen mit sauberer Wäsche nach Verschmutzen des Bettes

das Aufziehen sauberer Bettwäsche vorgenommen werden, während der Patient im Bett liegt, kann man das gerollte Laken von Seite zu Seite oder in Längsrichtung des Bettes einführen.

Ein Vorteil dieses Vorgehens besteht darin, daß man z. B. bei Verschmutzungen durch Stuhlgang leicht das untere Laken so auswechseln kann, daß man den Patienten bei abgestütztem Oberkörper an Beinen und Hüften anhebt, ihn säubert und ein neues Laken vom Fußende her einbringt. Das Verfahren eignet sich besonders für Patienten, die an einen Respirator angeschlossen sind.

Beim Umbetten soll die anfallende Schmutzwäsche direkt in einen Wäschebehälter und nicht auf den Fußboden geworfen werden.

In diesem Zusammenhang wird auch die Verwendung technischer Hilfsmittel zum Anheben des Patienten empfohlen. Eine konsequente Anwendung der bisher vorhandenen Modelle war jedoch wegen der Schwierigkeiten, die bei der Anbringung der zum Anheben des Patienten erforderlichen Hilfsgeräte und deren anschließender Säuberung auftraten, nicht möglich. Schließlich ist es auch beschwerlich und zeitraubend, die Hebeeinrichtung für den Patienten so befriedigend zu reinigen, daß man sie von Isolierraum zu Isolierraum transportieren kann.

Augenschäden

Das Auftreten einer Konjunktivitis oder Keratitis ist in der Regel dadurch zu vermeiden, daß man bereits in einem frühen Stadium sterile Paraffintropfen in die Augen träufelt oder eine geeignete Salbe verwendet, durch die ein Austrocknen der Kornea verhindert wird. Man kann auch die Lider durch schmale Klebestreifen verschließen. Sind die Augenlider durch Verbrennungen im Gesicht schließunfähig geworden oder

besteht ein Exophthalmus, so wird der Augenarzt konsiliarisch hinzugezogen.

Parotitis

Zur Parotitisprophylaxe ist die Mundhygiene bei schwerkranken Patienten besonders wichtig. Mit einem Rachentupfer, der mit einer desinfizierenden Lösung (z. B. Hexoral) befeuchtet wird, entfernt man regelmäßig Schleim, Schorf, Pilzbildungen und Verunreinigungen verschiedener Art. Man muß bemüht sein, den Mund geruchsfrei zu halten. Die Austrocknung der Schleimhaut führt leicht dazu, daß kleinste Verletzungen entstehen, die sich dann infizieren. Die Reinigung mit feuchten Rachentupfern beugt auch dem vor. Zur Ergänzung einer gut durchgeführten Mundhygiene wird die Speichelsekretion mit Zitronensaft angeregt, der zweistündlich rund um die Uhr in den Mund geträufelt wird. Sobald der Zustand des Patienten es gestattet, werden saure Drops oder medizinischer Kaugummi verabfolgt. Bei einer ausgebildeten Parotitis erfolgt die Behandlung mit Antibiotica, im Frühstadium eventuell durch Entzündungsbestrahlung mit Röntgenstrahlen.

Bewegungstherapie

Jede Immobilisierung kann in erstaunlich kurzer Zeit zur Muskelatrophie, zu Fehlstellungen der Gelenke und Muskelrigidität führen. Um dem entgegen zu wirken, verordnet man frühzeitig Bewegungstherapie unter Leitung einer Krankengymnastin. Bei Bewußtlosen bleibt die Bewegungstherapie auf passive Bewegungen beschränkt. Besonders wichtig ist die Bewegungsbehandlung der Fußgelenke, der Knie- und Ellenbogengelenke, soweit der Zustand des Patienten im Hinblick auf Frakturen dies gestattet. Man führt maximal ausgreifende Bewegungen in den Gelenken möglichst gegen Widerstand in dem Umfang aus, in dem der Bewußtseinszustand aktive Bewegungen gestattet. Es ist außerdem wichtig, daß der Patient in Ruhestellung so gelagert wird, daß die Gelenke sich in günstiger Winkelstellung befinden.

Besondere Gesichtspunkte für die Tätigkeit in Aufwacheinheiten

Wird ein frischoperierter Patient dem Überwachungspersonal übergeben, so muß das Narkosepersonal einen kurzen Bericht über Operations- und Narkoseverlauf erstatten und auf solche Komplikationen und Abweichungen hinweisen, die bei der weiteren Überwachung besondere Aufmerksamkeit erfordern. Wenn Operationen bei Patienten mit Diabetes, eingeschränkter Herz- oder Lungenfunktion oder anderen komplizierenden Erkrankungen ausgeführt wurden, bei denen eine spezielle präoperative Behandlung erforderlich war, soll auch dies mitgeteilt und die eingeleitete Substitutionstherapie fortgesetzt werden. Gleichzeitig ist von angeordneten Maßnahmen, wie Transfusionen, Infusionen, Verabreichung von Medikamenten und Probeentnahmen Mitteilung zu machen. Der Bericht wird mündlich erstattet, soll außerdem aber schriftlich im Narkosebogen oder auf besonderem Formblatt niedergelegt werden.

Die Betreuung eines Frischoperierten wird grundsätzlich nach den gleichen Regeln durchgeführt wie die eines Intensivpflegepatienten. Es besteht jedoch insofern ein wesentlicher Unterschied, als ein Aufwachpatient meist kein akutes Versagen der Vitalfunktionen aufweist. Der unmittelbare Grund für die Überwachung liegt vielmehr darin, möglichen Komplikationen vorzubeugen. Um solchen Komplikationen wie akuten Störungen lebenswichtiger Funktionen sofort begegnen zu können, muß die Möglichkeit zum Absaugen und zur O_2-Therapie, zur Intubation, Venae sectio und zur akuten medikamentösen Therapie für jeden Patienten gegeben sein, d.h. es soll im großen und ganzen die gleiche Ausrüstung wie auf einer Intensivpflegeabteilung vorhanden sein. Parallel zur reinen Überwachung muß man auch darauf eingestellt sein, Maßnahmen durchzuführen, die durch die vorangegangene Operation nötig geworden sind, wie z.B. Spülungen nach Prostatektomie. Außerdem ist die zufriedenstellende Funktion der Sonden und Drainagen zu überwachen.

Auch für den frischoperierten Patienten gilt, daß die Mobilisierung so früh wie möglich zu beginnen hat. Wenn man einen Patienten nach bauchchirurgischem Eingriff in flacher Rückenlage beläßt, nehmen häufig die Schmerzen im Operationsgebiet zu. Zudem spannt der Patient und atmet schlechter. Dem kann dadurch entgegengewirkt werden, daß man ihn mit angezogenen Beinen auf die Seite legt. Wenn der Blutdruck es zuläßt, wird auch das Kopfende erhöht, was zu einer Entlastung des Zwerchfells und zu einer weiteren Verbesserung der Atmung führt.

Mit dem *Einsatz schmerzstillender Mittel* soll man abwarten bis der Patient ansprechbar ist. Oft genügen kleine Dosen, wenn sich ein Summationseffekt mit noch nicht eliminierten Narkosemitteln erreichen läßt. Als Anhalt für die erste Dosierung eines geeigneten schmerzstillenden Mittels in der postoperativen Phase kann die Hälfte der bei der Prämedikation angewandten analgetischen Dosis dienen. Die *Prämedikationsdosis* ist deshalb als *Dosierungsmuster* geeignet, da sie auf Alter, Kondition und Körpergewicht basiert. Wenn die errechnete erste Dosis eines schmerzstillenden Mittels nicht die beabsichtigte Wirkung zeigt, kann man sie in voller Höhe oder geringerer Menge nach entsprechender Zeit erneut verabreichen. Um eine Überdosierung zu verhindern, mit der für die Überwachung wichtige Symptome verdeckt und die Kooperationsbereitschaft des Patienten beeinträchtigt werden kann, muß man fortlaufenden Kontakt zum Kranken aufrechterhalten.

Man geht davon aus, daß alle Kranken in einer Aufwacheinheit nicht infiziert sind und sich daher aus hygienischen Gesichtspunkten keine direkten pflegerischen Probleme ergeben. Dies bedeutet jedoch nicht, daß von der Forderung, sich nach Durchführung einer Behandlung die Hände zu waschen, bevor man zum nächsten Patienten weitergeht, abgegangen werden darf.

Verbandswechsel sollen bei frischoperierten Patienten so wenig wie möglich erfolgen. Bei Blutungen wechselt man nur den äußeren Verband und verstärkt den inneren mit weiteren Kompressen. Der abgenommene Verband wird in eine Plastiktüte gelegt, die verschlossen und weggeworfen wird.

Wenn der Patient aus dem Aufwachraum abgeholt wird, erhält das übernehmende Personal der Abteilung einen Bericht. Dieser soll eine kurze Zusammenfassung des gesamten Verlaufes während der Operation und der Aufwachphase enthalten. Außerdem wird ein schriftlicher Bericht über verabfolgte und vorgesehene Infusionen, Transfusionen und Medikamente mitgegeben.

Künstliche Beatmung

Künstliche Atmung kann mit und ohne Hilfsmittel ausgeführt werden. Die Hilfsmittel können für manuelle oder automatisiert-maschinelle Anwendung vorgesehen sein.

Die Patienten einer Intensivpflegeabteilung teilt man nicht selten in Beatmungs- und Nichtbeatmungspatienten ein. Theoretisch sollte man den Respirator nicht als Einteilungsprinzip verwenden, weil die Ateminsuffizienz fast immer nur ein Teil oder ein Symptom der Erkrankung des Patienten ist. Ebenso wichtig ist z. B. die Flüssigkeitstherapie. Denn es ist genauso verhängnisvoll für den Patienten, wenn er nur ein Drittel seines Flüssigkeitsbedarfs ersetzt bekommt, z. B. 1 Liter statt 3 Liter, als wenn er ein Ventilationsvolumen von 3 l/min statt der benötigten 9 l/min angeboten bekommt.

Praktisch kann man vom Pflegestandpunkt aus die Patienten aber sehr wohl in Beatmungs- und Nichtbeatmungsfälle einteilen, da die Respiratorbehandlung einen größeren Einsatz von Personal sowohl bezüglich der Maßnahmen selbst als auch bezüglich des Überwachungsaufwandes erfordert. Die Respiratorbehandlung wird dadurch erleichtert, daß man dem Personal Verständnis für die Konstruktionsgrundsätze und Funktionsweise der benutzten Respiratoren vermittelt. Nachdem der Engström-Respirator aus guten Gründen in Schweden der am meisten geschätzte Respiratortyp geworden ist, wird ihm in dieser Darstellung größeres Interesse als anderen Respiratortypen gewidmet.

Ventilationsprinzipien

Damit ein Gasaustausch in den Lungen stattfinden kann, müssen die Lungen belüftet werden, um die Zufuhr frischer Atemluft und den Abtransport der verbrauchten zu gewährleisten. Die Belüftung (Ventilation) erfolgt dadurch, daß der Druck in den Luftwegen zeitweilig unter, zeitweilig über dem Druck liegt, der dort herrscht, von wo die Atemluft herkommt bzw. wohin sie abgeleitet wird. Dieser alternierende Druckunterschied kann auf zweierlei Weise erreicht werden: 1. dadurch, daß der Brustkorb aktiv von der Interkostal- oder Zwerchfellmuskulatur erweitert wird und sich passiv durch die sich zusammenziehende Elastizität der Brustwand und der Lungen einengt, wobei der Druck in den Lungen und Atemwegen im Verhältnis zur Umgebung sich so verändert, daß Ein- bzw. Ausatmung erfolgt. Dies ist der *Wirkungsmechanismus* bei der *Eigenatmung*. Auch bei den alten manuellen Methoden der künstlichen Atmung, wie z.B. nach Holger Nielsen und Silvester sowie bei manchen jetzt selten angewandten Apparaten, sog. Eiserne Lungen, werden auf diese Weise die Druckschwankungen erzielt. 2. Die notwendigen Druckdifferenzen kann man aber auch auf die gegenteilige Weise erreichen. Durch Erhöhung des Drucks der Einatmungsluft gegenüber dem Druck in den Lungen führt man die Einatmung herbei. Die Ausatmung geschieht auch hier durch die elastische Zusammenziehung von Brustwand und Lungen, die bei einigen Respiratoren durch einen negativen Druck in der Ausatemphase erleichtert wird.

Bei dem zuerst erwähnten Druckwechseltyp ist der Druck im Thorax also bei der Einatmung negativ, bei der Ausatmung ausgeglichen oder etwas positiv. Beim letztgenannten Typ ist der intrathorakale Druck bei der Einatmung positiv, bei der Ausatmung ausgeglichen. Dieser Typ der künstlichen Atmung wird als *„intermittent positive pressure breathing"*, verkürzt IPPB bezeichnet. Wird bei der Ausatmung negativer Druck verwandt, spricht man von *„positive and negative pressure breathing"*, IPNPB. IPPB oder IPNPB sind die gebräuchlichsten Verfahren der modernen künstlichen Beatmung. Als Methoden kommen in Betracht das *Mund-zu-Mund-Verfahren, manuelles Vorgehen* oder die Verwendung von *Respiratoren* verschiedener Art.

Beatmungsverfahren

Die Mund-zu-Mund-Methode oder mechanische Hilfsmittel für manuelle künstliche Beatmung müssen in der Intensivpflege bisweilen einleitend bei akuter Ateminsuffizienz oder in anderen akuten Situationen (Stromausfall) oder bei Verlegungen des Patienten eingesetzt werden. Die Mund-zu-Mund-Beatmung und ihre Modifikationen sind heutzutage ausreichend bekannt und brauchen hier nicht beschrieben zu werden. In der Intensivpflege dürften sie selten zur Anwendung kommen, da man in der Regel rasch Zugang zu wirksamen mechanischen Hilfsmitteln für künstliche Beatmung hat. Es gibt verschiedene Arten von mechanischen Hilfsmitteln für manuelle künstliche Beatmung. Sie bestehen meist aus einem Faltenbalg mit Steuerventilen, die so konstruiert sind, daß der Balg Frischluft einsaugen kann. Er wird dann komprimiert, die Luft kommt dadurch in die Atemwege des Patienten. Wenn der Balgdruck nachläßt, kann die Ausatmung frei nach außen erfolgen. Zu den gebräuchlichen Geräten dieser Art gehören der Ruben-Ballon, der Dräger-Ballon und der Aga-Revivator (Abb. 28). Konstruktionen vom Typ des Aga-Revivators erlauben eine Beatmung mit nahezu 100% O_2. Dazu ist am Ventilstück ein breitfaltiger Schlauch angeschlossen, der den Zuführungsschlauch für O_2 umgibt und während der Entleerungsphase des Ballons (Einatmung) vor dessen nächster Füllung mit reinem O_2 beschickt wird.

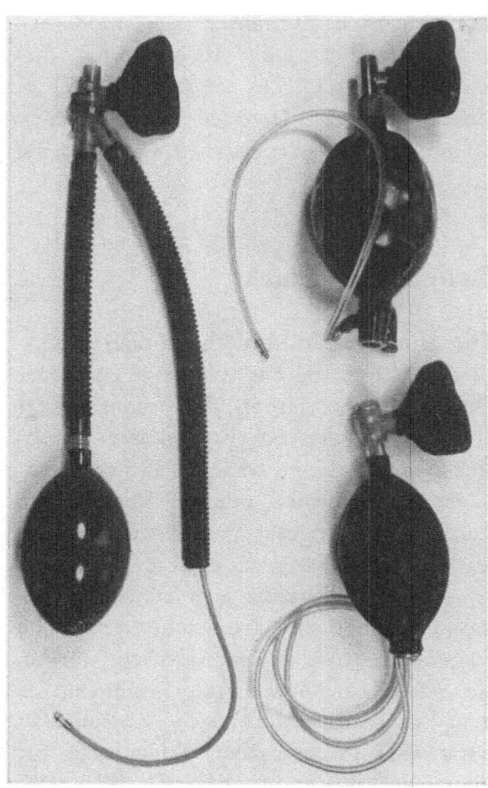

Abb. 28. *Selbstdehnbare Bälge für Überdruckbeatmung.*
Links: sog. AGA-Revivator, rechts oben: Ruben-
Ballon, rechts unten: Dräger-Ballon. Alle verfügen
über ein Ventilsystem, das das Ansaugen von Frischluft durch den Ballon zuläßt, die dann durch Kompression des Ballons in die Luftwege des Patienten
gepreßt wird. Die Ausatmung erfolgt danach frei
nach außen. Über kleinere Schläuche läßt sich Sauerstoff zugeben

Respiratorbeatmung

Einwirkung des positiven
intrathorakalen Drucks. Gasströmungs-
widerstand. Compliance.

Im folgenden sollen nur Respiratoren der
Typen IPPB und IPNPB beschrieben werden.
Für den Uneingeweihten scheint es gleich-
gültig zu sein, auf welche Weise der für die
Atmung notwendige Druckwechsel zu-
standekommt. Ein positiver intrathorakaler
Druck bei der Einatmung bedeutet jedoch
in kreislaufphysiologischer Hinsicht etwas
anderes als die normale Einatmung mit
negativem intrathorakalem Druck. Durch
erhöhten intrathorakalen Druck kann der
venöse Blutrückfluß zum Herzen nachlassen
und dadurch das Herzminutenvolumen
sinken. Darüber hinaus ist es nicht gleich-
gültig, auf welche Weise ein Respirator den
inspiratorischen Überdruck erzielt. Auch
die Möglichkeit in der Ausatmungsphase
über negativen Druck verfügen zu können,
ist für die Beatmung z.B. bei Asthma, bei
dem die Ausatmung erschwert ist, von erheblicher Bedeutung. Negativer Druck in
der Ausatmungsphase kann auch den Mittel-
druck im Thorax trotz positiven Ein-
atmungsdrucks in vertretbaren Grenzen
halten. Dadurch wird der nachteilige Einfluß auf den venösen Rückfluß gemindert.

Bei kurzdauernder Respiratorbehandlung braucht man technisch nicht so hohe
Anforderungen an den Respirator zu
stellen, bei Langzeitbehandlungen ist es
jedoch wichtig, daß sich Minutenvolumen
und Frequenz genau einstellen lassen. Bei
verschiedenen Ursachen einer Atmungsinsuffizienz werden unterschiedliche Anforderungen an den Respirator gestellt.
Bei Lungenfibrose und Fettembolie, bei
denen das Lungengewebe von seiner Elastizität verloren hat, sowie bei schwerem
Asthma mit Einengung der Luftwege,
werden höhere Leistungen vom Respirator
verlangt als bei einer zentral bedingten
Ateminsuffizienz und sonst intakten Atmungsorganen, z.B. bei einem Schädel-
trauma oder einer Schlafmittelvergiftung.
Die Nachgiebigkeit von Lungen und Brustkorb, d.h. deren Fähigkeit, sich bei erhöhtem Druck zu erweitern, bezeichnet man
als *Compliance*. Mathematisch pflegt man
dies mit $\Delta V/\Delta P$ zu umschreiben, wobei
mit ΔV die Volumenänderung und ΔP die
Druckänderung gemeint sind (Δ = Ver-

änderung). Compliance bedeutet also die Zahl von Einheiten, um die sich das Volumen in den Lungen und im Thorax mit jeder Druckeinheit erhöht. Als Einheit gilt für das Volumen die Literzahl, für den Druck cm H_2O. Wenn die Volumenänderung 0,5 l bei einer Druckänderung von 10 cm H_2O beträgt, ist die Compliance 0,5/10 = 0,05. Dies stellt einen Normalwert dar.

Bei Lungenparenchymveränderungen kann die Compliance erheblich abnehmen, der Respirator muß dann einen größeren Druck aufwenden, um ein bestimmtes Lungenvolumen zu erreichen. Dieser Druck ist notwendig, um Lungen und Thorax im gedehnten Zustand zu halten, selbst wenn keine Einatmungsluft einströmt. Auch der Transport der Luft aus dem Respirator in den Patienten erfolgt unter Druck. Dieser Einströmungsdruck wird zu einem geringen, fast zu vernachlässigenden Teil dazu benötigt, um die Luft vom Ruhezustand auf volle Einatmungsgeschwindigkeit zu bringen. In der Hauptsache ist er jedoch erforderlich, um den *Widerstand* zu überwinden, der durch *Reibung des Gases* an den Wänden der Atemwege und durch die *Viscosität des Gases* selbst entsteht. Der Widerstand steht in einem direkten Verhältnis zur Länge der Luftwege. Eine größere Bedeutung für den Strömungswiderstand haben jedoch Lumenveränderungen in den Luftwegen. Bei Abnahme des Durchmessers auf die Hälfte, wird der Widerstand 16mal größer. Er ist also umgekehrt proportional der 4. Potenz des Radius oder dem Quadrat der Durchschnittsoberfläche. Beim Asthma bronchiale beispielsweise wird ein beachtliches Mehr an Kraft benötigt, um den zusätzlichen Widerstand zu überwinden, der durch die obstruktiven Veränderungen den einströmenden Atmungsgasen entgegensteht. Beim normalen Atmungswiderstand ist eine Drucksteigerung um 2 bis 3 cm H_2O erforderlich, um eine Strömungsgeschwindigkeit von 1 l/sec zu erzielen. Der *Druck*, den der Respirator aufbringen muß, um

eine Einatmung zu erreichen, wird also sowohl von der *Compliance der Atmungsorgane* als auch vom *Widerstand in den Luftwegen* bestimmt. Diese Faktoren verändern sich häufig während der Respiratorbehandlung, man muß also die Leistung des Respirators ändern können.

Respiratormodelle

Mechanisch-maschinelle Beatmung kann man in verschiedener Weise durchführen. Einige Verfahren sollen im folgenden in ihren Grundzügen beschrieben werden.

1. Druckgesteuerte Systeme

Komprimiertes Atemgas wird über ein einstellbares Ventilsystem in die Luftwege des Patienten geleitet. Wenn ein gewisser Druck erreicht ist, wird das Einströmen durch ein membrangesteuertes druckabhängiges Schließungsventil abgebrochen. Dadurch, daß die Membran unter regulierbarem Federdruck steht, kann man den Druckwert einstellen, bei dem eine Beendigung der Gaszufuhr erwünscht ist. Nach Beendigung der Gaszufuhr erfolgt die Ausatmung über ein anderes Ventil, das während der Einatmung durch den Einströmungsdruck geschlossen bleibt. Auch die Länge der Exspirationsphase kann man durch Einstellung der Rücklaufgeschwindigkeit der Membran am Ventil, das die Insufflation beendet, verändern. Diese Arbeitsweise ist bei älteren Beatmungsapparaten, u. a. dem der Fa. AGA üblich. Man kann bei diesem Systemtyp das Atem*volumen* nicht festlegen, sondern stellt einen bestimmten Druckwert ein, das Atemvolumen erreicht dann sozusagen passiv die in Abhängigkeit von Compliance und Gasstromwiderstand des Patienten mögliche Größe. Dies ist eine Form *kontrollierter Beatmung*, deren Frequenz davon abhängt, wie schnell der eingestellte Druck erreicht wird. Eine kontrollierte Beatmung ist bei einigen Apparaten mit druckabhängiger Ventilation auch dadurch möglich, daß die Dauer der Einatmungsphase bestimmt wird. Die Größe des Atemvolumens ist dann von dem am Ende der gemessenen Zeitperiode erreichten Druck abhängig.

Druckgesteuerte Systeme können auch „selbstauslösend" sein, d.h. die Insufflationsphase wird durch die an sich ungenügende Einatmung des Patienten ausgelöst und dann apparativ verstärkt. Daraus resultiert eine sog. *assistierte Atmung.*

Bei manchen Apparaten, wie z.B. bei Bennett- und Bird-Respiratoren (Abb. 29 u. 30), kann die druckgesteuerte Beatmung durch Zeiteinstellung und auch durch Selbstauslösung geschehen. Die Ventile bei diesen Apparaten sind außerdem strömungsabhängig und schließen sich erst dann, wenn der vom gewählten Druck ausgelöste Strom

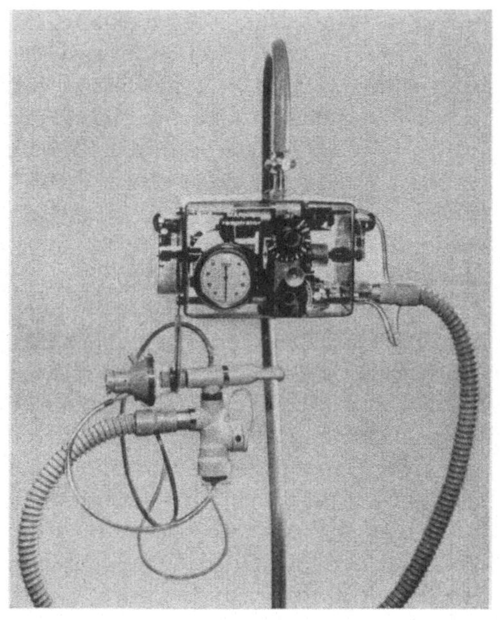

Abb. 30. *Bird-Respirator*

aufhört, d.h. die Einatmung wird erst beendet, wenn ein so großes Atemvolumen erreicht wurde, wie die Compliance bei dem eingestellten Druck zuläßt. Dadurch unterscheiden sich solche Apparate von älteren druckgesteuerten Konstruktionen, bei denen das Einströmen des Gases bei Einatmung mit Erreichen des vorgewählten Drucks abgeschaltet wird. Auf Grund des Strömungswiderstandes kann bei rascher Insufflation dieser Druck bereits erreicht sein, bevor das Atemvolumen erhalten werden konnte, das die Compliance an und für sich zulassen würde. Außerdem pflegt bei gleicher Einstellung ein druckgesteuertes Ventil bei rascher Drucksteigerung bereits bei niedrigerem Druck abzuschalten als bei einer langsamen Drucksteigerung. Ein strömungsabhängiges Ventil hat also Vorzüge.

Bei allen Modifikationen druckgesteuerter Systeme besteht, da das Atem*volumen* bei einer bestimmten Einstellung des Apparates nicht fixiert ist, keine Gewähr dafür, daß die Beatmung ausreicht. Druckgesteuerte Apparate für assistierende oder kontrollierte

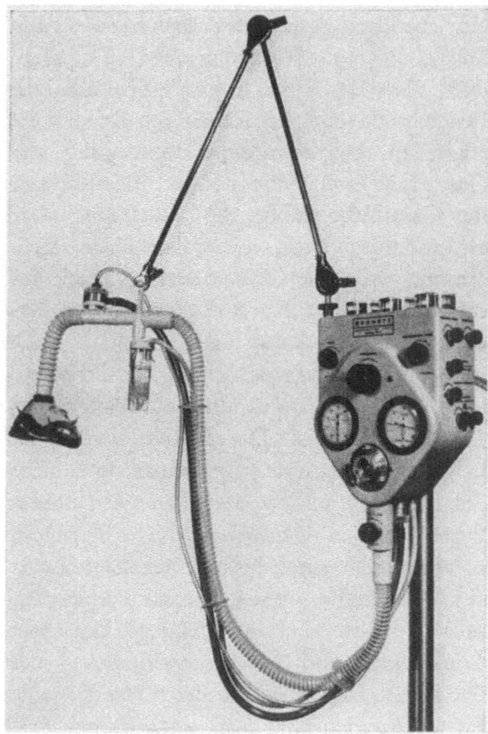

Abb. 29. *Bennett-Respirator*

82

Beatmung eignen sich aber gut für Intoxikationsfälle in der Aufwachphase und für hinfällige Patienten, die zu schwach zur ausreichenden Spontanatmung sind, deren Atmungsorgane jedoch hinsichtlich Compliance und Widerstandsverhältnisse im Normbereich liegen und einigermaßen konstante Werte aufweisen.

2. Volumenabhängige Systeme mit gasdruckgesteuertem Atembalg

Ein in einer Druckkammer untergebrachter Balg läßt sich durch Druckschwankungen in der Druckkammer abwechselnd komprimieren und ausdehnen. Die Druckveränderungen können durch komprimierte Luft oder Sauerstoff aus einem Kompressor oder einer Gasflasche oder auch durch eines der unter Punkt 1 beschriebenen Systeme (z.B. Bird) erfolgen. Ist ein bestimmter Druck außerhalb des Balgs erreicht, schaltet sich der Gasdruck ab und der Balg kann entweder durch eine Feder oder ein Gewicht erweitert und für die nächste Einatmung gefüllt werden. Der Balg wird mit neuem Atemgas gefüllt, sofern die Ausatmung des Patienten frei nach außen erfolgt (halboffenes System), mit der Exspirationsluft des Patienten dagegen, wenn die Atmung im geschlossenen System mit Kohlensäureabsorber und O_2-Zusatz erfolgt. Durch die Wahl des Grenzwertes für die Balgerweiterung kann der Füllungsgrad festgelegt werden, so daß das gewünschte Atemvolumen bei völliger Entleerung des Balges zugeführt wird.

Mit diesem Apparat kann man das *Volumen* eines jeden Atemzuges bestimmen. Dies ist möglich, solange der Druck im Primärkreis, also der Druck, der den Balg zusammenpreßt, größer oder zumindest ebenso groß wie der Druck ist, der sich für das vorgesehene Atemvolumen aus der Compliance und dem Gasstromwiderstand des Patienten ergibt. Wenn die Druckgase nicht in der Lage sind, den auf ein Volumen eingestellten Balg zu entleeren, wird das Atemvolumen schließlich ebenso druckabhängig wie bei den unter Punkt 1 beschriebenen Systemen. Oft sind die nach dem beschriebenen Grundsatz arbeitenden Apparate nicht genügend leistungsstark, um den Insufflationsdruck zu erreichen, der bei der bei manchen schweren Lungenveränderungen auftretenden Verschlechterung vom Compliance und Widerstand erforderlich ist. Wenn der Balg gegen großen Widerstand und niedrige Compliance arbeiten muß, werden außerdem erhebliche Gasmengen im primären Druckkreis zur Balgentleerung verbraucht. Dieser Apparatetyp wird häufig für Narkosen benutzt. Als Beispiel für Respiratoren, die nach dem unter Punkt 2 aufgeführten System arbeiten, sind der Pulmonat von Dräger, der AGA-Spiropulsator und der Bird-Respirator mit besonderem Balgzusatz zu erwähnen.

3. Systeme mit mechanisch beschleunigender Kraft

Die unter 1 und 2 beschriebenen Systeme arbeiten mit einstellbarer konstanter Antriebskraft, unter Punkt 2 wenigstens mit vorgegebener Volumenbestimmung. Man glaubt, daß sie dem Einatmungsgas nicht die geeignete Beschleunigung geben, durch die geringere Gaswirbelbildung und allmähliche Bronchodilatation zu erreichen wäre. Hierdurch würde der Gasstromwiderstand sinken, ein niedriger Insufflationsdruck erforderlich sein und gleichzeitig eine bessere Gasverteilung zustande kommen. Die beschriebenen Systeme besitzen außerdem nicht immer die Genauigkeit und die *Kraftreserven*, die für längerdauernde Beatmung bei pathologisch veränderten Atmungsorganen benötigt werden. Bei zwei schwedischen Respiratorkonstruktionen hat man auf diese Faktoren Rücksicht genommen, nämlich beim Lundia- und beim Engström-Respirator. Ihre Konstruktion ist ganz verschieden, gemeinsam ist jedoch, daß beide durch Elektromotoren angetrieben werden und mechanische Atemfrequenzregulierung besitzen.

Beim *Lundia-Respirator* (Abb. 31) wird die Motorkraft mechanisch auf einen Balg überführt. Eine Exzenterscheibe verwandelt die Rotation der Motorachse in eine vor-

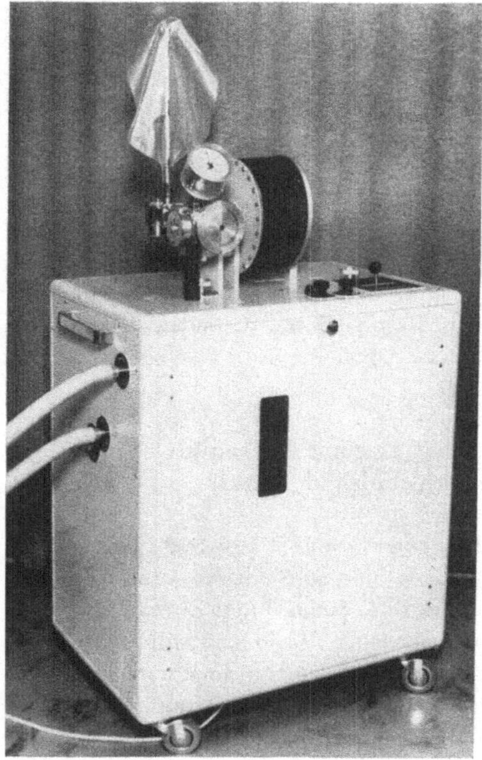

Abb. 31. *Lundia-Respirator*

und rücklaufende Bewegung, die auf den Balg mittels eines auf verschieden große Balgbewegungen einstellbaren Hebelarmsystems überführt wird. Durch entsprechende Ausformung der Exzenterscheibe erfolgt die *Einatmung*, also die Balgentleerung, unter *ansteigender Geschwindigkeit,* wodurch eine *Beschleunigung* des *einströmenden Atmungsgases* eintritt. Nach abgeschlossener Einatmung geschieht die Ausatmung über ein Ventil,

das der Einatmungsdruck während der Einatmung geschlossen hält. Der Balg wird in seine Ausgangslage zurückgeführt und dabei mit frischem Atemgas gefüllt. Die Ausatmung kann durch ein regulierbares von einer elektrischen Vakuumpumpe auf der Ausatmungsseite geschaffenes Vakuum erleichtert werden. Ein einstellbares *Sicherheitsventil* auf der Einatmungsseite begrenzt den Insufflationsdruck auf höchstens 60 bis 80 cm Wasser und setzt dadurch die Gefahr der Lungenverletzungen durch zu hohen Druck herab. Das Atemvolumen wird durch Änderung von Füllungs- und Entleerungsgrad des Balgs bestimmt. Der Lundia-Respirator kann also eine akzelerierte Einatmung vollziehen, das Atemvolumen läßt sich festlegen und die Ausatmung durch negativen Druck in der Ausatmungsphase wirksamer vollziehen. Dabei ist das Gerät für Langzeitbehandlung genügend betriebssicher. Bei Verschlechterung von Compliance und Widerstand kann zur ausreichenden Beatmung ein Insufflationsdruck von bis zu 60—80 cm H_2O erforderlich sein. Erst bei diesem Druck erfolgt ein Gasauslaß, wobei die Einatmung nicht mehr mit festgelegtem Volumen erfolgt. Bei hohem Insufflationsdruck gibt es jedoch beim Lundia-Respirator ebenso wie bei anderen Respiratorsystemen einen Unsicherheitsfaktor, nämlich den *Kompressionsverlust im System.* Je größer das Volumen ist, das ein Respiratorsystem enthält und je höher der Insufflationsdruck ansteigt, desto mehr wird dem Patienten von dem am Apparat eingestellten Atemvolumen durch Kompression des Atemgases im Apparat vorenthalten. Um dem Patienten ein angemessenes Atemvolumen verabreichen zu können, muß man diese Kompressibilität berechnen und die Einstellung der Gasaufnahme am Apparat entsprechend erhöhen. Das ist besonders bei hohem Insufflationsdruck und bei Respiratorbehandlung von kleinen Kindern wichtig, bei denen der Kompressionsverlust das eigentliche Atemvolumen um ein Mehrfaches übersteigen kann. Die Berechnung des *Kompressionsverlustes* kann beim Lundia-Respirator schwer sein, da die Kompressibilität des Apparates mit der Atemvolumeneinstellung schwankt, welche teilweise durch Veränderung der Balgentleerung zustande kommt. Es bleibt also im Balg ein mit der Atemvolumeneinstellung wechselndes Restvolumen am Ende der Insufflationsphase zurück, wodurch sich die Kompressibilität des Systems ändert.

Wenn dagegen der Balg trotz unterschiedlicher Atemvolumeneinstellung am Ende der Insufflationsphase — also unabhängig von der Volumenabgabe — immer entleert werden würde, wäre die Kompressibilität des Systems immer die gleiche, nämlich abhängig vom konstanten Rauminhalt, von Schläuchen und anderen Hohlräumen. Dann ließen sich die Kompressionsverluste leichter berechnen und kompensatorische Zulagen geben.

Der erwähnte Nachteil beim Lundia-Respirator ist beim *Engström-Respirator* beseitigt worden. Hier geschieht die Volumeneinstellung durch Änderung der Balgfüllung. Der Balg wird bei der Einatmung ganz entleert. Eine Wasserdichtung und ein Sicherheitsventil ermöglichen Insufflationsdrucke bis zu 70 cmH$_2$O. Die Entleerung des Balgs erfolgt nicht direkt mechanisch, sondern dadurch, daß ein motorgetriebener, in einem Zylinder vor- und zurücklaufender Kolben Druckluft erzeugt, die in die den Balg enthaltende Kammer geleitet wird. Da der Druck außerhalb des Balgs größer ist als der Druck, der durch die Kompression des Balgs in den Einatmungsschläuchen und im Luftwegsystem des Patienten entsteht, ist sichergestellt, daß der gesamte, genau dosierte Gasinhalt des Balgs entleert wird. Der Kompressionsverlust im Apparat läßt sich daher exakt berechnen. Wenn man diesen Verlust von dem festgelegten Balgvolumen abrechnet, läßt sich das Atemvolumen des Patienten genau feststellen. *Die Beatmung kann also volumenmäßig bestimmt und von Compliance und*

Strömungswiderstand unabhängig gemacht werden. Der Apparat baut in Abhängigkeit von den drei Faktoren Strömungswiderstand, eingestelltes Volumen und Compliance den Druck bis zur Höhe von 70 cmH$_2$O auf (der Sicherheitsauslaß kann jedoch in Ausnahmefällen ganz verschlossen und dann ein Respiratordruck bis über 100 cmH$_2$O erzielt werden).

Unter Verwendung der Abb. 32 und der schematischen Zeichnung Abb. 33 wird nachfolgend die Konstruktion und Funktionsweise des Engström-Respirators näher beschrieben.

4. Konstruktion des Engström-Respirators

Der Respirator besteht aus zwei getrennten Systemen, einem *Antriebssystem* und einem *Patientensystem*. Das Antriebssystem setzt durch einen Elektromotor mit stufenlosem Geschwindigkeitsregler über eine Antriebsachse und ein Gelenkstück den Kolben im Zylinder des Antriebssystems (4) in vor- und rückläufige Bewegung. Hauptbestandteile des Antriebssystems sind der Motor, die Antriebsübertragung, der Zylinder mit Kolben, die Druckkammer (33) und die Unterdruckanlage (9) für den Ausatmungsvorgang. Motor, Kraftübertragung und Zylinder sind im Untergestell des Apparates untergebracht und nach Entfernung der Rückwand zur Inspektion zugänglich (Abb. 34). Die Leistung des Antriebssystems kann mit Schaltern und Meßinstrumenten auf der vorderen Abdeckplatte des Apparates reguliert und abgelesen werden (1, 2, 3, 10, 11, 12 u. 29). Zum Patientenkreis gehört der Atmungsbalg (5) mit Einlaß für Luft (14) oder andere Gase (20), Wasserschloß und Sicherheitsventil (21, 41), Ventilgehäuse (32) mit insufflationsdruckgesteuertem Ausatmungsventil (17), elektrisch erwärmtem Befeuchtungsaggregat (44), Patientanschlußschläuchen (24, 25), Präzi-

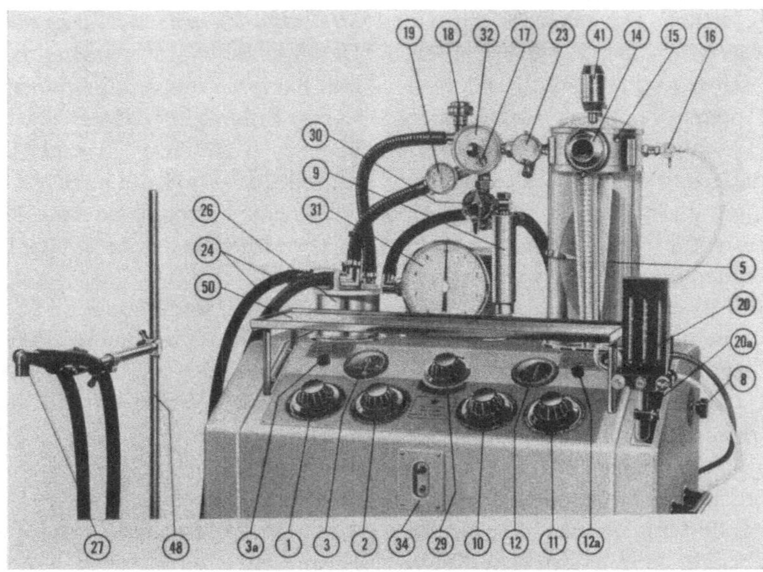

Abb. 32. *Vorderansicht des Engström-Respirators.* Erläuterung der einzelnen Ziffern im Text

sionsmanometer (19), Ausatmungsrohr an der Absauganlage des Antriebssystems (9) — genannt „Venturi"-Düse nach einem italienischen Physiker dieses Namens — und Umschalthahn (30), mit dem ein Gasstrommesser (31) eingeschaltet oder die Ausatmung verlangsamt werden kann. Der Atmungsbalg für manuelle Anwendung kann an einen Umschalthahn angeschlossen werden (23). Spontane Einatmung kann über ein besonderes Ventil (18) erfolgen.

5. Arbeitsweise des Engström-Respirators

Durch Bewegung des Kolbens nach links entsteht ein Unterdruck im rechten Teil des Zylinders (4) und in der den Atmungsbalg (5) umgebenden Druckkammer (33) und es strömt Luft oder Gas durch den Lufteinlaß (14) oder die Rotameter (20) in den Balg ein. Im linken Teil des Zylinders wird gleichzeitig ein Überdruck geschaffen, der einen kräftigen Luftstrom vor der Mündung des Ausatemrohres in der Absauganlage (9)

verursacht. Vor der Mündung des Ausatemrohres entsteht dadurch ein gewisser Unterdruck in Abhängigkeit von der Stärke des Luftstroms. Der Unterdruck verstärkt die Ausatmung über das Ausatemventil (17), das der Insufflationsdruck in dieser Phase nicht mehr verschließt. Unmittelbar bevor der Kolben umkehrt, hört dieser Venturi-Effekt auf. Während der Bewegung des Kolbens nach rechts erhöht sich der Druck um den Atmungsbalg (5), der sich infolgedessen entleert. Das aus dem Balg kommende Gas wird am Wasserschloß (21) vorbeigeführt, in dem ein Höhenunterschied zwischen den Wasserflächen im Zentralrohr und in dem konischen Behälter auftritt. Wenn der Druck im Wasserschloß die maximale Höhe erreicht hat, wird ein Teil des Gases aus dem Balg aus der unteren Öffnung des Zentralrohres im Wasserschloß abgeblasen. Das Wasserschloß ist also eine Art Sicherheitsventil, das sich öffnet, wenn der Gasdruck dem Niveauunterschied zwischen der unteren Öffnung des Zentralrohres und der Wasseroberfläche im konischen Behälter des Wasserschlosses entspricht.

86

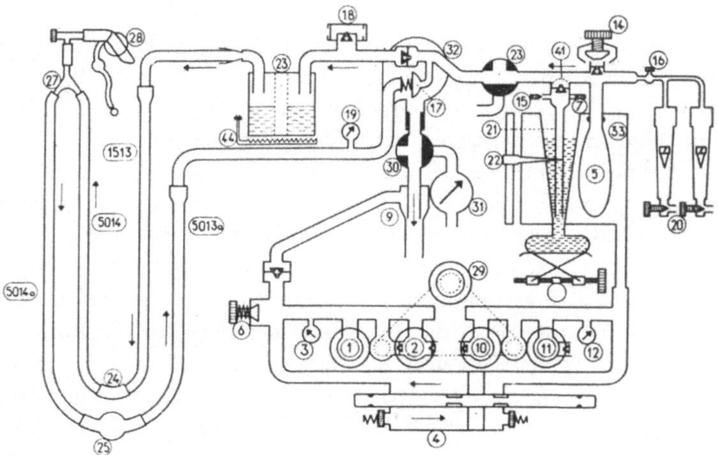

Abb. 33. Schematische *Darstellung des Funktionsablaufes im Engström-Respirator*. Einzelheiten siehe Text. Bezifferung wie in Abb. 32

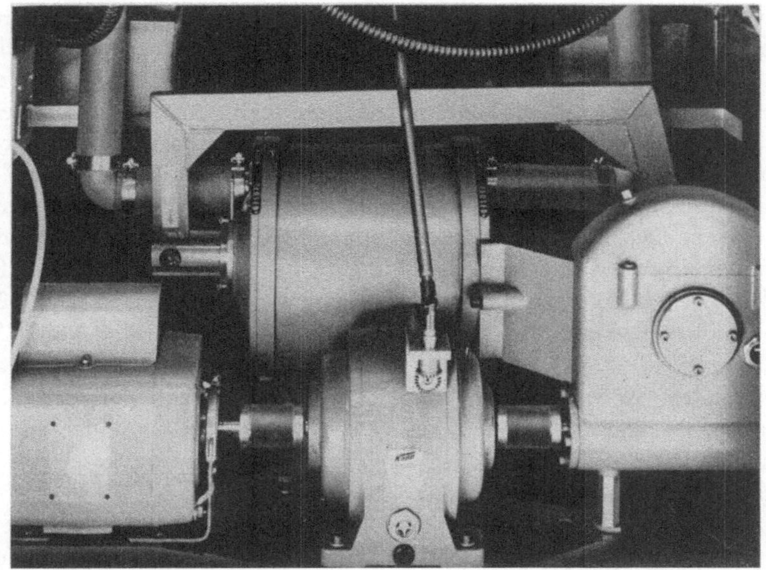

Abb. 34. *Blick in das Motorgehäuse des Engström-Respirators*. Links unten ist der Elektromotor sichtbar, in der Mitte der Geschwindigkeitsregler und rechts die Transmissionskupplung. Diese vollführt die Kraftübertragung auf den Kolben in dem in Bildmitte sichtbaren Zylinder

Auf dem Wege zum Patienten strömt das Gas durch das Ventilgehäuse (32). Der Gasdruck hält das Ausatemventil (17) verschlossen, so daß das Gas nur am Ventil (18) vorbei und durch das Befeuchtungsaggregat (26) zum Tracheostoma oder in den Trachealtubus (28) kommen kann, wobei die Einatmung erfolgt.

Wenn der Atmungsbalg einem genügend kräftigen Entleerungsdruck ausgesetzt ist, hat er sich entleert, bevor der Kolben seine Bewegung im Zylinder (4) nach rechts ganz abgeschlossen hat. Danach wird dem Patienten kein Gas mehr zugeführt, sondern dies kann sich innerhalb eines Zeitraumes von einigen Zehntel Sekunden in den Lungen des Patienten verteilen. Die Länge dieses Zeitraumes hängt davon ab, wie schnell der Entleerungsdruck den Atmungsbalg entleeren konnte. Diese „Gasverteilungsperiode" wird abgeschlossen, wenn ein Drittel der Zeit eines Atemzuges (Einatmung + Ausatmung) verflossen ist. Dies geschieht dadurch, daß der Überdruck auf den Atmungsbalg zu diesem Zeitpunkt durch ein Ventil im Kolbengestänge abgelassen wird. Der Druck auf das Ausatemventil (17) wird damit aufgehoben und es setzt eine passive Ausatmung ein. Die Ausatmung beginnt also, bevor der Kolben seine Bewegung nach rechts, bei der zuerst die Einatmung durch Entleerung des Atmungsbalgs erfolgte, beendet hat. Sobald der Kolben gewendet hat, kann die passive Ausatmung, die kurz vorher eingesetzt hat, durch den oben beschriebenen „Venturi-Effekt" verstärkt werden, den die Kolbenbewegung nach links zustande bringt. Bei dieser schonend beschleunigten Ausatmung ist die Gefahr des Kollabierens der kleineren Verzweigungen in den Atemwegen geringer als bei abruptem Einsetzen eines stark negativen Drucks. Bei der Kolbenbewegung nach links füllt sich der Atmungsbalg für den nächsten Atemzug.

Der geschilderte Ablauf läßt sich mit den Steuerorganen und Meßgeräten des Respirators in verschiedener Weise regulieren. Es lassen sich einstellen:

a) Füllung des Atmungsballons

Da der Balg bei jeder Einatmung ganz entleert werden soll, entspricht die bei Einatmungsbeginn im Balg befindliche Gasmenge dem vorgesehenen Atemvolumen. Es ist also wichtig, die Balgfüllung einstellen zu können. Wenn der Respirator nur Luft abgeben soll, gibt es zwei Möglichkeiten für eine Änderung der Balgfüllung. Einmal kann man mit einem Einstellknopf (10) eine Öffnung verändern, wodurch die Höhe des Unterdrucks außerhalb des Atembalgs bei der Kolben-

bewegung nach links beeinflußt und eine unterschiedliche Balgfüllung veranlaßt wird. Andererseits läßt sich die Lufteinlaßöffnung des Balgs durch ein Luftdosierventil (14) verstellen. Um die Füllmenge ausschließlich mit dem Luftdosierventil regulieren zu können, muß man, damit dessen Literskala zutreffend ist, die zuerst genannte Einstellmöglichkeit unberücksichtigt lassen, d.h. darauf achten, daß der Unterdruck außerhalb des Balgs in der Füllungsphase einen festen Wert erreicht. Nimmt der Unterdruck zu, wird mehr Luft in den Balg eingesaugt, wird er geringer, bekommt der Balg bei gleicher Einstellung des Luftdosierventils (14) weniger Luft. Die Literskala stimmt nur dann, wenn man mit dem Einstellknopf (10) den Unterdruck so reguliert, daß der Zeiger am Manometer (12) nach links genau bis zur roten Marke ausschlägt. Der Einstellknopf trägt daher den Hinweis „adjust exactly to the red mark". Damit die Skala am Luftdosierventil stimmt, muß das Ventil so sauber sein, daß der Lufteintritt nicht durch Verunreinigungen behindert wird. Auch wenn der Balg nicht mit Luft, sondern mit Gas aus den Rotametern (20) gefüllt wird, ist die Füllmenge vom Unterdruck außerhalb des Balgs abhängig, wenn auch dies dabei nicht von gleicher Bedeutung ist.

b) Zusammensetzung des Beatmungsgases

Der Beatmungsbalg kann nur mit Luft über das Luftdosierventil (14) oder nur mit O_2 (für Narkose O_2/Lachgas) über die Rotameter (20) oder auf beiden Wegen mit einem Gasgemisch gefüllt werden. Um den Zufluß einer bestimmten Luftmenge bei Benutzung beider Wege zu erreichen, muß das Luftdosierventil etwas stärker geöffnet werden, als wenn keine Gasaufnahme aus den Rotametern erfolgt. Dies beruht darauf, daß der Unterdruck im Balg in gewissem Umfang durch das Einströmen von Gas aus den Rotametern ausgeglichen wird. Die Skala des Luftdosierventils muß dann anders abgelesen werden, als wenn nur Luft verwendet wird („oxygen in use" oder „air only").

c) Entleerungsdruck

Die Entleerung des Balgs kann dadurch verändert werden, daß man den Druck im Kraftsystem entsprechend variiert. Die Höhe der Druckminderung kann mit einem Druckregulator (11) bestimmt werden, und man kann den gewünschten Druck auf Grund des Zeigerausschlags nach rechts am Manometer (12) einstellen. An diesem Manometer läßt sich also der Druck rechts von dem im Zylinder (4) laufenden Kolben ablesen, und zwar sowohl der negative Druck während der Füllung des Atembalgs (s. oben) als auch der positive bei seiner Entleerung. Der Entleerungsdruck soll um ca. 25—30 cmH₂O den Druck im Patientenkreis übersteigen, damit eine vollständige Entleerung des Atembalgs sichergestellt ist. Der Druck im Patientenkreis entsteht beim Hineinpressen des im Atembalg befindlichen Gases in die Luftwege des Patienten. Er läßt sich an einem Präzisionsmanometer (19) ablesen.

In der Entleerungsphase ist der Druck im Patientenkreis höher als nach völliger Entleerung des Balgs, da der Anfangsdruck sowohl den Strömungswiderstand als auch die Compliance überwinden muß (peak pressure). Der Enddruck im Patientenkreis ist, wenn der Balg für einige Zehntelsekunden ganz zusammengepreßt war, geringer, denn er beruht dann nur auf der Compliance. Ein zu niedriger Entleerungsdruck vermag den Ballon nicht ganz zu entleeren, das vorgesehene Atemvolumen wird dann nicht erreicht. Je höher der Entleerungsdruck ist, desto früher wird der Atembalg in der Einatmungsphase entleert, desto höher wird der Initialdruck im Patientenkreis, da der Gasstromwiderstand bei größerem Durchfluß einen höheren Druck erfordert, und desto mehr Zeit steht für die Gasverteilung in den Lungen bis zum Beginn der passiven Aus-

atmungsphase zur Verfügung, wenn ein Drittel der Zeit für einen vollen Atemzug abgelaufen ist. Bei einem unnötig hohen Entleerungsdruck kann der Initialdruck im Patientenkreis so hoch werden, daß ein Teil des eingestellten Volumens im Wasserschloß verloren geht oder bei dessen Blockierung eine solche Höhe erreicht, daß die Atmungsorgane zu viel belastet werden oder der Kreislauf des Patienten unter dem zu hohen intrathorakalen Druck leidet.

d) Wasserschloß (21)

Die Höhe des Wasserniveaus über der unteren Mündung des Zentralrohres entscheidet darüber, bei welchem Druck ein Teil des aus dem Atembalg kommenden Gases abgeblasen wird. Maximal kann sie 35 cmH₂O betragen, jedoch läßt sich die Niveauhöhe mit einem Einstellknopf (8) an der rechten Schmalseite des Respirators verändern. Bei pathologischer Compliance und erhöhten Widerstandsverhältnissen kann es sein, daß der Insufflationsdruck im Patientenkreis 35 cmH₂O übersteigen muß, um ein ausreichendes Beatmungsvolumen zu erreichen. Früher war man in solchen Fällen gezwungen, das Wasserschloß ganz mit einem drehbaren röhrenförmigen Pfropfen (41) zu blockieren. Das Wasserschloß wird ausgeschaltet, wenn man den Pfropfen so einsetzt, daß die Aufschrift „danger" nach oben zeigt. Damit kann man den Insufflationsdruck auf über 35 cmH₂O ansteigen lassen, gleichzeitig aber besteht eine erhebliche Gefahr für den Patienten dann, wenn das Atemgas ganz oder teilweise aus Gasbehältern entnommen wird und der Entleerungsdruck auf den Atembalg nicht bei jeder Einatmung zur Entleerung führt. Der Balg wird dann immer mehr aufgeblasen, schließlich gegen die Wände der Druckkammer gepreßt und der Druck im Patientenkreis steigt so stark, daß Schäden an den Atemorganen des Patienten auftreten können, wenn nicht im Patientenkreis schnell eine Druckentlastung erfolgt (Abschalten am Trachealtubus oder Trachealkanüle). In den letzten Jahren ist bei den Respiratormodellen der Blockierungspfropf (41) gegen ein federbelastetes, sog. „pop-off"-Ventil (Abb. 35) ausgetauscht worden. Zur einen Seite gedreht erhöht es den 35 cmH$_2$O betragenden Sicherheitsdruck des Wasserschlosses um weitere 35 cmH$_2$O, so daß der Sicherheitsdruck zusammen 70 cmH$_2$O erreicht. Ein Druck von

turi" gebracht wird. Dabei nutzt man den positiven Druck im Zylinder (4) bei der Kolbenbewegung nach rechts dazu aus, den vakuumbildenden Luftstrom an der Mündung des Ausatmungsrohrs im Venturi-Aggregat (9) hervorzurufen. Wenn der Umschaltknopf (2) in anderer Stellung ist, kann statt dessen der Druckwechsel im linken Abschnitt des Zylinders bei der Bewegung des Kolbens zur sogenannten Kammerbeatmung

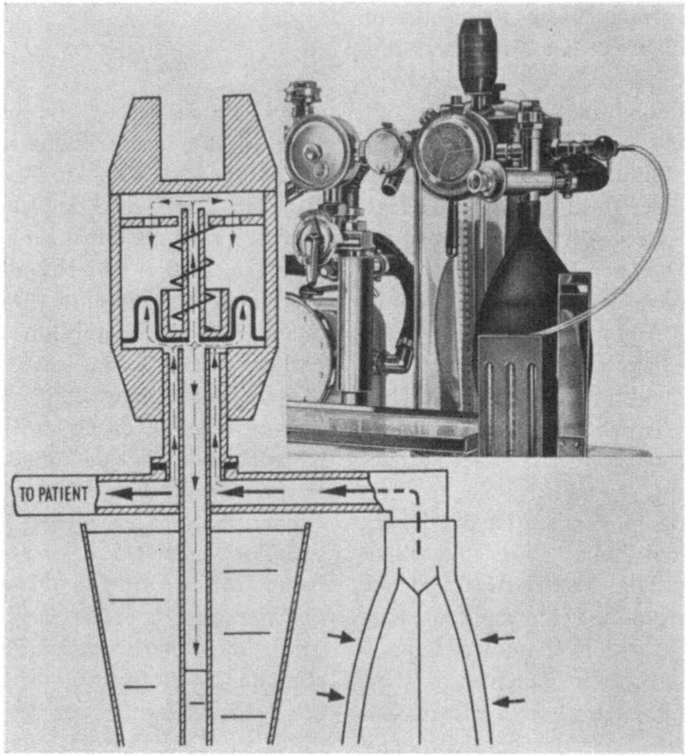

Abb. 35. „*Pop-off*"-*Ventil*. Dreht man dieses Ventil um 180 Grad (danger), so wird der Sicherheitsdruck des Wasserschlosses von 35 cm H$_2$O um einen zusätzlichen Druck von 35 cm H$_2$O erweitert, so daß der Sicherheitsdruck insgesamt 70 cm H$_2$O beträgt. Wird das Ventil in seine ursprüngliche Stellung gebracht, ist es außer Funktion, die Wasserdichtung funktioniert wie gewöhnlich

70 cmH$_2$O genügt auch bei stark pathologischen Compliance- und Widerstandsverhältnissen zur ausreichenden Beatmung.

e) „Venturi"-Effekt

Eingeschaltet wird er dadurch, daß der Umschaltknopf (2) in die Stellung „Venturi" gebracht wird. Dadurch, daß man am Einstellknopf (1) den Auslaß verändert, kann der den Venturi-

(Druckwechsel in einem festen den Thorax einschließenden Behälter, sog. Küraß) ausgenutzt werden. Sie findet jetzt kaum noch Anwendung. Der Schalter (2) sollte also *immer* in der Stellung „Venturi" stehen.

Effekt auslösende Druck modifiziert werden.
Auf diese Weise bekommt der negative Aus-
atmungsdruck die gewünschte Größe.
Druckveränderungen links vom Zylinder-
kolben (4) können am Manometer (3) abgelesen werden.

f) Frequenz

Die Frequenz wird mit einem stufenlosen
Drehzahlwähler verändert, der mit einem
Knopf (29) bedient wird. Änderungen der
Frequenz dürfen *nur bei laufendem* Apparat
erfolgen. Es können Frequenzen zwischen
10 und 30 Atemzügen pro Minute eingestellt werden. Je niedriger man die Frequenz
wählt, desto geringer werden die Verluste
durch den „toten Raum" des Patienten und
desto mehr Zeit steht pro Atemzug zur
Verteilung des insufflierten Gases in den
Lungen zur Verfügung, besonders dann,
wenn die Balgentleerung schnell erfolgt
(hoher Entleerungsdruck). Jeder Atemzug
wird jedoch bei Einstellung des gleichen
Minutenvolumens am Luft- und Gaseinlaß
des Respirators bei niedriger Frequenz

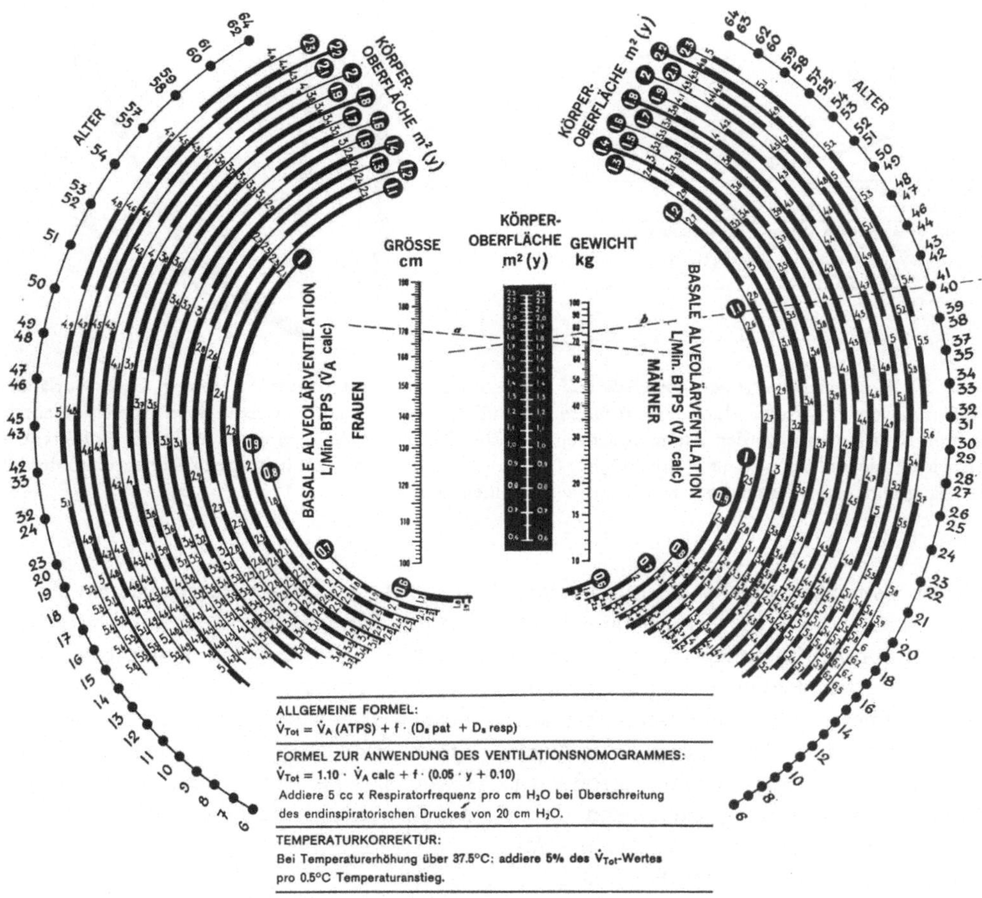

Abb. 36. *Atmungsnomogramm für Erwachsene und Kinder* nach P. Herzog und C.-G. Engström. Die Gebrauchs-
anweisung ist auf dem Nomogramm abgedruckt. Die Autoren empfehlen, ein etwas größeres Ventilationsvolumen zu verwenden als aus den Berechnungen hervorgeht, wenn bei den Patienten Abweichungen von
den normalen Kreislauf- und Ventilationsverhältnissen vorliegen, wie z. B. bei Asthma, Emphysem, Atelektasen, Herzkrankheiten usw. Für Kinder und Säuglinge siehe Nomogramme in Abb. 37 und 38

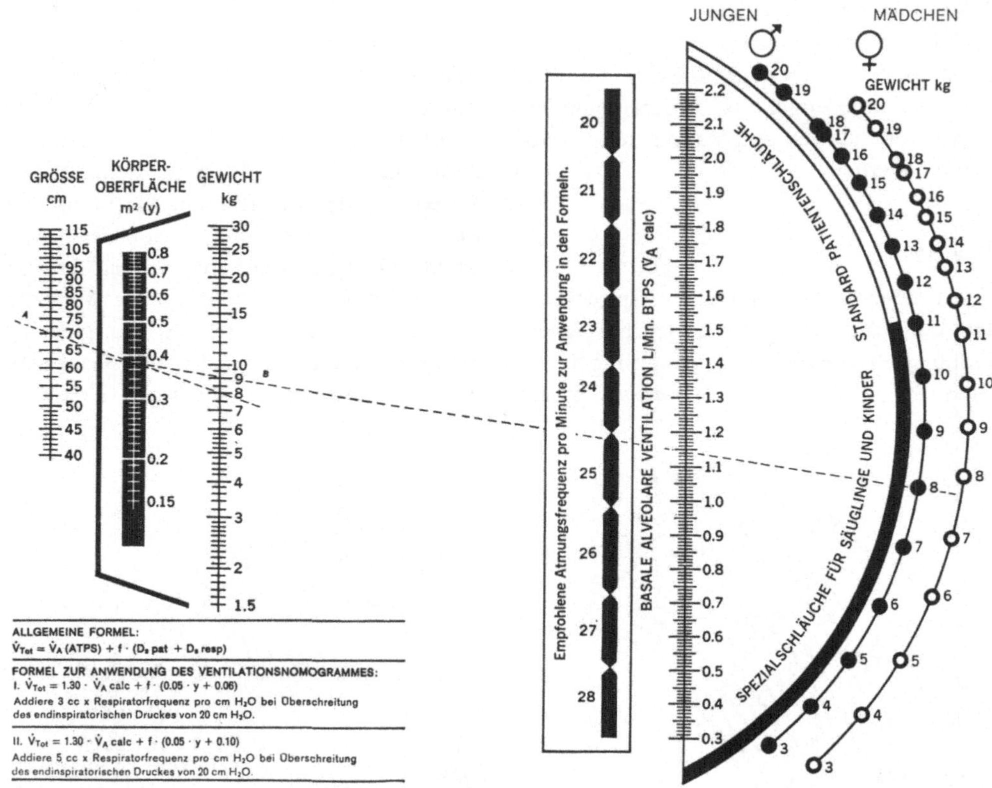

Abb. 37. *Ventilationsnomogramm für Kinder und Säuglinge* nach C.-G. Engström, P. Herzog, O. P. Norlander und A. Swensson. Anwendung entsprechend den auf dem Nomogramm abgedruckten Anweisungen. In diesem Nomogramm werden Atemfrequenzen von über 20 für Säuglinge empfohlen. In der einführenden Arbeit zu seinem Nomogramm (Abb. 38) hat L. Okmian auf den Wert von niedrigen Frequenzen (unter 20) bei Säuglingen zur Vermeidung von Atelektasen hingewiesen

größer als bei hoher. Dies erfordert seinerseits einen höheren Insufflationsdruck. Sind dann noch Compliance und Gasstromwiderstand des Patienten ungünstig, kann eine angemessene Beatmung schwierig sein, wenn man eine allzu niedrige Frequenz wählt und das Atemzugvolumen groß wird. Eine bessere Beatmung kann dann durch Frequenzerhöhung mit Verteilung des Minutenvolumens in kleinere Portionen, die einen niedrigeren Insufflationsdruck benötigen, erreicht werden. Dabei muß man u. U. die Luft- und Gasaufnahme des Respirators erhöhen, um den „toten Raum" des Patienten, dessen Einfluß mit der Frequenz ansteigt (s. S. 57), zu kompensieren. Dieser Verlust kann in gewissem Umfang jedoch durch einen geringeren Kompressionsverlust im Respirator aufgewogen werden, da kleinere Atemzüge geringeren Insufflationsdruck erfordern. Im allgemeinen ist eine Frequenz zwischen 16 und 20 Atemzügen pro Minute zweckmäßig.

g) Der kompressible Raum im Respirator

Das in den Rohrleitungen, Schläuchen, Ventilen und im Befeuchter sowie in anderen Hohlräumen des Respirators befindliche Gas ist begreiflicherweise kompressibel.

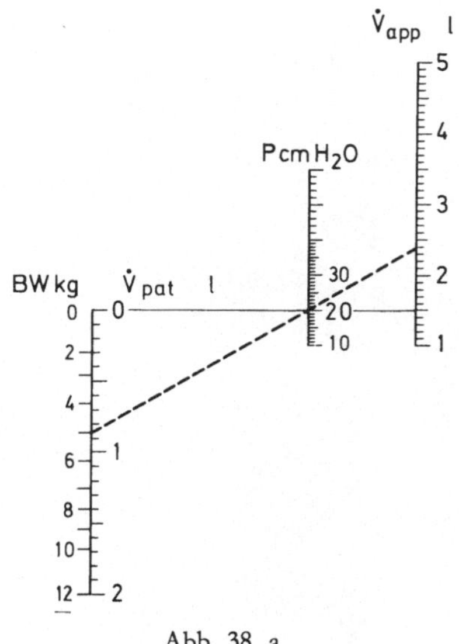

Abb. 38. a

Gew.	$\dot V_A$	V_D	V_T für wachen Patienten		
g	ml/min	ml	f = 20	f = 25	f = 30
1000	97	1,1	5,9	5,0	4,3
1200	135	1,5	8,2	6,9	6,0
1400	173	1,9	10,5	8,8	7,6
1600	212	2,3	12,9	10,7	9,3
1800	250	2,7	15,2	12,7	11,0
2000	289	3,1	17,5	14,6	12,7
2200	327	3,4	19,8	16,5	14,3
2400	365	3,8	22,1	18,4	16,0
2600	404	4,2	24,4	20,4	17,7
2800	442	4,6	26,7	22,3	19,3
3000	480	5,0	29,0	24,2	21,0
3200	519	5,4	31,4	26,2	22,7
3400	557	5,8	33,6	28,1	24,4
3600	595	6,2	35,9	30,0	26,0
3800	634	6,6	38,3	31,9	27,7
4000	672	7,0	40,6	33,9	29,4

Abb. 38. b

Abb. 38. a *Ventilationsnomogramm für Kinder* nach L. Okmian. Die gestrichelte Linie zeigt, wie man direkt aus dem Nomogramm die Atemluftmenge ($\dot V$app [l]) ablesen kann. Sie ist für eine Atemfrequenz von 20 Atemzügen/min für einen Säugling mit einem Körpergewicht von 5 kg (BW [kg]) und einem berechneten Insufflationsdruck von 20 cm Wasser (P [cm H₂O]) eingezeichnet. Die niedrige Frequenz wurde gewählt, um auf Grund größerer Insufflationsmengen Atelektasen zu vermeiden

b *Tabelle der Ventilationsvolumina bei Neugeborenen.* Gew. = Körpergewicht, $\dot V_A$ = Alveolareventilation, V_D = schädlicher Raum, V_T = Atemzugvolumen, f = Atemfrequenz (Atemzüge pro Minute). Nach H. Feychting (Opuscula medica 1956, Bd. I, S. 18), modifiziert nach Nelson et al. (Pediatrics 1962, Bd. 30, S. 963)

Durch jede Druckerhöhung um 1 cmH₂O erhält eine zusätzliche Gasmenge von 3 bis 5 ml in diesen Räumen Platz. Die Kompressibilität — „die spezifische Kompression" — beträgt also 3—5 ml/cmH₂O. Bei einem Insufflationsdruck von beispielsweise 20 cm H₂O werden also 60—100 ml Gas zusätzlich vom Respirator aufgenommen. Dieser „Kompressionsverlust" wird dem Patienten bei jedem Atemzug vorenthalten. Von der auf dem Respirator eingestellten Gasaufnahme erreicht also — bei einer Frequenz von 20 Atemzügen pro Minute — der Kompressionsverlust pro Minute von 1200 bis 2000 ml niemals den Patienten. Der Kompressionsverlust spielt besonders dann, wenn ein hoher Insufflationsdruck erforderlich ist und bei kleinen Kindern, bei denen das Atemvolumen gering ist, eine große

Rolle. Die Kompressibilität schwankt u.a. mit dem Durchmesser der Patientenanschlüsse und der Höhe des Wasserspiegels im Befeuchtungsaggregat. Sie läßt sich ziemlich leicht für jeden einzelnen Apparat auf folgende Weise bestimmen: Bevor der Patient angeschlossen wird, verschließt man mit dem Daumen das Patientenanschlußstück der Respiratorschläuche und läßt den Respirator bei einer Frequenz von 25 Kompressionen pro Minute soviel Gas aufnehmen, daß der Druck im Respirator, gemessen am Präzisionsmanometer (19) oder dem Wasserschloß (21), 20 cmH₂O beträgt. Man mißt den Ausstoß über die Gasuhr (31) in einer bestimmten Zeitspanne (am besten 2 min). Der Respirator hat dann 50 Kompressionen ausgeführt. Wenn die Gasuhr dabei einen Ausstoß von 3500 ml anzeigt, beträgt die Kompressibili-

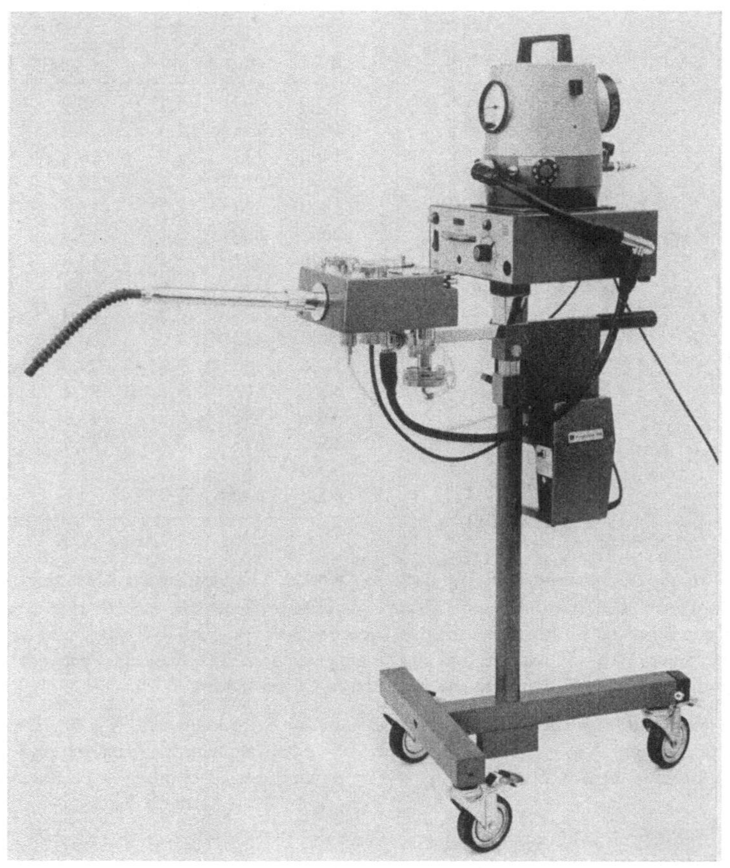

Abb. 39. a Assistor 644. b Funktionsschema. Über das Absperrventil (1) wird Sauerstoff oder Druckluft mit einem Vordruck von 2—10 atü dem Gerät zugeführt und im Druckminderer (2) auf einen niedrigeren Arbeitsdruck entspannt. Der Triggerimpuls des Patienten gelangt über das T-Stück (44) zur Membrandose (60) des eingeschalteten E-Timers. Die Kontrolleuchte (67) zeigt an, ob der E-Timer elektrisch eingeschaltet ist. Die Triggerempfindlichkeit ist mit Zeiger (65) mittels Triggerverstellung (66) von 1—20 mm H_2O einstellbar. Die Membrandose (60) überträgt den Unterdruckimpuls des Patienten über das Meßwerk (61) auf den Zeiger (64) (Einatemimpulsanzeige). Wenn dabei der kontaktlose Schalter (62) mit der Metallfahne (63), die fest mit dem Zeiger (64) verbunden ist, erreicht wird, erfolgt ein elektrischer Impuls auf die Elektronik (38), die ihrerseits den Magnet (40) ansteuert, der den Faltenbalg (42) auseinanderzieht, dadurch den Patientenimpuls verstärkt und über Ventil (20) und Membran (18) das A—Z-Ventil (3) öffnet. Dadurch wird Sauerstoff oder Druckluft über Ventil (3) in die Steuerleitung (4) strömen, das Entlüftungsventil (5) schließen, das Steuerrelais (6) öffnen und damit den Injektor (7) antreiben, der zusätzlich über das Bakterienfilter (21) Außenluft ansaugt. Das vom Injektor (7) geförderte Gasgemisch strömt in den Raum (9) des Gerätes über den Verbindungsschlauch (10), Einatemventil (52), Doppelrohr (27) und Faltenschlauch (46) zum Patienten. Der ansteigende Beatmungsdruck kann am Atemdruckmesser (51) abgelesen werden. Die Einatemgeschwindigkeit wird am Flowdrehknopf (14) eingestellt. Bei Bedarf kann über Ventil (23) zusätzlich Luft von außen angesaugt werden. Der gewünschte Beatmungsdruck wird am Drehknopf (15) eingestellt. Der während der Einatmung im Innenraum (9) ansteigende Druck belastet die Membran (16), bis sie in der Lage ist, über das Hebelwerk die Kraft der mit dem Drehknopf (15) gespannten Feder zu überwinden, wodurch das Ventil (17) geöffnet wird. Durch das unter die Membran (18) strömende Gas wird nunmehr — über das Hebelwerk und eine Zugdruckfeder — das A—Z-Ventil (3) geschlossen und gleichzeitig das Steuerdruck-Entlüftungsventil (19) geöffnet. Damit wird das Steuerrelais (6) geschlossen, Injektor (7) stillgesetzt, das Entlüftungsventil (5) geöffnet und die Steuerleitung (59) entlüftet, so daß der Patient

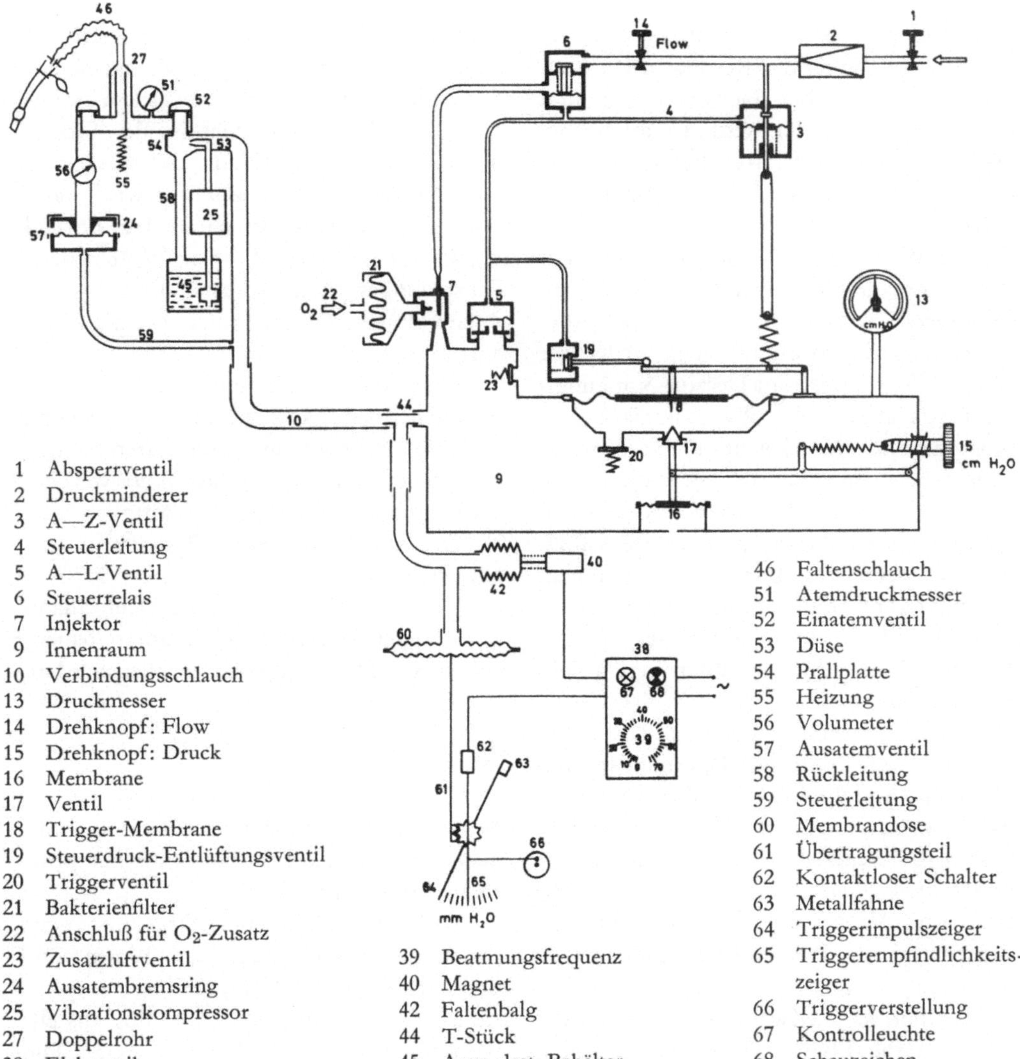

1	Absperrventil		46	Faltenschlauch
2	Druckminderer		51	Atemdruckmesser
3	A—Z-Ventil		52	Einatemventil
4	Steuerleitung		53	Düse
5	A—L-Ventil		54	Prallplatte
6	Steuerrelais		55	Heizung
7	Injektor		56	Volumeter
9	Innenraum		57	Ausatemventil
10	Verbindungsschlauch		58	Rückleitung
13	Druckmesser		59	Steuerleitung
14	Drehknopf: Flow		60	Membrandose
15	Drehknopf: Druck		61	Übertragungsteil
16	Membrane		62	Kontaktloser Schalter
17	Ventil		63	Metallfahne
18	Trigger-Membrane		64	Triggerimpulszeiger
19	Steuerdruck-Entlüftungsventil		65	Triggerempfindlichkeitszeiger
20	Triggerventil		66	Triggerverstellung
21	Bakterienfilter		67	Kontrolleuchte
22	Anschluß für O$_2$-Zusatz		68	Schauzeichen
23	Zusatzluftventil			
24	Ausatembremsring	39	Beatmungsfrequenz	
25	Vibrationskompressor	40	Magnet	
27	Doppelrohr	42	Faltenbalg	
38	Elektronik	44	T-Stück	
		45	Aqua dest.-Behälter	

über das Volumeter (56) und das Ausatemventil (57) ins Freie ausatmen kann. Das Ausatemventil (57) besitzt einen verstellbaren Ring (24), durch den der Ausatemwiderstand verändert werden kann. Die Frequenz ist mit Drehknopf (39) einstellbar. Auf Stellung 0 kann der Magnet (40) nur vom Patienten angesteuert werden (wie oben beschrieben). Auf Stellung 8 — 70/min — kann der Magnet (40) sowohl durch den Patienten (assistierende Beatmung) als auch durch die Elektronik automatisch (kontrollierte Beatmung) mit der eingestellten Frequenz angesteuert werden. Das Schauzeichen (68) zeigt an, ob assistierende oder kontrollierte Beatmung vorliegt. Zur Anfeuchtung der Inspirationsluft wird durch den Vibrationskompressor (25) destilliertes Wasser aus dem Aqua dest.-Behälter (45) angesaugt und durch die Düse (53) gedrückt. Der aus der Düse (53) austretende Wasserstrahl trifft mit hoher Geschwindigkeit auf die Prallplatte (54) und erzeugt dort die zur Anfeuchtung notwendigen Wasser-Aerosole. Der Beatmungskopf (mit dem Druckmesser (51), Einatemventil (52), Doppelrohr (27), Volumeter (56) und Ausatemventil (57)) wird mit Heizung (55) beheizt, so daß die Einatemluft die angebotene Feuchtigkeit schnell aufnimmt. Dadurch wird die Einatemluft auf 100% angefeuchtet und annähernd auf Körpertemperatur angewärmt. Überschüssiges Wasser läuft über die Rückleitung (58) in den Behälter (45) zurück.

tät 3500/50 × 20 = 3500/1000 = 3,5 ml pro cmH_2O. Wenn der Respirator bei Kindern, besonders bei Neugeborenen und Säuglingen eingesetzt wird, ist es ratsam, die Kompressibilität durch Benutzung von besonders dünnen Patientenschläuchen zu verringern.

Zur Berechnung der Gasaufnahme des Respirators gibt es besondere *Ventilationsnomogramme*, sowohl für Erwachsene (Abb. 36; Herzog-Engström), als auch für Kinder (Abb. 37; Engström-Herzog-Norlander-Swensson und Abb. 38a; Okmian). Das Nomogramm berücksichtigt die Körperoberfläche, berechnet auf der Basis von Länge und Gewicht, sowie Alter, Geschlecht, „toter Raum" und Kompressibilität. Bei schweren Lungenveränderungen mit niedriger Compliance und hohem Atemwegswiderstand muß jedoch der erhöhte Kompressionsverlust besonders berücksichtigt werden.

Das Nomogramm von Okmian (Abb. 38a) ist nach Radfords Beatmungsnomogramm aufgestellt unter der Voraussetzung, daß der Respirator eine Kompressibilität von 3,78 ml/cmH_2O besitzt. Diese Kompressibilität kann man durch Einfüllen von Wasser in das Befeuchtungsaggregat bis zu einer entsprechenden Höhe erreichen.

Mit der sog. „Zweidruckmethode" für Neugeborene (Okmian) kann man festlegen, wieviel von der auf dem Respirator eingestellten Gasmenge dem Patienten zugutekommt. Dabei ist der Druck unter Blockierung des Patientenanschlusses zu messen (P1) sowie der Druck mit angeschlossenem Patienten (P2). Der Unterschied zwischen diesen Werten (P1 — P2) ist dadurch bedingt, daß ein Teil des Volumens in die Atemwege des Patienten geht. Für jeden cmH_2O, den P2 unter P1 liegt, erhält der Patient eine Gasmenge, die der spezifischen, auf oben beschriebene Weise bestimmten, Kompression entspricht. Das dem Patienten zugeführte Atemvolumen entspricht also der spezifischen Kompression multipliziert mit dem Druckunterschied. Das Volumen, das der Patient normalerweise bei jedem Atemzug (V_T) erhalten soll, geht aus der Tabelle hervor (Abb. 38b). Wenn die spezifische Kompression als K_S bezeichnet wird, kann also die Berechnung nach der Formel $K_S (P_1 — P_2) = V_T$ erfolgen. Verschiedene Einstellungen werden ausprobiert, bis das Atemvolumen (V_T) mit der Tabelle übereinstimmt.

Wenn alle Berechnungen erfolgt und die veränderlichen Faktoren dementsprechend eingestellt worden sind, muß durch häufige Blutgasbestimmungen kontrolliert werden, ob Beatmung und Sauerstoffsättigung ausreichen, und ob der Säure-Basenstatus ausgeglichen ist.

Von den Geräten, die in Deutschland eine breitere Anwendung erfahren haben, sollen zwei Typen näher besprochen werden.

b) Dräger-Assistor

Der *Dräger-Assistor* 644 (Abb. 39) ist ein Beatmungsgerät für die assistierende und auch kontrollierte Beatmung mit nur positivem Druck (IPPB).

Das Gerät wird mit Druckluft oder Sauerstoff angetrieben. Der Beatmungsdruck (bis $+80\ cmH_2O$) und der Inspirationsflow (bis 1 l/sec) sind stufenlos einstellbar und bestimmen die Inspirationszeit. Die Beatmungsfrequenz (8 bis 70/min) wird elektronisch gesteuert. Die Triggerempfindlichkeit des Gerätes ist so niedrig einstellbar, daß bereits ein Triggerimpuls des Patienten von nur 0,1 cmH_2O genügt, um die Inspiration auszulösen. Zusammen mit einer speziellen Beatmungseinrichtung für Kleinkinder mit geringem Totraum und einem Spezialvolumeter zur Messung kleinster Beatmungsvolumina ist auch die assistierende Beatmung von Kleinkindern möglich. Die Atemluft wird in einem besonderen Beatmungskopf angewärmt und auf 100% relativ angefeuchtet. Dadurch eignet sich der

Assistor 644 auch für die Dauerbeatmung.

Medikamenten-Aerosole können mit einem speziellen Beatmungs-Medikamenten-vernebler, der Aerosole von ca. 0,5 bis 5 μ erzeugt, gegeben werden.

Der Sicherheit des Patienten dient ein eingebautes akustisches Warnsignal, das ertönt, wenn der Patientenanschluß sich unbemerkt gelöst hat. Das Warnsignal tritt auch dann in Tätigkeit bei einem größeren Luftverlust oder einem zu gering eingestellten Inspirationsflow, sobald die Einatemzeit länger als die Ausatemzeit wird.

j) Dräger-Spiromat

Der Dräger-Spiromat 661 (Abb. 40) ist ein Beatmungsgerät zur postoperativen Beatmung oder Dauerbeatmung und eignet sich

oder einem beliebig einstellbaren Luft-Sauerstoff-Gemisch durchführen.

Hubvolumen (bis 1500 cm^3), Inspirationsdruck (bis $+100$ cmH_2O), Exspirationsdruck (-15 bis $+15$ cmH_2O), Beatmungsfrequenz (8—70/min, elektronisch gesteuert), Atemzeitverhältnis (1:1 bis 1:4) und die Triggerempfindlichkeit (0,5 bis 3 cmH_2O) sind in weiten Grenzen und voneinander unabhängig einstellbar.

Während der Dauerbeatmung können in Abständen von 100 Atemhüben automatisch die peripheren Lungenpartien durch mehrmalige tiefe Inspirationen belüftet und damit Atelektasenbildungen vorgebeugt werden (Seufzeratmung).

Die Meßinstrumente für den Beatmungsdruck und das Exspirationsvolumen sind nahe am Patienten angeordnet, um eine ge-

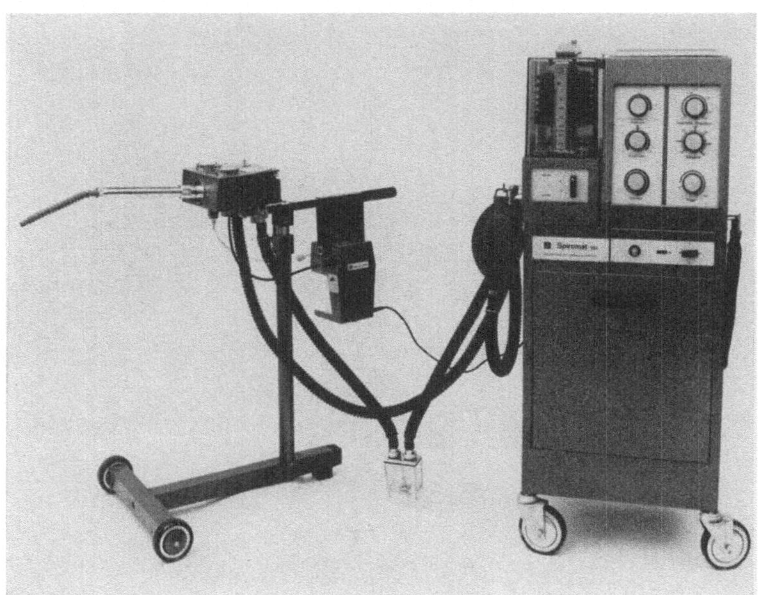

Abb. 40. Dräger-Spiromat

besonders für den Einsatz auf einer Intensivbehandlungsstation. Das Gerät ist elektronisch zeitgesteuert und volumenkonstant.

Es kann sowohl eine kontrollierte als auch eine assistierende Beatmung mit Luft

naue Anzeige der Beatmungswerte zu erhalten.

Eine spezielle Beatmungseinrichtung für Kleinkinder mit geringem Totraum und einem Spezialvolumeter zur Messung kleinster Beatmungsvolumina ermöglicht die Beatmung von Kleinkindern und Frühgeborenen mit jedem beliebigen Luft-Sauerstoff-Gemisch.

Entsprechend den physiologischen Gegebenheiten wird die Beatmungsluft — auch bei der Beatmung von Kleinkindern — annähernd auf Körpertemperatur erwärmt und mit Wasseraerosolen auf 100% angefeuchtet.

Die Applikation von Medikamenten-Aerosolen erfolgt über einen speziellen Beatmungs-Medikamentenvernebler, der Aerosole von 0,5 bis 5 μ Größe erzeugt.

Zur Desinfektion des Gerätes sind alle Teile, die mit der Ausatemluft des Patienten in Berührung kommen, leicht abnehmbar und — mit Ausnahme der Meßinstrumente — bis 120°C sterilisierbar.

Gasaustausch und Säure-Basen-Gleichgewicht. Beurteilung durch Blutgasanalyse und Säure-Basen-Status. Innerer Zusammenhang und Zusammenhang mit Elektrolytgleichgewicht

Die meisten Intensivpflegeprobleme berühren den *Gasaustausch* und das *Säure-Basen-* und *Elektrolytgleichgewicht*. Oft liegen Störungen in diesen Bereichen, die eng miteinander verknüpft sind, gleichzeitig vor. Zum Verständnis derselben und ihres inneren Zusammenhangs muß man einige grundlegende Tatsachen und Begriffe kennen. Darauf aufgebaut, können dann die chemisch-physikalischen und physiologischen Zusammenhänge diskutiert werden. Es geht hauptsächlich um folgende Punkte:

1. Erlangung eines Konzentrationsgleichgewichtes der Elektrolyte und eines osmotischen Ausgleichs.

2. Definition der Begriffe Säure und Base.

3. Bemühungen des Organismus, ein für seine lebenswichtigen metabolischen Stoffwechselprozesse optimales Milieu, d.h. ein Blut-pH in den engen Grenzen zwischen 7,35 bis 7,45 zu erhalten.

Gasaustausch

Die Atmung läßt sich einteilen in: Ventilation und Diffusion, die Atemfunktion besteht also aus *Gastransport* (Belüftung) und *Gasaustausch*. Der Gastransport aus der Umgebungsluft und in diese zurück (Ventilation, Belüftung) und der Gasaustausch zwischen Lungenalveolen und Plasma können als *äußere* Atmung, der Gastransport mit dem Blut sowie der Gasaustausch zwischen Plasma und Gewebezellen als *innere* Atmung bezeichnet werden. Zur inneren Atmung wird zweckmäßigerweise auch der Gasaustausch zwischen dem Plasma und den roten Blutkörperchen gerechnet. Die Ventilation ist auf den Seiten 57 und 78 beschrieben worden. Hier soll der Gasaustausch und dessen Beurteilung mit Blutgasanalysen erörtert werden.

Es ist Aufgabe der Atmung, den Geweben Sauerstoff zuzuführen und sie von Kohlendioxyd, das beim Stoffwechsel gebildet wurde, zu befreien. Auf Grund ihrer CO_2-eliminierenden Funktion ist die Atmung eng mit dem Säure-Basengleichgewicht des Körpers verknüpft.

Diffusion, Partialdruck, Löslichkeit, Gastransport

Durch die Trennwand zwischen Alveolarraum und Blutbahn erfolgt der Gasaustausch mit Hilfe der *Diffusion*. Sie ist ein verbreitetes Phänomen in der Pflanzen- und Tierwelt und bedeutet, daß zwischen zwei angrenzenden Räumen mit unterschiedlichen Stoffkonzentrationen allmählich ein Konzentrationsausgleich erfolgt. Die Diffusion erfolgt auch zwischen Räumen, die durch eine Membran getrennt sind, sofern diese für den in Frage kommenden Stoff permeabel ist. Eine Membran wird *semipermeabel* genannt, wenn sie nur kleinmolekulare, nicht aber großmolekulare Stoffe hindurchläßt. Die Trennwand zwischen dem Alveolarraum und der Blutbahn ist als semipermeable Membran anzusehen, die den Durchtritt von O_2 und CO_2 gestattet. Die *Diffusionsgeschwindigkeit* beruht u.a. darauf, wie groß der Konzentrationsunterschied auf beiden Seiten der Membran ist. Wenn es sich um Gase handelt, kann man auch sagen, daß die Diffusion von der Gasdruckdifferenz zwischen den beiden Räumen abhängt, da der Druck, den ein Gas in einer Gasmischung (z.B. Luft) ausübt, proportional zu seiner Konzentration im Gemisch ist. Da Sauerstoff 21% des Luftvolumens ausmacht, ist der Sauerstoff für 21% des gesamten Luftdrucks verantwortlich. Der Druck in einer Gasmischung entspricht der Summe der Drucke jedes einzelnen Gases in dieser Mischung. Bei einem Luftdruck von 760 mmHg (d.h., daß die Luft durch ihr Gewicht den gleichen Druck (= Kraft pro Flächeneinheit) ausübt wie eine Quecksilbersäule von 760 mm Höhe) werden 21% von 760 = etwa 160 mmHg vom Sauerstoff erbracht. Entsprechende Berechnungen können auch für die anderen Komponenten der Luft (Stickstoff ca. 79% und eine kleine Menge Kohlendioxyd, ca. 0,03%) angestellt werden. Der Druck einer jeden Komponente einer Gasmischung wird als *Partialdruck* bezeichnet (P, z.B. P_{O_2} und P_{CO_2}).

Wenn die Luft nach Passieren des Nasen-Rachenraumes in die oberen Luftwege eintritt, ist sie bereits mit Wasserdampf gesättigt, dessen Sättigungsdruck 47 mmHg bei einer Körpertemperatur von 37 °C beträgt. Der Rest des Luftdrucks, nämlich 760 —47 = 713 mmHg, wird von den gleichen Komponenten wie vor Hinzutreten des Wasserdampfes bestimmt. Der *Partialdruck des Sauerstoffs* beläuft sich dann auf 21% von 713 mmHg, d.h. ca. 150 mmHg (also $P_{O_2} = 150$ mmHg). Der entsprechend berechnete *Kohlendioxydpartialdruck* beträgt 0,2 mmHg ($P_{CO_2} = 0,2$ mmHg).

In dem *venösen* Blut, das zur Sauerstoffaufnahme und Kohlensäureabgabe in die Lungen kommt, sind Sauerstoff und Kohlensäure mit einem Partialdruck von ungefähr 40 mmHg für Sauerstoff und 46 mmHg für Kohlendioxyd vorhanden. Da der Partialdruck in der eingeatmeten Luft 150 mmHg für Sauerstoff und 0,2 mmHg für Kohlen-

dioxyd beträgt, diffundiert Sauerstoff in die Blutbahn hinein und Kohlendioxyd aus der Blutbahn heraus. Dabei werden die Partialdrucke in der Exspirationsluft so verändert, daß sie etwa 103 mmHg für Sauerstoff und 40 mmHg für Kohlendioxyd betragen. Im Blut ändert sich gleichzeitig der Sauerstoff- und Kohlendioxydgehalt und entspricht einem Partialdruck von 100 bzw. 40 mmHg. Blut und Alveolarluft sind dann beinahe im Druckgleichgewicht im Hinblick auf Sauerstoff und ausgeglichen bezüglich des Kohlendioxyd. Nach diesem Gasaustausch ist das Blut *arterialisiert*, es wird durch die Gefäße in die Gewebe, also an die O_2 verbrauchenden und CO_2 abgebenden Zellen verteilt.

In den Zellen ist der Sauerstoffgehalt niedriger und der Kohlendioxydgehalt höher als im Blut. Daher diffundiert Sauerstoff durch die Zellmembran in die Zelle hinein und Kohlendioxyd aus der Zelle heraus. Nach diesem Gasaustausch ist das Blut wieder venös, die Sauerstoffspannung ist von einem Partialdruck von ca. 100 mmHg auf einen Partialdruck von ca. 40 mmHg gesunken. Der Kohlendioxydpartialdruck steigt von 40 auf 46 mmHg.

Für die *Löslichkeit* von Gasen in Flüssigkeit gilt, daß mit steigendem Druck, der von einem Gas bei Kontakt mit einer Flüssigkeit ausgeübt wird, desto mehr Gas in der Flüssigkeit in Lösung gehen kann. Wenn der Gasdruck außerhalb der Flüssigkeit niedriger ist als der in der Flüssigkeit gelösten Gasmenge entspricht, wird es austreten bis die gelöste Menge dem Gasdruck außerhalb der Flüssigkeit entspricht (vgl. Öffnen einer Seltersflasche). Die Plasmalöslichkeit von O_2 beträgt 0,003 ml/mmHg/ 100 ml Plasma und für Kohlendioxyd 0,062 ml/mmHg/100 ml Plasma, d.h. die *Löslichkeitskoeffizienten* sind 0,003 bzw. 0,062. Die lösliche Gasmenge steigt also in gleichem Maße wie der Partialdruck für das betreffende Gas, d.h. das Verhältnis zwischen Partialdruck und gelöster Menge ist linear (Abb. 41). Die geringe Löslichkeit von Sauerstoff und Kohlendioxyd entspricht jedoch nicht annähernd dem gesamten Gehalt des Blutes an diesen Gasen. Sauerstoff und Kohlendioxyd werden nämlich auch chemisch im Blut gebunden, Sauerstoff an Hämoglobin und Kohlendioxyd an basische Puffersubstanzen im Plasma

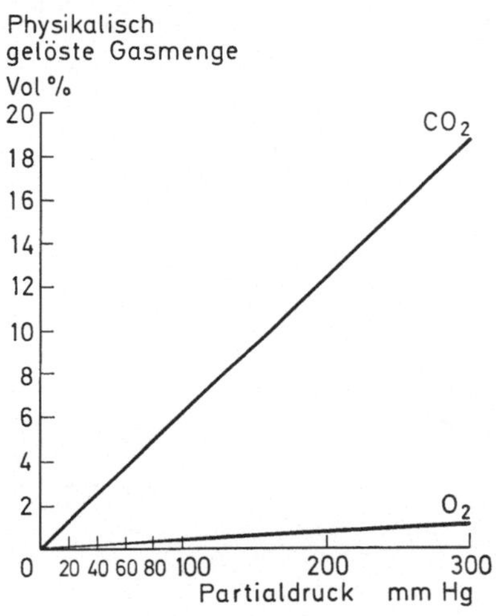

Abb. 41. *Physikalische Löslichkeit von Sauerstoff und Kohlendioxyd im Plasma.* Diese ist direkt proportional dem jeweiligen Partialdruck und für Kohlendioxyd zwanzigmal größer als für Sauerstoff

und gleichfalls an Hämoglobin. Ein Teil des im Plasma physikalisch gelösten Kohlendioxyds bildet mit Wasser Kohlensäure, die teilweise in Wasserstoffionen und Bicarbonationen nach der Formel

$$CO_2 + H_2O \rightleftharpoons H_2CO_3 \rightleftharpoons H^+ + HCO_3^-$$

dissoziiert.

Die Umwandlung von Kohlendioxyd in Kohlensäure im Plasma erfolgt sehr langsam. Das Plasma verfügt nämlich nicht über Kohlensäureanhydrase, ein Enzym, das die Reaktion katalysiert (beschleunigt). Dieses Enzym kommt dagegen in den roten Blutkörperchen vor. Dort entstehen aus Kohlendioxyd und Wasser große Mengen Bicarbonationen. Diese werden an das Plasma ab-

gegeben und bilden dort die Hauptform des Kohlendioxyds (s. S. 103). Der physikalisch gelöste Sauerstoff beläuft sich auf ca. 1/70 und das physikalisch gelöste Kohlendioxyd auf ca. 1/20 der im Blut vorkommenden Gesamtmenge dieser Gase. Diese kleinen Anteile der gelösten Gase haben jedoch große Bedeutung, weil sie den Kontakt zwischen der Alveolarluft und den roten Blutkörperchen ebenso wie zwischen den roten Blutkörperchen und den Geweben vermitteln, und weil sie proportional zum Partialdruck der Gase sind.

Der Partialdruck der Gase im Blut wird mit sog. Blutgasanalysen untersucht, und dadurch werden die kleinen physikalisch gelösten Gasmengen zu Indikatoren für die Qualität der Atmung.

Der überwiegende Teil des gesamten Sauerstoffs im Blut befindet sich in den roten Blutkörperchen und bildet mit dem Hämoglobin das schwach saure *Oxyhämoglobin.* Je höher der Partialdruck des Sauerstoffs ist, desto mehr Sauerstoff vermag das Hämoglobin zu binden, d. h. desto mehr wird das Hämoglobin mit Sauerstoff gesättigt. Vollständige Sättigung tritt bei einem P_{O_2} von ca. 300 mmHg ein. Das Verhältnis zwischen dem Sauerstoffpartialdruck (P_{O_2}) und der Sauerstoffsättigung des Hämoglobins ist, wie aus Abb. 42a hervorgeht, nicht linear. Bei einem P_{O_2} von 100 mmHg (Normalwert) beträgt die Sättigung 95%. Die Abflachung der Kurve im oberen rechten Teil bedeutet, daß P_{O_2} erheblich unter dem Normalwert von 100 mmHg liegen kann, ohne daß eine wesentliche Verringerung der Hämoglobinsättigung eintritt. Die O_2-Sättigung liegt z. B. noch bei ca. 90% trotz einer Senkung des P_{O_2} auf 70 mmHg. Da die Kurve im oberen Teil nahezu horizontal verläuft, erhöht sich andererseits die Hämoglobinsättigung nicht nennenswert, wenn P_{O_2} auf über 100 mmHg ansteigt. Die S-förmige Kurve, die das Verhältnis O_2-Sättigung/P_{O_2} darstellt, kann, wie aus den Abb. 42b und c hervorgeht, durch Veränderungen des Kohlendioxyddrucks des

Blutes (P_{CO_2}) und des Säuregrades (pH) variieren. Sobald Kohlendioxyd vom Blut an den Alveolarraum abgegeben wird und P_{CO_2} im Blut sinkt, ist für eine bestimmte O_2-Sättigung des Hämoglobins nur noch

und erhöht den pH-Wert in Übereinstimmung mit der Formel:

$$CO_2 + H_2O \rightleftharpoons H_2CO_3 \rightleftharpoons H^+ + HCO_3^-,$$

die bei der Kohlendioxydabgabe nach links

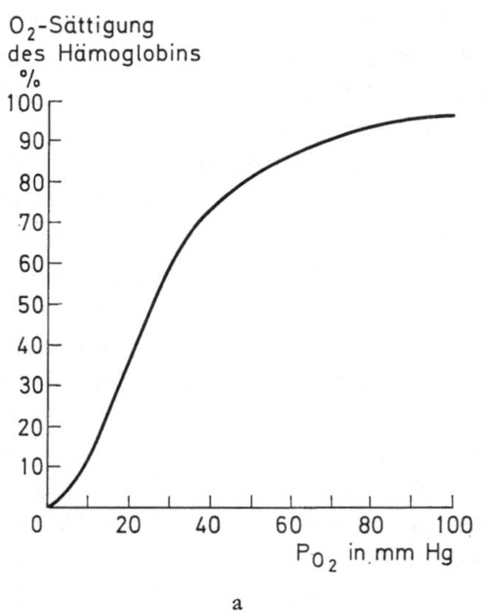

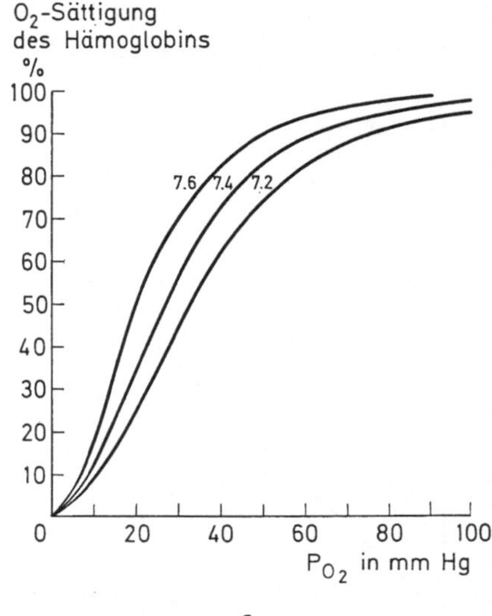

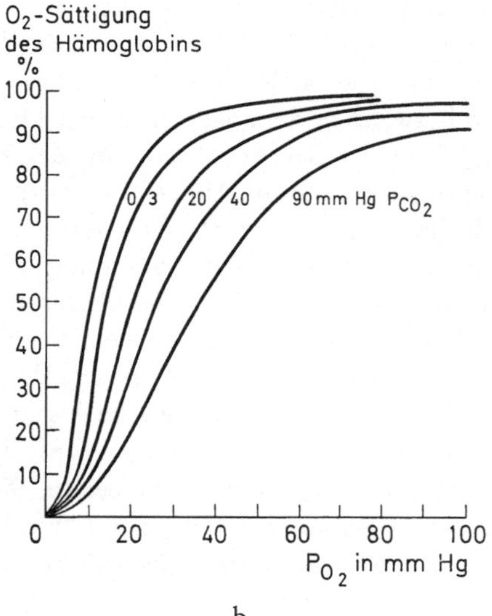

Abb. 42. a *Der Einfluß von P_{O_2} auf die Sauerstoffsättigung des Hämoglobins.* Die S-Form der Kurve zeigt, daß P_{O_2} vom Normalwert von ca. 100 mmHg bis auf 70 mmHg absinken kann, ohne daß die Sättigung mehr als von 95 auf 90% sinkt

b und c Die Beziehung von P_{O_2} zur Sauerstoffsättigung des Hämoglobins schwankt mit Änderungen von P_{CO_2} und pH. Bei Absinken des P_{CO_2} im Blut, bei dessen Passage durch die Lungen, ergibt ein bestimmter P_{O_2} eine größere O_2-Sättigung des Hämoglobins. Beim Anstieg von P_{CO_2} in den Geweben und Sinken von pH wird die Sauerstoffabgabe des Hämoglobins erleichtert

ein niedrigerer P_{O_2} erforderlich (Abb. 42b). Die Kohlendioxydabgabe führt zu einem niedrigeren Kohlensäuregehalt und vermindert die Wasserstoff-Ionenkonzentration

abläuft. Höherer pH-Wert gleich welcher Ursache führt dazu, daß das Hämoglobin leichter mit O_2 gesättigt wird (Abb. 42c). Dies gilt entsprechend auch in umgekehrter

Richtung beim Gasaustausch zwischen Blut und Gewebe. Bei hohem P_{CO_2} bindet das Hämoglobin weniger Sauerstoff, d.h. nachdem Kohlendioxyd aus dem Gewebe ins Blut übergetreten ist, gibt das Hämoglobin den Sauerstoff leichter an die Zellen ab.

Auch vom Kohlendioxyd im Blut wird der größte Teil von den roten Blutkörperchen aufgenommen und nur ein geringer Teil bleibt physikalisch im Plasma gelöst. Das Kohlendioxyd aus den Geweben diffundiert über das Plasma in die roten Blutkörperchen, durch Reaktion mit Wasser in den Blutkörperchen entsteht Kohlensäure nach der Formel

$$CO_2 + H_2O \rightleftharpoons H_2CO_3 \rightleftharpoons H^+ + HCO_3^-,$$

ein Vorgang, der in beiden Richtungen durch Vermittlung der Kohlensäureanhydrase abläuft. Diese ist nicht im Plasma, wohl aber in den roten Blutkörperchen vorhanden. Deswegen erfolgt die Kohlensäurebildung hauptsächlich dort. Daß die Reaktion nach rechts abläuft und sozusagen Kohlendioxyd aus dem Plasma in die roten Blutkörperchen „zieht", liegt daran, daß das an Kalium gebundene Oxyhämoglobin ($KHbO_2$) unter Säureabgabe an die Gewebe in reduziertes Hämoglobin übergeht, und das Oxyhämoglobin gleichzeitig mit der Kohlensäure unter Bildung von Bicarbonationen nach der Formel

$$K^+HbO_2^- + H^+HCO_3^- \rightleftharpoons HHb + K^+HCO_3^- + O_2$$

reagiert.

Da die Bicarbonationen (HCO_3^-) die Membran der roten Blutkörperchen passieren können, diffundieren sie in das umgebende Plasma zur Erzielung eines Gleichgewichtszustandes. Das Kalium kann nur schwer durch die Membran hindurchtreten (Kalium ist das dominierende positive intrazelluläre Ion) und verbleibt hauptsächlich *innerhalb* der Zellmembran. Dadurch, daß Chlorionen (Cl^-) aus dem Plasma einwandern, kann das Ionengleichgewicht jedoch beibehalten werden (sog. Chloridaustausch).

Der Eintritt von Chlorionen wird hinsichtlich der elektrischen Ladung durch den Austritt von Bicarbonationen ausgeglichen. Eine entsprechende Anzahl von Natriumionen „bleibt übrig" und verbindet sich mit den austretenden Bicarbonationen zu Natriumbicarbonat. Der Vorgang ist schematisch in Abb. 43 dargestellt. Die treibende Kraft ist dabei der Sauerstoffverbrauch der Gewebe und deren Kohlendioxydproduk-

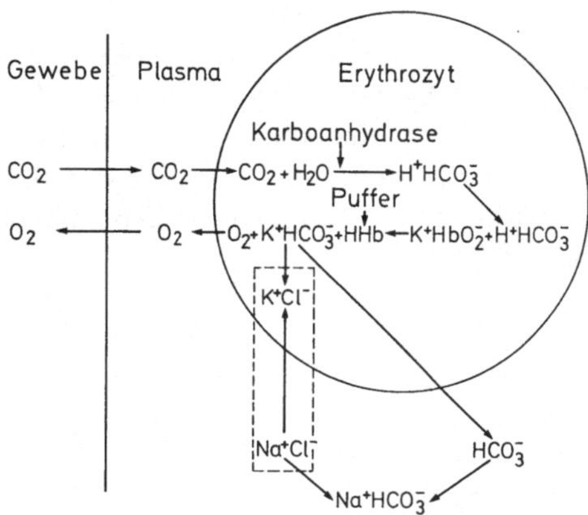

Abb. 43. *Schematische Darstellung des O_2- und CO_2-Austausches zwischen Gewebe und Blut.* Die chemischen Reaktionen in den roten Blutkörperchen ermöglichen den O_2-Transport und die Bildung von Kohlensäure aus Kohlendioxyd und Wasser. Die Kohlensäure wird in Wasserstoffionen und Bicarbonationen dissoziiert. Das Hämoglobin puffert die Wasserstoffionen der Kohlensäure (s. S. 111 u. 119). Die Bicarbonat- und Chlorionen werden zwischen den roten Blutkörperchen und dem Plasma ausgetauscht. Das Plasmabicarbonat stellt die hauptsächlichste Transportform für Kohlendioxyd dar. Gestrichelt umrahmt der „Chlorid-Austausch". In den Lungen erfolgt der Gasaustausch in entgegengesetzter Richtung. Dies kann durch die gleiche schematische Darstellung erläutert werden, wenn man die Pfeile in die entgegengesetzte Richtung stellt und das Wort „Gewebe" durch „Alveolen" ersetzt

tion sowie die dadurch bedingten Partialdruckdifferenzen zwischen Sauerstoff bzw. Kohlendioxyd im Plasma und in den Geweben. Die Reaktionen werden durch Kohlensäureanhydrase erleichtert. In den Lungen läuft der Vorgang in entgegengesetzter

Richtung ab, da die Partialdruckdifferenzen — die Antriebskräfte des Systems — dort umgekehrt gerichtet sind. Die Kohlensäureanhydrase wirkt in beiden Richtungen als Katalysator der Kohlensäure-Kohlendioxydreaktion.

Für den Kohlendioxydtransport gilt, daß die Abgabe und Aufnahme von Sauerstoff durch das Hämoglobin die Abgabe des Kohlendioxyds aus den Geweben bzw. dessen Abatmung in den Lungen fördert. Der Sauerstofftransport wird, wie erwähnt, dadurch erleichtert, daß eine Erhöhung des P_{CO_2} die Abgabe von Sauerstoff aus dem Hämoglobin in die Gewebe unterstützt und eine Erniedrigung des P_{CO_2} die Sauerstoffaufnahme von Hämoglobin in den Lungen begünstigt.

Der Sauerstofftransport aus den Lungen zu den Körpergeweben erfolgt hauptsächlich in den roten Blutkörperchen. Beim Kohlendioxydtransport durch die Erythrozyten dienen diese in erster Linie als eine Art Vermittler. Sie sorgen dafür, daß sich aus Kohlendioxyd Kohlensäure bildet, dessen Bicarbonationen im Gleichgewicht mit den positiven Plasmaionen (Kationen), vor allem Natriumionen, im Plasma transportiert werden. Die Wasserstoffionen der Kohlensäure werden, wie Abb. 43 zeigt, vom Hämoglobin aufgenommen (gepuffert).

Der im Plasma physikalisch gelöste Teil des Kohlendioxyds beträgt 5—6%, der Bicarbonatanteil ca. 70%. Die verbleibenden ca. 24% Kohlendioxyd sind reversibel an Aminogruppen vor allem in den roten Blutkörperchen gebunden, wo sie Carbaminohämoglobin bilden. Auch diese Reaktion ist von der Sauerstoffsättigung des Hämoglobins abhängig. Je mehr das Hämoglobin Sauerstoff abgibt, desto mehr Kohlendioxyd kann aufgenommen werden und umgekehrt. Ein geringer Teil von den ca. 24% sind in ähnlicher Weise an Aminogruppen der Plasmaproteine gebunden. Die beiden zuerst genannten *Transportformen des Kohlendioxyds* sind sehr bedeutungsvoll. Die *physikalisch gelöste Form* (5—6%) steht in direktem Verhältnis zum P_{CO_2} und schafft die Verbindung zwischen roten Blutkörperchen und Lungenalveolen oder den Geweben. Die *Bicarbonatform* (70%) ist nicht nur die wichtigste Transportform des Kohlendioxyds, sondern auch — zusammen mit seiner Säure, der Kohlensäure (H_2CO_3) — der wichtigste Blutpuffer, auf den sich die Beurteilung des Säure-Basen-Gleichgewichts stützt (s. S. 118). Kohlendioxyd in Bicarbonatform stellt ein wichtiges Bindeglied zwischen dem Säure-Basen-Gleichgewicht und der Respiration dar. Nach den Chlorionen stellen die Bicarbonationen die größte Gruppe von Anionen (negativ geladene Ionen) in den Blutelektrolyten dar. Sie sind aus diesem Grunde auch ein wichtiges Bindeglied zwischen Säure-Basen-Gleichgewicht und Elektrolytgleichgewicht.

Blutgasanalysen

Unter Blutgasanalysen versteht man in diesem Zusammenhang die Bestimmung von P_{O_2}, woraus sich die Sauerstoffsättigung des Hämoglobins berechnen läßt (s. Abb. 42a, b und c) sowie die Analyse des P_{CO_2}. Es wurde bereits darauf hingewiesen, daß die geringen, im Plasma physikalisch gelösten Mengen der beiden Gase direkt proportional zu den Partialdrucken dieser Gase sind. Diese lassen also erkennen, ob die Ventilation und die Diffusion einen ausreichenden Gasaustausch erlauben. Für Sauerstoff und Kohlendioxyd gibt es verschiedene Untersuchungsmethoden.

Chemische Methoden

Diese beruhen darauf, daß Sauerstoff und Kohlendioxyd von bestimmten Chemikalien absorbiert werden. Man bestimmt die Volumenreduktion (Methoden von Haldane und Scholander). Bei diesen Verfahren wird

Ausatmungsluft untersucht, die am Ende eines Ausatmungsvorganges abgenommen wird (endexspiratorische Entnahmetechnik). Diese Probe entspricht bei gleichmäßiger intrapulmonaler Luftverteilung einigermaßen repräsentativ der Alveolarluft, die sich im Gleichgewicht mit dem Lungenkapillarblut befindet. Selbst bei normalen Personen kann jedoch das am Ende der Ausatmungsphase bestimmte CO_2 um 10 mmHg vom P_{CO_2} im arteriellen Blut abweichen. Eine bessere Übereinstimmung zwischen dem Gasgehalt in Blut und Gasprobe erhält man, wenn die Probemenge aus einem Rückatmungsbeutel entnommen wird, in den der Patient zuerst für die Dauer von 2 Minuten rückatmet und in den er nach einer Pause von einigen Minuten — in denen der Beutel verschlossen gehalten wurde und während der der Patient Zimmerluft eingeatmet hat— erneut für 45 Sekunden rückatmet (Rückatmungsprobetechnik). Diese *indirekten Methoden* der Blutgasanalyse können durch eine direkte und exaktere Methode ersetzt werden, bei der Sauerstoff bzw. Kohlendioxyd aus einer *Blutprobe* extrahiert werden. Man bestimmt dann die freigesetzten Gasmengen durch Volumenreduktion nach Reaktion mit bestimmten Chemikalien unter Standardbedingungen und setzt sie in Beziehung zum Volumen der untersuchten Blutprobe (van Slyke's Methode).

Physikalische Methoden

Bei der *Massenspektrometrie* wird die Gasmischung, die analysiert werden soll, ionisiert. Die Gasionen werden in einem elektrischen Feld beschleunigt, und man mißt die Abweichungen von ihrer Bewegungsrichtung bei anschließendem Durchtritt durch ein Magnetfeld. Diese Abweichung ist bei verschiedenen Gasen unterschiedlich. Dadurch lassen sich die Gase im Gemisch auseinanderhalten. Durch Messung der Ionenstromstärke für das betreffende Gas

läßt sich der Gasgehalt in der Probe feststellen.

Bei der *Gaschromatographie* werden die verschiedenen Komponenten einer Gasmischung dadurch getrennt, daß sie eine Säule mit einem geeigneten Absorptionsmittel (z. B. Kieselgur) passiert. Dasjenige Gas einer Mischung, das am wenigsten absorbiert wird, durchströmt eine solche Säule am schnellsten. Dadurch, daß die verschiedenen, zu einer Mischung gehörenden Gase aus der Absorptionssäule zu verschiedenen Zeitpunkten heraustreten, kann ein Detektor, der das elektrische Leitvermögen mißt und der hinter der Passage angebracht wird, jede Komponente für sich „erkennen". Auf diese Weise läßt sich der jeweilige Gasgehalt feststellen.

Wenn ein sauerstoffhaltiges Gasgemisch ein Magnetfeld passiert, treten dort meßbare Veränderungen auf. Diese sog. paramagnetischen Eigenschaften werden in Sauerstoffanalysatoren wie z. B. im Gerät von Beckman ausgenutzt.

Das große Absorptionsvermögen von Kohlendioxyd für infrarotes Licht findet in den *Infrarotanalysatoren* (Beckman-Spinco-CO_2-Analysator) Anwendung.

Messung mit spezifischen Elektroden

Das *Elektrodenverfahren zur Sauerstoffbestimmung* (nach Clark) baut auf dem Depolarisationsvermögen des Sauerstoffs auf. Dieses wird dazu benutzt, einen elektrischen Strom zwischen einer Silber- und einer Platinelektrode zu verändern, die in eine KCl-Lösung eingebracht sind. Die KCl-Lösung mit den Elektroden wird von der Untersuchungsprobe (Blut oder Gasgemisch) durch eine Polyaethylen- oder Polypropylen-Membran getrennt, die den Durchtritt von Gasmolekülen, jedoch nicht von Elektrolyten erlaubt.

Das CO_2-*Elektrodenverfahren* (nach Severinghaus) stützt sich darauf, daß CO_2-Veränderungen in einer Natriumbicarbonatlösung zu einer Veränderung des pH-Wertes der Lösung führen. Bei der CO_2-Elektrodenmethode verwendet man ein pH-Elektrodensystem, das vom Untersuchungsmaterial durch eine Membran aus Teflon oder einem ähnlichen Material getrennt ist. Da dieses für CO_2, jedoch nicht für Ionen im Probenmaterial permeabel ist, hängen die pH-Veränderungen allein vom CO_2-Gehalt des Blutes ab. Das Instrument kann daher direkt in P_{CO_2} geeicht werden.

Die P_{CO_2}-*Bestimmung im Blut nach Astrup* ist darauf aufgebaut, daß ein geradliniges Verhältnis zwischen P_{CO_2} und der Wasserstoff-Ionenkonzentration (oder $\log P_{CO_2}$ und pH) im Blut besteht. Wenn die Blutprobe zwei Gasgemischen mit bekanntem P_{CO_2} (üblicherweise ca. 60 und ca. 30 mmHg) ausgesetzt wird und man die beiden entsprechenden pH-Werte mißt, so kann man ein Diagramm wie in Abb. 46 aufstellen. Der pH-Wert der vorliegenden Blutprobe wird festgestellt und mit Hilfe der Geraden läßt sich der zugehörige P_{CO_2} ablesen (s. im übrigen unter Analyse des Säure-Basen-Gleichgewichts, S. 119).

Säure-Basen-Gleichgewicht

Definitionen

Als Säuren bezeichnet man seit langem eine Gruppe von Stoffen mit saurem Geschmack. Seit Jahrtausenden weiß man, daß Pflanzenasche die sauren Eigenschaften dieser Stoffe zu neutralisieren vermag. Die Bezeichnung der säureneutralisierenden Stoffe als Alkalien glaubt man von einem arabischen Ausdruck herleiten zu können, der soviel bedeutet wie „in einem Gefäß oder einem Topf zu Asche verbrennen". Es hat sich gezeigt, daß zu den neutralisierenden Bestandteilen der Pflanzenasche u.a. Kaliumcarbonat, die sog. Pottasche (K_2CO_3) gehört.

Bei der Reaktion zwischen Säure und Alkali, beispielsweise Pottasche, werden Wasserstoffionen nach folgender Formel umgesetzt:

$$2\,H^+Cl^- + K_2^{++}CO_3^{--} \rightleftharpoons 2\,K^+Cl^-$$
$$+ H_2CO_3 \rightleftharpoons 2\,K^+Cl^- + H_2O + CO_2$$

und dabei die sauren Eigenschaften der Salzsäure neutralisiert. Die sauren Eigenschaften eines Stoffes beruhen demnach auf der Anzahl der dissoziierten Wasserstoffionen. Die starke Säure Salzsäure wird in dem angegebenen Beispiel auf dem Weg über eine schwache Säure, die Kohlensäure, neutralisiert, diese dadurch verflüchtigt, daß sie Wasser und flüchtiges Kohlendioxyd bildet. Die Wasserstoffionenkonzentration nimmt auf diese Weise ab, der Säurecharakter wird neutralisiert. Die alkalischen oder basischen Eigenschaften, d.h. die säureneutralisierende Fähigkeit, liegt also nicht bei dem sog. Alkalimetall, in diesem Fall dem Kaliumion, sondern bei dem Carbonation, CO_3^{--}, das die Wasserstoffionen übernimmt (neutralisiert) und damit die schwache Kohlensäure bildet.

Man kann demnach eine Säure als eine Verbindung definieren, die Wasserstoffionen abgeben kann und umgekehrt — eine Base — infolgedessen als eine Verbindung, die Wasserstoffionen aufnehmen kann (Brønstedsche Definition von Säuren und Basen). Ohne diese Definition werden die Erörterungen über das Säure-Basen-Gleichgewicht widerspruchsvoll. Wenn man Säure als die Fähigkeit, Wasserstoffionen abzugeben, definiert, wird es verständlich, daß der Säuregrad einer Flüssigkeit von der Menge der Wasserstoffionen in einer bestimmten Flüssigkeitsmenge bestimmt wird, d.h. von der Wasserstoffionenkonzentration. Reines Wasser weist ein Gleichgewicht zwischen sauren und basischen Eigenschaften auf, es ist *neutral*. In sehr geringem Ausmaß ist es in Wasserstoffionen (H^+) und Hydroxylionen (OH^-) dissoziiert. Die Wasserstoffionenkonzentration des reinen Wassers beträgt

1/10 000 000, d. h. $1/10^7 = 10^{-7}$ Mol/l (Äquivalentgewichte pro Liter), die Hydroxylionenkonzentration ist gleichgroß. Man bezeichnet die Wasserstoffionenkonzentration durch den negativen Exponenten der Zahl 10 (negativer dekadischer Logarithmus der Wasserstoffionenkonzentration). Diese Bezeichnung nennt man pH (= potentia hydrogenii). pH für Wasser ist also 7. (Beachte den Unterschied: p = potentia und P = Partialdruck.)

Lösungen mit einem pH-Wert unter 7 sind sauer und mit einem höheren pH basisch. Die Tatsache, daß „neutral" eine Wasserstoffionenkonzentration von 10^{-7} (nicht Null!) bedeutet, hat zur Folge, daß die basische Reaktion *auch* in der Dimension der Wasserstoffionenkonzentration gemessen werden kann, aber mit weniger als 10^{-7} Mol/l, d. h. mit pH-Werten *über* 7.

Das Säure-Basen-Gleichgewicht des Organismus hängt von der Produktion, der Verteilung und Ausscheidung der Wasserstoffionen ab. Es ist schwer zu erklären, warum gerade der pH-Bereich zwischen 7,35 und 7,45 für den menschlichen Organismus am geeignetsten ist. Es ist denkbar, daß dieser pH-Wert durch chemische Prozesse in bestimmten, für den Organismus lebenswichtigen Funktionsbereichen bestimmt wird und andere, weniger wichtige Funktionen des Organismus gezwungen wurden, solche chemischen Prozesse zu wählen, die in diesen pH-Bereich passen. Der Organismus ist bestrebt, bei Störungen der Wasserstoffionenproduktion ein Abgleiten des pH außerhalb des Bereichs von 7,35 bis 7,45 zu verhindern, selbst wenn damit eine Umstellung von Vitalfunktionen verbunden ist. *Bei einem pH-Wert unter 7,35 und über 7,45 spricht man vom Vorliegen einer Acidose bzw. Alkalose.* Lebenswichtige Funktionen wie Atmung und Nierenfunktion, die im Normalzustand und bei regelrechtem pH relativ stabil sind, können innerhalb weiter Grenzen verändert werden, wenn es sich darum handelt, eine Verschiebung des pH zu verhindern oder einen

pathologischen pH-Wert zu normalen Werten zurückzuführen. Wenn der Organismus „wählen könnte", würde er einen normalen pH-Wert einer normalen Atmung und Nierenfunktion vorziehen. Der Organismus hat mehrere chemische „Puffer"-Systeme zur Verfügung, die in erster Linie den „Stoß abfangen" können, den eine Veränderung der Wasserstoffionenproduktion herbeiführt. Atmung und Nierenfunktion können dann, wenn die Wasserstoffionenproduktion wieder normalisiert worden ist, das Puffersystem zunehmend entlasten. Es mag merkwürdig erscheinen, daß die geringen Wasserstoffionenkonzentrationen und deren Veränderungen einen so großen biologischen Einfluß ausüben. Die angegebenen Reaktionen des Organismus, die klinisch in Form einer Umstellung der Atmung und Nierenfunktion in Erscheinung treten und die eine umfassende Einbeziehung des Puffersystems beinhalten, sollte man jedoch nicht als Folge der gleichzeitig auftretenden, zahlenmäßig gesehen kleinen Veränderungen der Wasserstoffionenkonzentration ansehen. Dies würde eine Verwechslung von Ursache und Wirkung bedeuten. Die metabolische Produktion von Wasserstoffionen im Organismus ist nämlich sehr groß. Sie ist äquivalent mit etwa 2,5 Litern konzentrierter Salzsäure pro Tag. Durch Stoffwechselstörungen können große Veränderungen der Wasserstoffionenproduktion zustande kommen. Daß diese keine großen Veränderungen der Wasserstoffionen*konzentration* in den Geweben verursachen, kann als Hinweis dafür angesehen werden, wie wirksam die Reaktionen des Körpers sind, auch heftige Angriffe gegen den für seine lebenswichtigen Prozesse optimalen pH-Bereich von 7,35 bis 7,45 abzuwehren. Die Verschiebungen der Wasserstoffionenkonzentration, die nach Dämpfung durch das Puffersystem noch bleiben, sind nämlich hinreichend, um eine kompensatorische Umstellung von Atmung und Nierenfunktion auszulösen. Dadurch erfolgt dann der definitive Ausgleich eines

Überschusses oder Mangels an Wasserstoffionen.

Eine Verschiebung des pH von 7,45 auf 7,35 bedeutet eine Wasserstoffionenkonzentrationsänderung von $1/10^{7,45}$ auf $1/10^{7,35}$ Mol/l, d.h. von 1/28 200 auf 1/22 400 mval/l, also eine ca. 25%ige Erhöhung. Eine pH-Verschiebung von 8 auf 7 stellt der Definition entsprechend eine 10fache Erhöhung der Wasserstoffionenkonzentration dar. Dies sind relativ große Veränderungen, aber als Kation ist das Wasserstoffion beim Elektrolytgleichgewicht ohne Bedeutung, da die geringe *absolute* Konzentration von 1/25 000 mval/l (pH 7,4) beim ionenelektrischen Gleichgewicht im Vergleich z.B. mit der Natriumkonzentration, die normalerweise 142 mval/l beträgt, vernachlässigt werden kann.

Für den Organismus ist es wichtig, die Wasserstoffionenkonzentration in engen Normalgrenzen zu halten. Im folgenden soll die Produktion der Wasserstoffionen und deren Veränderungen näher besprochen werden. Auf diese Weise kann der Organismus beträchtliche Veränderungen kompensieren. Außerdem wird darauf eingegangen, wie Veränderungen der Wasserstoffionenproduktion, unabhängig davon, ob sie vom Organismus ganz, teilweise oder überhaupt nicht kompensiert werden, diagnostiziert werden können.

Wasserstoffionenproduktion. Definition von respiratorischen und metabolischen Störungen des Säure-Basen-Gleichgewichts

Bei Umsetzen des Zuckers, einem wichtigen Brennstoff des Körpers, bildet sich Milchsäure, d.h. Laktationen und Wasserstoffionen nach der Formel

$$1 \text{ Glukosemolekül} \rightleftharpoons 2 \text{ Laktat}^- + 2 \text{ H}^+ (= 2 \text{ Milchsäuremoleküle}).$$

Wenn die Verbrennung unter Sauerstoffmangel in den Geweben erfolgt (*anaerobe* Verbrennung), wird der Vorgang in diesem Stadium angehalten. Milchsäure sammelt sich an, es entsteht eine *Acidose*. Bei Gegenwart von Sauerstoff (*aerobe* Verbrennung) wird der Zuckerabbau nicht im Milchsäurestadium beendet. Er geht vielmehr weiter, so daß Kohlendioxyd und Wasser als Endprodukt entstehen:

$$\underbrace{2 \text{ Laktat}^- + 2 \text{ H}^+}_{2 \text{ Milchsäuremoleküle}} + 3 \text{ O}_2 \rightarrow 6 \text{ CO}_2 + 6 \text{ H}_2\text{O}.$$

Kohlendioxyd bildet zusammen mit Wasser Kohlensäure, die in Wasserstoff- und Bicarbonationen nach der Formel

$$6 \text{ CO}_2 + 6 \text{ H}_2\text{O} \rightleftharpoons 6 \text{ H}_2\text{CO}_3 \rightleftharpoons 6 \text{ H}^+ + 6 \text{ HCO}_3^-$$

zerfällt.

Die Reaktion zwischen Kohlendioxyd und Wasser erfolgt vorwiegend in den roten Blutkörperchen (siehe Gasaustausch und Gastransport S. 103). Während des Transportes in den roten Blutkörperchen werden die Wasserstoffionen hauptsächlich vom Hämoglobin neutralisiert (83%, der Rest wird von anderen Puffersystemen gepuffert, vgl. Abb. 43). Wenn die roten Blutkörperchen die Lungenkapillaren erreicht haben, läuft die Reaktion in umgekehrter Richtung ab, wodurch die Wasserstoffionen endgültig dadurch neutralisiert werden, daß sie wieder in die Wassermoleküle eingehen und Kohlendioxyd abgegeben wird. Normalerweise ist die CO_2-Abgabe über die Lungen praktisch gleich groß wie die metabolische CO_2-Produktion. Nur ein kleiner Teil (2%) wird durch die Nieren ausgeschieden.

Auf den verschiedenen Stufen dieses vereinfacht geschilderten Prozesses kann eine Wasserstoffionenanhäufung auf zweierlei Weise erfolgen.

1. Dadurch, daß der Abbauvorgang infolge Sauerstoffmangels im Milchsäurestadium stehenbleibt. Es liegt in einem solchen Falle eine hypoxische *metabolische Acidose* vor.

2. Durch CO_2-Vermehrung mit Zunahme des Kohlensäure- und Wasserstoffionengehalts. Die CO_2-Anhäufung kann ihrerseits entweder auf verschlechterter pulmonaler Ausscheidung durch herabgesetzte alveolare Ventilation oder auf einer Stoffwechselaktivierung mit vermehrter CO_2-Produktion beruhen.

Der Stoffwechsel ist ein säurebildender Prozeß, Störungen des Säure-Basen-Gleichgewichts gehen häufiger in Richtung auf die Acidose als auf die Alkalose.

Bei vermehrter Wasserstoffionenkonzentration auf Grund einer CO_2-Anhäufung entsteht eine *respiratorische Acidose*, obgleich sie auf vermehrter Produktion von CO_2 beruhen kann und nicht notwendigerweise auf einer verminderten Abatmung von CO_2. Die Bezeichnung ist also nicht ganz zutreffend. Sie kann aber damit begründet werden, daß die Acidose auf Grund einer CO_2-Anhäufung — infolge verschlechterter Ventilation oder vermehrter Produktion — in beiden Fällen durch vermehrte CO_2-Abatmung, also durch gesteigerte alveoläre Ventilation, beseitigt werden kann. Wenn die Abatmung von CO_2 größer als normal ist, entsteht eine *respiratorische Alkalose*, weil dadurch die Wasserstoffionenkonzentration gesenkt wird.

Die nicht CO_2-bedingten Störungen der Wasserstoffionenkonzentration werden als *metabolisch* (metabolische Acidose bzw. Alkalose) bezeichnet. Auch dies scheint zuweilen unberechtigt zu sein, z.B. bei der oben erwähnten hypoxischen metabolischen Acidose. Die Hypoxie kann durch respiratorische Insuffizienz, jedoch auch durch Kreislaufstörungen verursacht sein. Unabhängig von ihren Ursachen führt die Hypoxie zur Stoffwechselinsuffizienz. Mit dieser Argumentation erscheint die Nomenklatur logisch.

Weiterhin entstehen Wasserstoffionen bei der Eiweißverbrennung und der unvollständigen Fettverbrennung. Diese Wasserstoffionenproduktion ist jedoch im Vergleich mit den vorher erwähnten gering.

Die Umstellungen der Nierenfunktion darauf, daß Wasserstoffionen retiniert oder in ungewöhnlichem Maße eliminiert werden, stellen der Definition gemäß auch metabolische Säure-Basen-Gleichgewichtsstörungen dar (da sie nichtrespiratorisch sind). Bei Niereninsuffizienz entsteht infolge der Unfähigkeit, Wasserstoffionen auszuscheiden, eine metabolische Acidose.

Zu den metabolischen Störungen wird auch die Zufuhr überschüssiger saurer oder basischer Verbindungen aus therapeutischen Gründen oder bei bestimmten Vergiftungen gerechnet.

Die Einteilung von Störungen des Säure-Basen-Gleichgewichts in respiratorische und metabolische ist in therapeutischer Beziehung zweckmäßig. Es ist wichtig zu wissen, ob eine solche Störung durch ausreichende Ventilation korrigiert werden kann oder durch Verbesserung der Sauerstoffsättigung des Blutes oder der Kalorienzufuhr behandelt werden muß. Im Hinblick darauf ist es berechtigt, die Störungen des Säure-Basen-Gleichgewichts in CO_2-bedingte und nicht CO_2-bedingte einzuteilen, wobei die CO_2-bedingten den sog. respiratorischen und die nicht CO_2-bedingten der ganzen Gruppe der metabolischen Störungen entsprechen.

Das System des Organismus zur Regulierung der Wasserstoffionenkonzentration

Daß die Wasserstoffionenkonzentration trotz der großen H^+-Ionen-Produktion und der Möglichkeit erheblicher Veränderungen derselben im Organismus innerhalb so schmaler Grenzen gehalten werden kann, beruht auf wirksamen und empfindlichen Neutralisierungs- und Eliminierungssystemen. Das Gleichgewicht zwischen diesen Systemen und der Wasserstoffionenproduktion stellt unter normalen Verhältnissen den pH-Wert in den Bereich 7,35 bis 7,45 ein. Der pH-Wert des Organismus wird ausgeglichen durch

A. Verdünnung (Verteilung von lokal entstandenen Wasserstoffionen),
B. Pufferung,
C. Atmung,
D. Nierenfunktion.

Einer veränderten Wasserstoffionenproduktion mit pH-Wertverschiebung wird am schnellsten durch die zwei ersten Reaktionen begegnet. Sie wirken beinahe unmittelbar. Die pH-Verschiebung, die danach noch bestehenbleibt, reicht aus, um eine Reaktion über die beiden letzten Faktoren auszulösen, die so den pH-Wert wieder in den Normalbereich zurückführen können. Die Umstellung der Atmung erfolgt innerhalb einiger Minuten und ändert die CO_2-Elimination und damit die Wasserstoffionenkonzentration. Eine vollständige Umstellung der Nierenfunktion kann mehrere Tage dauern und eine vermehrte oder verringerte Wasserstoffionenausscheidung herbeiführen.

Bei einer *primären* Störung der Atmung oder der Nierenfunktion kann die eine durch die andere kompensiert werden, um den pH-Wert innerhalb des für den Organismus normalen Bereichs zu halten.

Die vier Faktoren, die die H^+-Ionen-Konzentration regulieren, sollen nachstehend näher erörtert werden.

A) Die *Verdünnung* bringt den schnellsten Ausgleich einer *lokalen* Veränderung der Wasserstoffionenkonzentration, indem diese auf die gesamte Wassermenge des Körpers verteilt wird. Der extrazelluläre Anteil am Körperflüssigkeitsvolumen beträgt etwa 20% und der intrazelluläre ca. 40% des Körpergewichts. Da die Wasserstoffionen bei Acidose (metabolischer oder respiratorischer) auch intrazellulär eindringen, kann Kalium aus den Zellen austreten, um die Elektroneutralität zu erhalten. Dadurch steigt der Kaliumgehalt im Serum an. Wenn die Acidose therapeutisch oder spontan beseitigt wird, erfolgt ein Austausch von Kalium- und Wasserstoffionen in umgekehrter Richtung.

B) *Puffer* bestehen aus chemischen Verbindungen, die die Fähigkeit haben, Wasserstoffionen aufzunehmen und abzugeben. Dadurch werden Konzentrationsveränderungen abgeschwächt, die sonst bei Störungen der Wasserstoffionenproduktion entstehen könnten.

Die Pufferung erfolgt dadurch, daß Wasserstoffionen zusammen mit Anionen schwache Säuren bilden. Schematisch kann man eine Säure mit HA bezeichnen, wobei H das Wasserstoffion und A das Anion bedeutet. Die Stärke der Säure hängt von ihrem Vermögen ab, sich in wäßriger Lösung in Wasserstoffionen und Anionen zu spalten, also von dem Maße, das die Reaktion

$$HA \rightleftharpoons H^+ + A^-$$

nach rechts verschiebt. Nur in Ionenform übt der Wasserstoff saure Eigenschaften aus. Für eine starke Säure überwiegt die Rechtsrichtung in der Reaktion und für eine schwache die Linksrichtung. Eine starke Säure ist z. B. Salzsäure (HCl), da sie völlig dissoziiert ist. Eine schwache Säure ist dagegen die Kohlensäure (H_2CO_3), bei der die Reaktion stark linksverschoben ist, d. h. sie dissoziiert wenig. Je höher die Konzentration der beiden Ionen auf der rechten Seite ist, desto mehr wird die Reaktion nach links verschoben, und je höher die Konzentration auf der linken Seite ist, desto mehr verschiebt sie sich nach rechts (Massenwirkungsgesetz). Zwischen den beiden Richtungen besteht ein Gleichgewicht, und das Verhältnis der beiden, der *Dissoziationsgrad*, bildet für jede Säure eine Konstante, die sog. *Dissoziationskonstante* (K):

$$\frac{[H^+]\,[A^-]}{[HA]} = K.$$

Die Klammern bezeichnen die Konzentrationen. Eine Logarithmierung der Formel ergibt:

$$\log \frac{[H^+]\,[A^-]}{[HA]} = \log K$$

und $\quad \log[\mathrm{H^+}] + \log\dfrac{[\mathrm{A^-}]}{[\mathrm{HA}]} = \log \mathrm{K}$,

da der Logarithmus eines Produktes der Summe der Einzellogarithmen der Faktoren entspricht. Durch Transposition und Umtausch der Vorzeichen ergibt sich:

$$\log[\mathrm{H^+}] = \log \mathrm{K} - \log\dfrac{[\mathrm{A^-}]}{[\mathrm{HA}]} \quad \text{und}$$

$$-\log[\mathrm{H^+}] = -\log \mathrm{K} + \log\dfrac{[\mathrm{A^-}]}{[\mathrm{HA}]} .$$

— log $[\mathrm{H^+}]$ wird nach der Definition (s. S. 107) durch den Begriff pH ersetzt und in Analogie dazu — log K als pK bezeichnet:

$$\mathrm{pH} = \mathrm{pK} + \log\dfrac{[\mathrm{A^-}]}{[\mathrm{HA}]} .$$

Dies ist die Henderson-Hasselbalch'sche Gleichung.

Für die Kohlensäure, die in geringem Grade in $\mathrm{H^+}$ und $\mathrm{HCO_3^-}$-Ionen, d.h. in Wasserstoff- und Bicarbonat-Ionen dissoziiert ist, beträgt die Dissoziationskonstante K nur $1/10^{6,1} = 10^{-6,1}$ und pK also 6,1. Für die Kohlensäure hat die Gleichung folgendes Aussehen:

$$\mathrm{pH} = 6,1 + \log\dfrac{[\mathrm{HCO_3^-}]}{[\mathrm{H_2CO_3}]} .$$

Für diese Säure ist der Säure-Basen-Quotient 20/1 bei normalem pH-Wert von 7,4, da log Base/Säure dann 1,3 betragen muß (7,4—6,1). Dies entspricht dem log 20 ($10^{1,3} = 20$).

Die wichtigsten *Puffersysteme im Plasma* sind Kohlensäure/Bicarbonat, H-Protein/Protein und Diphosphat/Monophosphat. In den roten Blutkörperchen ist HHb/Hb das wichtigste Puffersystem.

Die Pufferung geschieht entweder so, daß der Überschuß von Wasserstoff dadurch entionisiert wird, daß er mit entsprechenden Anionen ($\mathrm{HCO_3^-}$, Protein$^-$, $\mathrm{HPO_4^{--}}$, $\mathrm{Hb^-}$) schwache, also wenig dissoziierte Säuren bildet, d.h. die Gleichgewichtsreaktion

$$\mathrm{HA} \rightleftharpoons \mathrm{H^+} + \mathrm{A^-}$$

wird nach links verschoben oder im umgekehrten Falle, daß Wasserstoffionen „freigesetzt werden", um einen Mangel (Alkalose) zu decken, wodurch die Reaktion nach rechts verschoben wird, d.h. die schwache Säure wird dissoziiert, wobei Wasserstoff ionisiert und das Defizit neutralisiert wird.

Ein Puffersystem — bestehend aus einer schwachen Säure im Gleichgewicht mit entsprechenden Anionen (Basen) — hat eine bestimmte *Kapazität*. Diese entscheidet darüber, wie groß die pH-Veränderung ist, die beim Zusatz einer bestimmten Menge dissoziierter Säure oder Base eintritt. Diese Kapazität schwankt beim gleichen Puffersystem in Abhängigkeit vom pH-Milieu. Die Pufferungskapazität steigt, wenn der pH-Wert sinkt, d.h. der log Base/Säure sinkt (pK ist für jeden Puffer feststehend). Dies bedeutet nämlich, daß der Wert für den Nenner, in diesem Falle für die schwache Säure, ansteigt, das Dissoziationsvermögen also abnimmt. Das Gleichgewicht

$$\mathrm{HA} \rightleftharpoons \mathrm{H^+} + \mathrm{A^-}$$

hat dann eine größere Linkstendenz zur nichtdissoziierten Säure, womit eine größere Entionisierung des Wasserstoffionenüberschusses, d.h. eine Pufferung, verbunden ist. Beim Kohlensäure-Bicarbonat-Puffer ist der Basen-Säure-Quotient = 20/1 bei physiologischem pH-Wert von 7,4. Daraus geht hervor, daß die Tendenz im Gleichgewichtsverhältnis $\mathrm{HA} \rightleftharpoons \mathrm{H^+} + \mathrm{A^-}$ in Richtung auf die undissoziierte Säure relativ gering ist, weil dieser Puffer in einem ziemlich ungünstigen pH-Milieu arbeitet. Aus zwei Gründen hat das Kohlensäure-Bicarbonat-System dennoch eine große Pufferwirkung: Wegen des reichlichen Vorkommens ist seine *Gesamtkapazität* trotz schlechter Ausnutzung groß. Andererseits wird das Gleichgewicht

$$\mathrm{H_2CO_3} \rightleftharpoons \mathrm{H^+} + \mathrm{HCO_3^-}$$

dadurch nach links (in Richtung auf die undissoziierte Säure) verschoben, weil die undissoziierte Kohlensäure (mit dem Faktor 0,03; s. S. 118) in Beziehung zum $\mathrm{P_{CO_2}}$ steht, der durch die Atmung reguliert wird. Durch die Eliminierung von CO_2 (unter Bildung von H_2O) verläuft die Reaktion nur in der Richtung nach links, wodurch für die weitere Bildung von H_2CO_3 aus H^+ und HCO_3^- Platz geschaffen wird. Die Pufferung kann sich auf diese Weise weiter fortsetzen. Aus diesem Grunde ist der Kohlensäure-Bicarbonat-Puffer besonders flexibel und unterscheidet sich in dieser Hinsicht von anderen Puffersystemen. Ihre Säurekomponente ist „flüchtig" (CO_2-Abgang) und nicht „fixiert" („non volatile acids") wie bei den anderen Puffersystemen. Für die Kohlensäure kann die Henderson-Hasselbalch'sche Gleichung folgendermaßen geschrieben werden:

$$pH = 6{,}1 + \log \frac{[HCO_3^-]}{(0{,}03 \cdot P_{CO2})}.$$

Mathematisch ausgedrückt bedeutet dies, daß eine lineare Beziehung zwischen $\log P_{CO_2}$ und pH vorliegt, wie bereits im Zusammenhang mit den CO_2-Untersuchungsverfahren erwähnt wurde (S. 105). Diese Form der Henderson-Hasselbalch'schen Gleichung wird im Zusammenhang mit der Analyse des Säure-Basen-Gleichgewichts näher behandelt (S. 118). Die verschiedenen Puffersysteme des Blutes wirken zusammen und sind bestrebt, bei Überschuß oder Defizit von Wasserstoffionen die Wasserstoffionenkonzentration im Normalbereich zu halten.

C) *Atmung.* Die Senkung des pH-Wertes und damit die Vermehrung der Wasserstoffionenkonzentration aus dieser oder jener Ursache erregt das Atemzentrum und erhöht die alveoläre Ventilation, wodurch die CO_2-Eliminierung steigt. In Übereinstimmung mit der Gleichung

$$H^+ + HCO_3^- \rightleftharpoons H_2CO_3 \rightleftharpoons H_2O + CO_2$$

wird dann die Wasserstoffkonzentration dadurch, daß sich Wasserstoff mit Sauerstoff zu Wasser verbindet und CO_2 mit der Atmung abgeatmet wird, sinken.

Die Atmung kann relativ schnell, bereits nach wenigen Atemzügen, Veränderungen der Wasserstoffionenkonzentration des Blu-

tes korrigieren. Die Abatmung von Kohlendioxyd führt zur Neutralisation durch Bindung von freiem Wasserstoff. Wenn die Wasserstoffionen in das Wassermolekül eintreten, bedeutet das elektrochemisch eine festere Bindung von Wasserstoff, als wenn sie in Kohlensäure eingehen, die zwar schwach, aber doch stärker als Wasser dissoziiert ist. Kohlensäure steht im Gleichgewicht mit Kohlendioxyd, das respiratorisch variiert werden kann. Auch hierbei sieht man wieder die große Bedeutung des Kohlensäurebicarbonatpuffers.

CO_2 selbst wirkt in der gleichen Richtung wie eine pH-Senkung, d. h. bei einer Erhöhung von P_{CO_2} wird das Atemzentrum erregt, so daß die alveoläre Ventilation gesteigert wird. Das ist ein eigener „pharmakologischer Effekt" des Kohlendioxyd, unabhängig von seiner Möglichkeit, durch Erhöhung der Wasserstoffionenkonzentration im Sinne der von rechts nach links gelesenen Formel zu wirken („CO_2-Antrieb" der Atmung).

Eine Senkung der Wasserstoffionenkonzentration und von P_{CO_2}, also eine Erhöhung des pH-Wertes, wirkt in entgegengesetzter Richtung auf das Atemzentrum, so daß die alveoläre Ventilation verkleinert wird, womit eine Tendenz zur Normalisierung des pH-Wertes verbunden ist.

D) *Nierenfunktion.* Bei der Umstellung der Nierenfunktion als Antwort auf eine Veränderung der Wasserstoffionenkonzentration handelt es sich nicht nur um eine Neutralisierung, sondern um eine Entfernung von Wasserstoff aus dem Körper. Die Umstellung der Nierenfunktion zur Normalisierung des Säure-Basen-Gleichgewichts erfolgt aber nicht so schnell wie die der Atmung. Andererseits geschieht der Rückgang nach einer solchen Umstellung nach Behandlung ihrer Ursache ebenfalls langsam. Oft kann man beobachten, daß die renale Kompensation einer respiratorischen Acidose auf Grund langdauernder Atmungsinsuffizienz lange bestehenbleibt, nachdem die Atmung entweder durch eine Respiratorbehandlung oder auf andere Weise normalisiert wurde. Die Niere kann dabei während einer Woche eine übernormale Wasserstoffionenausscheidung erzielen, um die Erhöhung der Wasserstoffionenkonzentration zu kompensieren, die durch die Kohlendioxydretention verursacht wurde. Wenn sodann durch Normalisierung der Ventilation die Ursache der Kompensation aufgehoben wird, persistiert die renale „Kompensation". Dadurch kommt es zu einer überschießenden Wasserstoffionenausscheidung und zur Entstehung einer renal bedingten metabolischen Alkalose.

Über die Wasserstoffionen hinaus, die durch die CO_2-Bildung mit der Ausatmungsluft ausgeschieden werden („flüchtige Säure"), besteht ein weiterer Ausscheidungsbedarf für 50—100 mval/24 Std für die bei den Stoffwechselvorgängen gebildeten Säuren, Milchsäure, Beta-Oxybuttersäure u. a. („fixe Säuren").

Die Niere hat zur Wasserstoffionenregulation in der Hauptsache folgende Möglichkeiten:

1. Ausscheidung freier Wasserstoffionen im Urin,

2. Koppelung der Wasserstoffionen an Diphosphat-Monophosphatpuffer. Ausscheidung als Monophosphat im Urin.

3. Koppelung der Wasserstoffionen an Bikarbonat-Kohlensäurepuffer.

4. Verbindung mit NH_4 (Ammoniak) zu NH_3^+ (Ammoniumion).

„Lieferant" der Wasserstoffionen für die Vorgänge unter 2 und 3 ist die Kohlensäure nach der Formel

$$H_2CO_3 \rightleftharpoons H^+ + HCO_3^-,$$

die durch die Inanspruchnahme von H^+ bei diesen Vorgängen nach rechts „gezogen" wird. Die Kohlensäure wird in den Tubuszellen aus Kohlendioxyd nach der Formel

$$CO_2 + H_2O \rightleftharpoons H_2CO_3$$

unter Mitwirkung des Enzyms Kohlensäureanhydrase als Katalysator gebildet.

Dieses Enzym kommt in den Tubuszellen ebenso reichlich wie in den roten Blutkörperchen vor. Neutralisierung und Ausscheidung der Wasserstoffionen geschieht dann durch deren Austausch gegen Na^+ im Puffer des Primärurins (Abb. 44a bis c). Die Bikarbonationen, die nach Inanspruchnahme der Wasserstoffionen in den Tubuluszellen übrigbleiben, werden in das Blut zurückresorbiert und erhöhen dessen Pufferkapazität.

Ad 1. Der pH-Wert des Urins kann bis 4,4 heruntergehen. Dieser pH-Wert bedeutet eine 1000mal größere Wasserstofionenkonzentration im Urin als im Blut bei einem pH-Wert von 7,4 ($10^{-4,4}/10^{-7,4} = 10^{-4,4-(-7,4)} = 10^3 = 1000$). Es muß also eine Ausscheidung von Wasserstoffionen in den Nierentubuli erfolgen, da der Primärurin (Glomerulusfiltrat) die gleiche Wasserstoffionenkonzentration wie das Blut besitzt. Die 1000fache Erhöhung der Wasserstoffionenkonzentration bedeutet jedoch absolut gesehen keine ins Gewicht fallende Anzahl von Wasserstoffionen, da ein pH-Wert von 4,4 nur ca. 0,04 mval H^+/Liter bedeuten. Die H^+-Ausscheidung kann also auf diese Weise nur ca. 0,06 mval/24 Std erreichen, wenn das Urinvolumen 1,5 l/24 Std beträgt. Dies bedeutet nicht viel gegenüber einem Aciditätsüberschuß von 50—100 mval/24 Std. Gewiß kann dieser vom Puffersystem des Organismus neutralisiert werden, muß aber schließlich doch ausgeschieden werden, da sonst die Pufferkapazität blockiert würde und nicht mehr als Regulator wirken könnte.

Ad 2 (Abb. 44a). Die Möglichkeit, in den Nierentubuli Diphosphat ($Na_2^{++}HPO_4^{--}$) aus dem Primärurin in Monophosphat ($Na^+H_2PO_4^-$) umzuwandeln, schafft die Voraussetzung für die Neutralisation einer großen Menge Wasserstoffionen. Dieses System stellt den wichtigsten Puffer des Urins dar und kann bis zu 0,5 mval/min, d. h. ca. 700 mval/24 Std neutralisieren, ohne daß der pH-Wert des Urins unter 4,4 sinkt.

Die Pufferung besteht darin, daß das zweiwertige Diphosphation HPO_4^{--} unter Aufnahme eines Wasserstoffions in das einwertige Monophosphation übergeht nach der Gleichung

$$H^+ + HPO_4^{--} \rightleftharpoons H_2PO_4^-.$$

Ebenso wie für den Bicarbonat-Kohlensäurepuffer kann die Henderson-Hassel

Aus der Gleichgewichtsformel

$$H^+ + HPO_4^{--} \rightleftharpoons H_2PO_4^-$$

geht hervor, daß bei Belastung der linken Seite mit Wasserstoffionen, also je saurer das Milieu ist, das Gleichgewicht nach rechts verlagert wird, wodurch mehr Wasserstoffionen beansprucht und neutralisiert werden. Dieselbe Schlußfolgerung kann selbstver

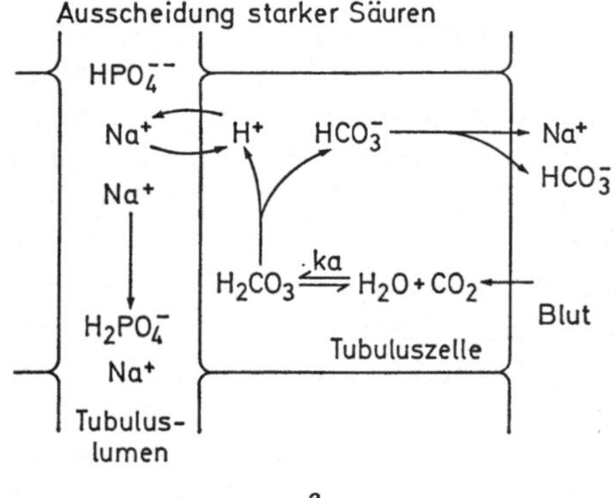

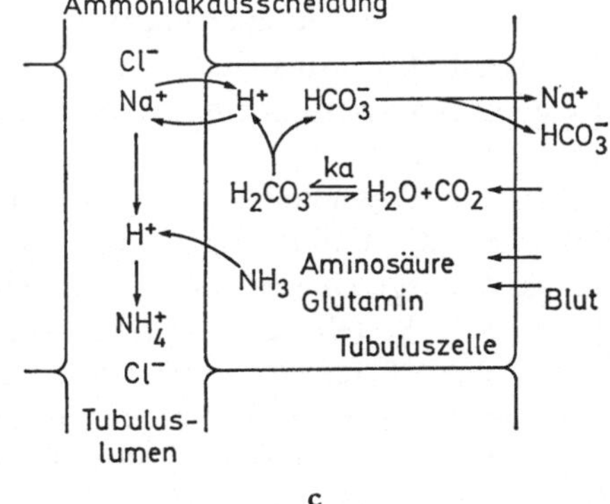

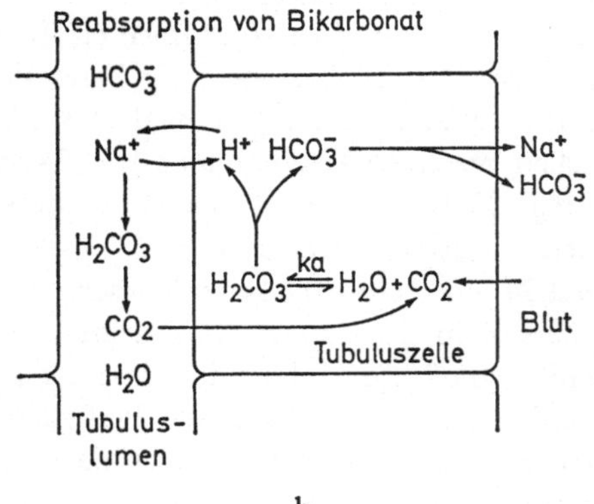

Abb. 44a—c. *Schematische Darstellung der Wasserstoffionenregulation durch die Nieren.* Zwischen dem Tubuluslumen und den Tubuluszellen erfolgt der Austausch von Na^+ gegen H^+. a) Neutralisation und Ausscheidung von Wasserstoff durch Umwandlung von Diphosphat in Monophosphat. b) Das Bicarbonat-Kohlensäuresystem des Urins führt zu erhöhter Reabsorption von Bicarbonat. Es erfolgt Neutralisierung und Ausscheidung von Wasserstoff durch Bildung von Wasser. c) Die Tubuluszellen bilden Ammoniak aus Aminosäuren, vor allem Glutamin. Die Wasserstoffionen werden dadurch ausgeschieden, daß Ammoniak Ammoniumionen bildet und als Ammoniumchlorid ausgeschieden wird. ka = Kohlensäureanhydrase (nach R. F. Pitts)

balch'sche Gleichung (S. 111) auch für diesen Puffer abgeleitet werden:

$$\frac{[H^+]\,[HPO_4^{--}]}{[H_2PO_4^-]} = K, \text{ wobei } K = 10^{-6,8} \text{ ist.}$$

Die Formel lautet dann:

$$pH = 6,8 + \log \frac{[HPO_4^{--}]}{[H_2PO_4^-]}.$$

ständlich auch aus der Henderson-Hasselbalch'schen Gleichung gezogen werden: pK für den Puffer ist 6,8 und je mehr der pH-Wert unter 6,8 liegt, desto negativer muß der Wert für

$$\log \frac{[HPO_4^{--}]}{[H_2PO_4^-]}$$

und desto größer der Nenner ($H_2PO_4^-$) sein. Dies bedeutet größere Wasserstoffionenaufnahme und Neutralisation. Da der pH-Wert des Urins bis zu 4,4 absinken kann, hat dieser Puffer eine sehr große Kapazität im Urin. Er ist deswegen für den größten Teil des Ausscheidungsvermögens der Nieren für Wasserstoffionen verantwortlich.

Ad 3 (Abb. 44b). Der Bicarbonat-Kohlensäurepuffer des Urins hat eine geringere Kapazität für die Ausscheidung von H^+-Ionen als der Diphosphat-Monophosphatpuffer. Das liegt daran, daß der pK für das Bicarbonat-Kohlensäuresystem 6,1 beträgt. Damit der Nenner (H_2CO_3) in der Henderson-Hasselbalch'schen Gleichung gleich groß wird wie der Zähler (HCO_3^-), muß der pH-Wert des Urins 6,1 betragen. Entsprechende Verhältnisse treten für das Diphosphat-Monophosphatsystem bei einem pH-Wert des Urins von 6,8 auf. Bei einem pH-Wert von 6,1 ist der Nenner ($H_2PO_4^-$) etwa fünfmal größer als der Zähler (HPO_4^{--}). Durch diesen Puffer ist dann eine bedeutend größere Wasserstoffionenneutralisierung erreicht worden als durch den Kohlensäure-Bicarbonatpuffer bei gleichem pH-Wert. Die durch diesen Puffer gebildete Kohlensäure hat dennoch ihre Bedeutung, da das im $NaHCO_3$ des Primärurins enthaltene Kohlendioxyd durch Spaltung der Kohlensäure in Kohlendioxyd und Wasser freigesetzt werden kann (Abb. 44b). Das Wasser wird ausgeschieden, das Kohlendioxyd diffundiert in die Tubuluszellen und nimmt dort an dem H^+-Austausch $CO_2 + H_2O \rightleftharpoons H_2CO_3$ teil, der unter katalytischer Mitwirkung von Kohlensäureanhydrase abläuft. Dabei entstehen neue Wasserstoff- und Bicarbonationen. Das Endergebnis dieses Vorganges liegt darin, daß das Bicarbonat im Primärurin abnimmt, Wasserstoff entionisiert und in Wasser eingebaut wird, das zur Ausscheidung kommt (schematische Darstellung s. Abb. 44b). Die Kohlensäureanhydrase wird von Azetazolamid (Diamox) gehemmt, wodurch die Wasserstoffionen-

ausscheidung gebremst und der Urin weniger sauer wird.

Ad 4 (Abb. 44c). Unter Einwirkung des Enzyms Glutaminase entsteht in den Tubuluszellen aus Glutamin Ammoniak (NH_3). NH_3 vereinigt sich mit dem Wasserstoffionenüberschuß des Tubulusurins unter Bildung von Ammoniumionen (NH_4^+). Die Wasserstoffionen werden auch hierbei in den Tubuli aus der Kohlensäure entnommen und HCO_3^- „bleibt übrig". Das NH_3/NH_4^+-System bewirkt, daß aus dem Na^+Cl^- des Primärurins das Na^+ gegen H^+ eingetauscht und dieses H^+ mit den von den Tubuluszellen gelieferten NH_3 zu NH_4^+ verbunden und als NH_4Cl ausgeschieden wird. Die übrigbleibenden HCO_3^--Ionen werden ebenso wie die Na^+-Ionen ins Blut rückresorbiert. Das Ergebnis ist also eine Ausscheidung von NH_3 und Wasserstoffionen sowie eine Erhöhung der Blutkonzentration an HCO_3^- und Na^+. Zur vollen Entfaltung dieses Prozesses kann es aber 5 bis 6 Tage dauern.

Die unter Punkt 2—4 beschriebenen und auf den Abb. 44a, b und c schematisch dargestellten Ausscheidungsmechanismen führen dazu, daß die Fähigkeit der Tubuluszellen, Kohlensäure aus CO_2 und H_2O zu bilden, ausgenutzt wird, um an das Blut Bicarbonationen abzugeben. In Zusammenhang damit werden Wasserstoffionen eliminiert und im Urin gepuffert ausgeschieden.

Die geschilderten Mechanismen können leicht gestört werden. Sie setzen einigermaßen normale Verhältnisse sowohl bezüglich der Nierendurchblutung als auch der Glomerulusfiltration und der Tubulusfunktion voraus. Auch das Elektrolytgleichgewicht beeinflußt die Wirkung der Nieren auf das Säure-Basen-Gleichgewicht. Bei Hyperkaliämie wird in erhöhtem Maße K^+ statt H^+ gegen Na^+ bei den Vorgängen ausgetauscht, die auf den Abb. 44a, b, c und 45 dargestellt sind. Dies bedeutet eine Herabsetzung der Wasserstoffionenausscheidung durch die Nieren, mit anderen Worten eine herabgesetzte Fähigkeit zur Kompensation einer Acidose. Eine Hyperkaliämie kann weiter dazu führen, daß intrazelluläre Wasserstoffionen im Organismus gegen Kaliumionen ausgetauscht werden, wodurch eine extrazelluläre Acidose entsteht.

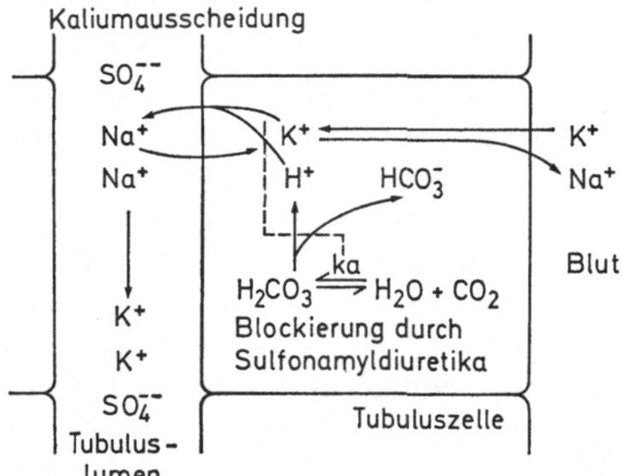

Abb. 45. H⁺ *und* K⁺ *„konkurrieren" im Austausch gegen* Na⁺. Bei Hyperkaliämie sinkt daher das H⁺-Ausscheidungsvermögen der Nieren. Der Austausch von H⁺ gegen Na⁺ wird auch von bestimmten Diuretica, z.B. Furosemid (Lasix) durch Blockierung der Natriumrückresorption in den Tubuluszellen gehemmt (nach R. F. Pitts)

Diese kann durch das bei einer Hyperkaliämie herabgesetzte Ausscheidungsvermögen der Nieren für H⁺-Ionen längere Zeit aufrechterhalten werden. Bei Störungen im Säure-Basen-Haushalt arbeiten die Regulationsmechanismen der Nieren für H⁺-Ionen folgendermaßen:

Metabolische Acidose: Ausscheidung von Wasserstoffionen steigt. Ein unbedeutender Teil derselben findet sich *frei* im Urin, was einen minimalen pH-Wert von 4,4 bewirken kann, während ein größerer Teil davon das Puffersystem des Urins beansprucht. Außerdem steigt die NH₄-Ausscheidung, wodurch weitere Wasserstoffionen eliminiert werden können. Bicarbonationen gehen ins Blut zurück und vereinigen sich mit dem dort vorhandenen Wasserstoffionenüberschuß zu Kohlensäure. Die Wasserstoffionen werden in üblicher Weise unter Bildung von Wasser

und CO₂ neutralisiert, letzteres wird respiratorisch ausgeschieden, d. h. es erfolgt auch eine respiratorische Kompensation der metabolischen Acidose.

Aufgrund der Konkurrenz zwischen Wasserstoffionen und Kaliumionen nimmt die Kaliumausscheidung ab, da die vermehrte Wasserstoffelimination den Ausscheidungsmechanismus beansprucht.

Die *respiratorische Acidose* führt zu einer Rechtsverschiebung in der Gleichung

$$CO_2 + H_2O \rightleftharpoons H_2CO_3 \rightleftharpoons H^+ + HCO_3^-.$$

Auch dabei wird, wie bei der metabolischen Acidose, die wasserstoffionenausscheidende und -neutralisierende Wirkung der Nieren ausgenutzt, die Kaliumausscheidung kann dadurch abnehmen. Der Rückfluß von Bicarbonationen ins Blut (s. Abb. 44a, b, c) steigt auch bei diesem Acidosetyp. Da eine primäre Unfähigkeit vorliegt, in ausreichendem Ausmaß CO₂ abzuatmen, werden Bicarbonationen jedoch nicht wie bei der metabolischen Acidose als Glied des respiratorischen Kompensationsvorganges verwendet. Statt dessen wird der HCO₃⁻-Plasmaspiegel erhöht und die aufgrund der respiratorischen Insuffizienz primär erhöhte H₂CO₃-Konzentration kompensiert und dadurch der Acidose entgegengewirkt. Dies geht aus folgender Gleichung

$$H^+ = K \cdot \frac{[H_2CO_3]}{[HCO_3^-]}$$

oder aus ihrer Modifizierung nach Henderson-Hasselbalch hervor:

$$pH = pK + \log \frac{[HCO_3^-]}{[H_2CO_3]} .$$

Wird also [HCO₃⁻] erhöht, so verringert sich [H⁺] bzw. nimmt der pH-Wert zu. Auf diese Weise wird eine renale, nach der Definition (s. S. 109) eine metabolische Kompensierung einer respiratorischen Acidose erzielt.

Von den renalen Kompensationsvorgängen bei der Acidose (Abb. 44a, b, c) bleibt wahrscheinlich die enzym-(Glutaminase-)bedingte Erhöhung der Ammoniakbildung noch lange nach Beseitigung einer respiratorischen Acidose bestehen.

Bei der *Alkalose*, entweder durch niedrige Wasserstoffionenproduktion, übermäßige Bicarbonatzufuhr (metabolische Alkalose) oder aufgrund von übermäßiger CO_2-Ausscheidung (Hyperventilation, respiratorische Alkalose), produzieren die Nieren infolge geringerer Wasserstoffionenausscheidung einen neutralen oder alkalischen Urin. Die Ausscheidung von Bicarbonationen nimmt zu, und deren Rückresorption wird geringer.

Analyse und Diagnose der Art und Größe von Säure-Basen-Gleichgewichtsstörungen

Aus der vorangehenden Darstellung wurde ersichtlich, daß der physiologische pH-Wert in den engen Grenzen zwischen 7,35 und 7,45 liegt. Der Organismus vermag auch bei erheblichen Veränderungen der Wasserstoffionenproduktion den pH-Wert sowohl durch Pufferung als auch durch Erhöhung oder Senkung der Wasserstoffionenausscheidung zu kompensieren. Dieses Regulationsvermögen ist jedoch begrenzt. Bei allzu großer Belastung muß man dem Organismus deshalb therapeutisch helfen, sich auf einen für seine Lebensprozesse tolerablen pH-Wert einzustellen. Dies wird notwendig, sobald das körpereigene Regulationsvermögen nicht mehr ausreicht; aber auch bei normalem pH-Wert, wenn dessen Aufrechterhaltung allzu große Kompensationsanstrengungen in Form vermehrter Atmungsarbeit erfordert.

Therapeutisch kann man eine Störung im Säure-Basen-Gleichgewicht des Körpers dadurch angehen, daß man eine oder mehrere der für die Störung bzw. die Kompensation verantwortlichen Prozesse (H^+-Ionenproduktion, Elimination, Neutralisation, Pufferung) beeinflußt. Theoretisch

kann der pH-Wert auf den Normalwert durch jede der genannten Möglichkeiten zurückgeführt werden. Tatsächlich muß sich aber die Therapie nach dem Typ der vorliegenden Störung ausrichten, nämlich ob die Störung respiratorisch oder metabolisch bedingt ist (Definitionen s. S. 108). Um die Therapie quantitativ vorausberechnen zu können, muß zudem der Grad der Störung und das Ausmaß der körpereigenen Kompensation festgestellt werden. Eine zweckmäßige Therapie setzt, wie immer in der Medizin, eine exakte Diagnose voraus.

Von den verschiedenen Methoden, die für die qualitative und quantitative Analyse des Säure-Basen-Status zur Verfügung stehen, gewinnt die Astrup-Methode in Kombination mit dem Nomogramm nach Siggaard-Andersen immer mehr Verbreitung. Daher soll die Darstellung auf die Beschreibung dieser Methode beschränkt bleiben. Eine nähere Beschäftigung mit diesem Verfahren schafft Verständnis und guten Einblick in die chemischen und mathematisch-analytischen Grundlagen für die Diagnostik und Therapie von Säure-Basen-Gleichgewichtsstörungen.

Für die verschiedenen Puffer des Blutes gelten nach dem Massenwirkungsgesetz folgende Beziehungen

$$\frac{[H^+]\,[A^-]}{[HA]} = K \text{ oder } [H^+] = K \cdot \frac{[HA]}{[A^-]},$$

$$\text{d.h. } [H^+] = K \cdot \frac{[\text{Säure}]}{[\text{Base}]}.$$

Henderson und Hasselbalch drückten dies auf folgende Weise aus:

$$pH = pK + \log \frac{[\text{Base}^-]}{[\text{Säure}]},$$

was einer negativen Logarithmierung der Gleichgewichtsformel entspricht (s. S. 111).

Sämtliche Puffersysteme des Blutes wirken bei der pH-Werteinstellung zusammen. In der Henderson-Hasselbalch'schen Glei-

117

chung für die verschiedenen Puffer wird die Größe von

$$\log \frac{[\text{Base}^-]}{[\text{Säure}]}$$

von dem sich ergebenden pH-Wert und von dem pK-Wert für den betreffenden Puffer bestimmt. Die Henderson-Hasselbalch'schen Gleichgewichte für die verschiedenen Puffer im Plasma (z. B. Kohlensäure-Bicarbonat, Diphosphat-Monophosphat und H-Protein-Protein) werden sozusagen an einem gemeinsamen pH-Wert aufgehängt:

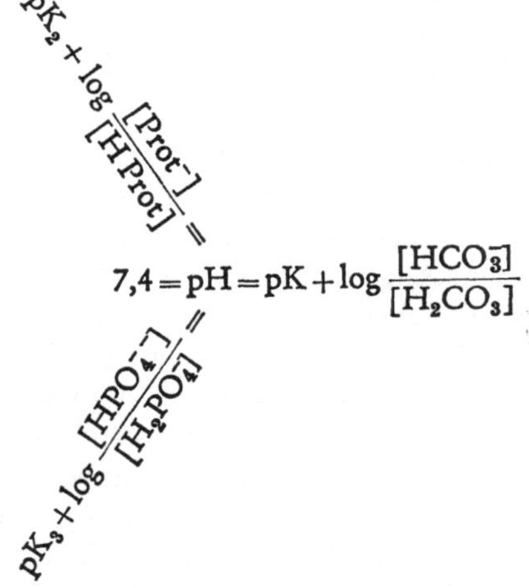

$$7,4 = \text{pH} = \text{pK} + \log \frac{[\text{HCO}_3^-]}{[\text{H}_2\text{CO}_3]}$$

Diese Gleichgewichtsformel bedeutet u. a. auch, daß ein lineares Verhältnis zwischen [H$^+$] und [Säure] oder zwischen pH und log [Säure] besteht, d. h. in gleichem Ausmaß wie sich [H$^+$] oder pH verändern, verändern sich auch [Säure] bzw. log [Säure]. Bezüglich des Kohlensäure-Bicarbonatpuffers gilt zudem, daß der Nenner im Quotienten [Base$^-$]/[Säure], also [H$_2$CO$_3$], proportional zu P$_{\text{CO}_2}$ ist, der von der Atmung reguliert wird. Die Kohlensäurekonzentration im Blut beruht auf der Kohlendioxydkonzentration nach der Formel

$$\text{CO}_2 + \text{H}_2\text{O} \rightleftharpoons \text{H}_2\text{CO}_3$$

(Wasser ist immer vorhanden), der Kohlendioxydgehalt im Blut seinerseits hängt vom P$_{\text{CO}_2}$ ab. Wie wir gesehen haben (s. S. 104), ist

$$[\text{H}_2\text{CO}_3] = 0,03 \cdot \text{P}_{\text{CO}_2},$$

wobei [H$_2$CO$_3$] in mval/Liter und P$_{\text{CO}_2}$ in

mm Hg ausgedrückt werden (0,03 ist der sog. Bunsen'sche Löslichkeitskoeffizient für CO$_2$ im Plasma). Das lineare Verhältnis zwischen log [Säure] und pH bedeutet also für den Kohlensäure-Bicarbonatpuffer, daß auch ein lineares Verhältnis zwischen log P$_{\text{CO}_2}$ und pH herrscht. Dies ist von Astrup sichergestellt worden, indem er experimentell ein praktisch lineares Verhältnis zwischen log P$_{\text{CO}_2}$ und pH nachwies. Hierauf baut die *Astrup'sche Methode* für die *Analyse des Säure-Basen-Status* auf. Die Formel

$$\text{pH} = \text{pK} + \log \frac{[\text{HCO}_3^-]}{0,03 \cdot \text{P}_{\text{CO}_2}}$$

drückt ein lineares Verhältnis zwischen log P$_{\text{CO}_2}$ und pH aus. Es liegt jedoch eine kleine, in der Praxis allerdings bedeutungslose Abweichung des geradlinigen Kurvenverlaufes vor, u. a. weil pK etwas in Abhängigkeit vom pH-Wert und der Temperatur, im physiologischen pH- und Temperaturbereich jedoch nur gering schwankt. pK kann bei 37 °C mit 6,1 für das Plasma angenommen werden.

Wenn in einem Koordinatensystem die pH-Werte einer Blutprobe auf die Horizontale (X-Achse) und die logarithmischen Werte für P$_{\text{CO}_2}$ der gleichen Blutprobe in der Senkrechten (Y-Achse) eingetragen werden, erhält man ein Diagramm wie in Abb. 46. Eine Blutprobe wird in 3 Portionen aufgeteilt, zwei davon werden mit jeweils einem P$_{\text{CO}_2}$-Wert äquilibriert, z. B. mit 30 und 60 mm Hg, und dann die pH-Messung vorgenommen. Die zusammengehörenden P$_{\text{CO}_2}$- und pH-Werte werden im Diagramm eingesetzt (Punkt A und B), wodurch man die Neigung der Geraden erhält. In der dritten Portion wird der gegebene pH-Wert der Probe gemessen, und mit Hilfe der Geraden im Diagramm kann man den in der Probe vorliegenden P$_{\text{CO}_2}$-Wert ablesen (Punkt C). Bei einer Erhöhung von P$_{\text{CO}_2}$ erhöht sich CO$_2$ im Blut und damit auch der Wasserstoffionengehalt nach der Formel

$$CO_2 + H_2O \rightleftharpoons H_2CO_3 \rightleftharpoons H^+ + HCO_3^-.$$

Um wieviel die Wasserstoffkonzentration und damit der pH-Wert in einer Probe verschoben wird, wenn sich ihr P_{CO_2}-Wert verändert (in diesem Beispiel von 30 auf 60 mm Hg), d. h. welche *Neigung* die Gerade bekommt, wird hauptsächlich dadurch be-

zeichnet werden. Je größer die Pufferkapazität ist, desto kleiner wird die pH-Verschiebung bei einer gegebenen Veränderung der Wasserstoffionenkonzentration infolge einer P_{CO_2}-Änderung und desto steiler die Neigung der Geraden. In welchem Maße Veränderungen der Hb-Konzentration die Neigung der Geraden beeinflussen, zeigt Abb. 47.

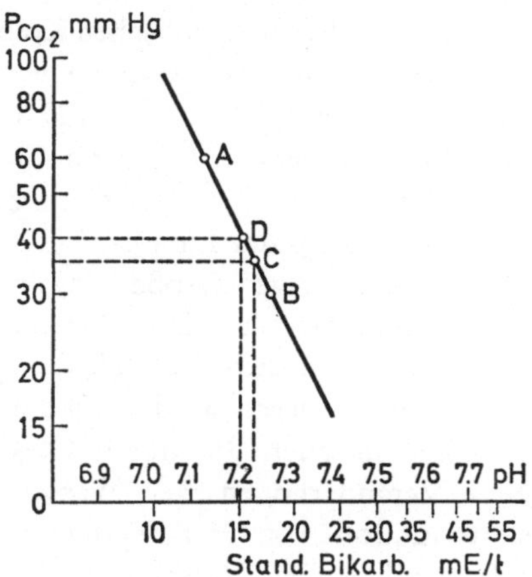

Abb. 46. *Das Verhältnis zwischen* log P_{CO_2} *und* pH *ist linear.* Die zusammengehörenden Werte für pH und P_{CO_2} entsprechen Punkten auf einer Geraden in einem Koordinatensystem, in dem P_{CO_2} auf der Ordinate (in logarithmischer Teilung) und pH auf der Abszisse eingetragen ist. Die Neigung der geraden Linie und deren Lage erhält man durch pH-Messung nach Äquilibrierung einer Blutprobe mit bekanntem P_{CO_2}, z. B 60 und 30 mmHg (Punkte A und B). Im dargestellten Fall ist der pH-Wert 7,24 und entspricht einem P_{CO_2} von 36 mmHg (Punkt C). Durch Einsetzen von P_{CO_2} = 40 mmHg in die Henderson-Hasselbalchsche Formel kann für jeden pH-Wert eine bestimmte Bicarbonatzahl abgelesen werden, das sog. „Standardbicarbonat", in diesem Falle 15 (Punkt D)

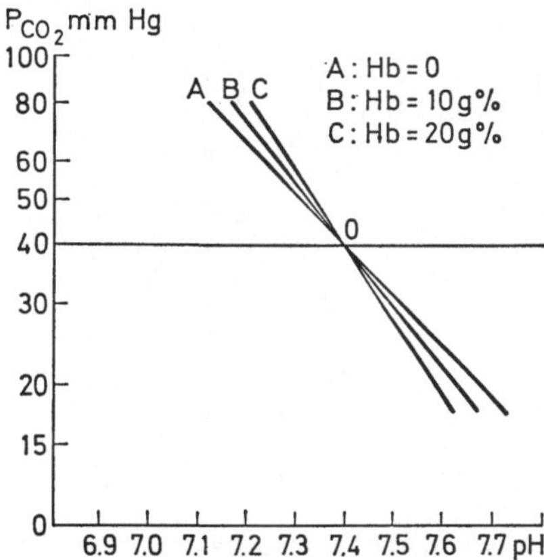

Abb. 47. *Die Neigung der Geraden* log P_{CO_2}/pH *ändert sich mit der Hämoglobinkonzentration.* In diesem Falle sind normale Blutwerte angenommen mit Ausnahme von Abweichungen der Hämoglobinkonzentration (Hb = 0 entspricht Plasma). Der gemeinsame Schnittpunkt der Linien soll einem P_{CO_2} von 40 mmHg und einem pH-Wert von 7,38 entsprechen. Der Schnittpunkt kann gekennzeichnet werden als *Base Excess = Null* (s. S. 122)

stimmt, in welchem Ausmaß der Wasserstoffionenüberschuß von der Pufferkapazität des Hämoglobins in der Probe neutralisiert wird. Die von CO_2 abhängigen Wasserstoffionen werden hauptsächlich vom Hämoglobin in den roten Blutkörperchen gepuffert (vgl. Abb. 43). Die Gerade kann deswegen auch als Pufferlinie für P_{CO_2} be-

Die Äquilibrierung mit einem hohen und einem niedrigen P_{CO_2} wird bei voller Sauerstoffsättigung der Probe vorgenommen, da davon das Puffervermögen des Hb abhängt. Zu den Standardbedingungen gehört auch eine Temperatur von 37 °C. Der normale P_{CO_2}-Wert beträgt 40 mm Hg. Eine pH-Verschiebung, die in dem P_{CO_2}-Diagramm für eine bestimmte Blutprobe bei einem P_{CO_2} von 40 mm Hg (Punkt D in Abb. 46) vorliegt, ist also definitionsgemäß metabolisch bedingt.

Mit anderen Worten: der pH-Wert, der bei normaler Respiration im Hinblick auf

P_{CO_2} vorliegt oder der vorliegen würde, wenn die Respiration bezüglich P_{CO_2} normal wäre, wird von dem metabolisch beeinflußten Säure-Basen-Gleichgewicht bestimmt. Dieses bestimmt die Lage der log P_{CO_2}/pH-Geraden in *seitlicher* Richtung (Abb. 48). Wenn bei einem P_{CO_2} von

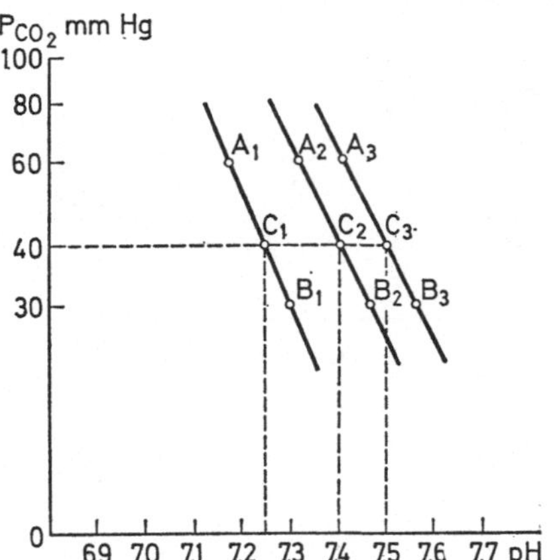

Abb. 48. *Die Gerade* log P_{CO_2}/pH *verschiebt sich seitlich bei Veränderungen der metabolischen Säure-Basenverhältnisse.* Die Hämoglobinkonzentration wird für die drei Geraden als unverändert angenommen. Die Atmung wird als normal unterstellt, also mit P_{CO_2} von 40 mm Hg. A_2—C_2—B_2 neutrales metabolisches Säure-Basenverhältnis, A_1—C_1—B_1 metabolische Acidose, A_3—C_3—B_3 metabolische Alkalose. Die Neigung der Geraden ändert sich etwas in Abhängigkeit von pK (annähernd 6,1) das bei unterschiedlichem pH verschieden ist. Die Punkte $A_1A_2A_3$ und $B_1B_2B_3$ entsprechen zugehörigen Werten für pH und P_{CO_2} bei Äquilibrierung mit bekanntem P_{CO_2} (60 bzw. 30 mm Hg). Der Punkt C_2 kennzeichnet den respiratorischen und metabolischen Normalpunkt. Die den pH-Werten 7,24 und 7,5 entsprechenden Punkte C_1 und C_3 sind ausschließlich durch *metabolische* Acidose bzw. Alkalose bedingt

40 mm Hg der pH-Wert normal ist (7,35 bis 7,45), liegt keine metabolische Störung des Säure-Basen-Gleichgewichtes vor (Punkt C_2 in Abb. 48). Aufgrund des bis jetzt beschriebenen Teils der Blutprobenanalyse, die sich auf die Messung des *aktuellen* pH-Wertes der Probe sowie zwei weitere pH-Messungen mit hohem P_{CO_2}

(z.B. 60 mm Hg) bzw. niedrigem P_{CO_2} (z.B. 30 mm Hg) bezog, kann man also entscheiden, ob ein Einfluß der Respiration auf das Säure-Basen-Gleichgewicht vorliegt und auch dessen Einfluß größenmäßig bestimmen. Man kann demnach feststellen, ob bei dem gemessenen pH der P_{CO_2} hoch oder niedrig ist und in Übereinstimmung damit die Respiration korrigieren. Darüber hinaus läßt sich das Vorkommen und die Art einer eventuellen metabolischen Komponente einer Säure-Basen-Gleichgewichtsstörung bestimmen, d.h. ob der pH-Wert, der im Diagramm einem P_{CO_2} von 40 entspricht, normal, hoch oder niedrig ist (Seitenverschiebung der Linie).

Die zahlenmäßige Größe des metabolischen Einflusses auf den Säure-Basen-Status kann jedoch nicht nur mit dem pH-Wert angegeben werden, da sowohl die metabolisch als auch die durch CO_2 bedingten Veränderungen der Wasserstoffionenproduktion von Puffersystemen gedämpft werden. Die Verschiebungen des pH-Wertes sind nämlich nur von den nach der Pufferung übrigbleibenden Veränderungen der Wasserstoffionenkonzentration abhängig. Die gesamte Pufferkapazität entscheidet bei einem bestimmten pH-Wert darüber, wie groß die pH-Verschiebung bei einem metabolisch bedingten Säure- oder Basenzuschuß wird. Diese Über- oder Minderproduktion von Wasserstoffionen würde man also quantitativ bestimmen können, wenn man berechnen könnte, wie viele der basischen Komponenten der Puffersysteme von Wasserstoffionen „belegt" worden sind und eine entsprechend schwache Säure gebildet haben. Das Astrup'sche Diagramm veranschaulicht graphisch die Henderson-Hasselbalch'sche Gleichung für das Bicarbonat-Kohlensäuresystem:

$$pH = pK + \log \frac{[HCO_3^-]}{0,03 \cdot P_{CO_2}} .$$

Wenn der pH-Wert, der einem normalen P_{CO_2} von 40 mm Hg entspricht, vom

Normalwert abweicht, wird sich auch die Bicarbonatzahl HCO_3^- ändern. Wenn z.B. das pH gesenkt wird, während die Respiration einen P_{CO_2}-Wert von 40 aufrechterhält, bedeutet dies, daß die metabolisch entstandenen Wasserstoffionen zusammen mit HCO_3^- Kohlensäure bilden, die unter Bildung von Wasser und Kohlendioxyd eliminiert wird. CO_2 wird im vorliegenden Beispiel bis zu einem P_{CO_2}-Wert von 40 mm Hg abgeatmet. Die Bicarbonatzahl sinkt dadurch. Der Vorgang beinhaltet demnach eine Pufferung durch den Kohlensäurebicarbonatpuffer. Die Bicarbonatzahl bei einem P_{CO_2} von 40 mm Hg läßt sich dadurch berechnen, daß man im Diagramm abliest, welcher pH-Wert einem P_{CO_2} von 40 mm Hg entspricht. Wenn beispielsweise einem P_{CO_2}-Wert von 40 mm Hg ein pH-Wert von 7,4 entspricht und weder eine respiratorische noch eine metabolische Säure-Basen-Gleichgewichtsstörung vorliegt, kann die Bicarbonatzahl mit 24 mval/Liter unter Verwendung der Henderson-Hasselbalch'schen Formel errechnet werden:

$$7,4 = 6,1 + \log \frac{[HCO_3^-]}{0,03 \cdot 40}, \quad \text{d.h.}$$

$$1,3 = \log \frac{[HCO_3^-]}{1,2}$$

$$\text{oder } \log 20 = \log \frac{[HCO_3^-]}{1,2}, \quad \text{da } 1,3 = \log 20 \text{ ist.}$$

$$\text{Demnach ist } \frac{[HCO_3^-]}{1,2} = 20 \text{ und } [HCO_3^-] = 24.$$

Auf entsprechende Weise kann für jeden pH-Wert, der im Astrup'schen Diagramm einem P_{CO_2}-Wert von 40 mm Hg entspricht, die *Bicarbonatzahl* berechnet werden. Auf der pH-Skala im Diagramm kann also auch die einem P_{CO_2} von 40 mm Hg entsprechende Bicarbonatzahl abgelesen werden (Abb. 46, Punkt D). Diese Bicarbonatzahl wird „*Standardbicarbonat*" genannt. Sie beträgt bei normalem pH und P_{CO_2} 24 mval/Liter (in der Abb. 46 ist eine metabolische Acidose dargestellt!). Da diese Zahl also die Bicarbonatzahl bei Aus-

schaltung respiratorischer Einflüsse darstellt (P_{CO_2} ist auf 40 mm Hg „standardisiert"), drückt sie den metabolischen Einfluß aus und gibt einen Hinweis auf die Größe des metabolisch bedingten Überschusses oder eines Mangels an Wasserstoffionen. Sie sinkt bei metabolischer Acidose (die Bicarbonationen werden dabei „besetzt") und steigt bei metabolischer Alkalose.

Die Wasserstoffionen, die von anderen Puffern als dem Bicarbonat-Kohlensäure-System neutralisiert (gepuffert) worden sind, lassen sich jedoch *nicht* durch die Größe des Standardbicarbonats erkennen. Die exakte Größe von Überschuß oder Mangel an Wasserstoffionen kann also aufgrund einer bestimmten Seitenverschiebung der log P_{CO_2}/pH-Geraden nicht ermittelt werden. Um genauere Angaben über die Größe einer metabolischen Störung des Säure-Basen-Gleichgewichts zu erhalten, muß man das Diagramm weiter ergänzen. Die Begriffe „*Puffer-Base*" und *Basenüberschuß*" („base excess") sind Ausdruck für die Größe des nichtrespiratorischen (metabolischen) Einflusses auf das Säure-Basen-Gleichgewicht und sollen nachfolgend beschrieben werden. Daraus wird auch hervorgehen, daß ein enger Zusammenhang zwischen Säure-Basen- und Elektrolyt-Gleichgewicht besteht.

Abb. 49 stellt ein *Gamble-Diagramm* dar, das die Verteilung der Serumelektrolyte zeigt. Im Serum gibt es *Anionen* in einer Konzentration von 153 mval/l. Zur Elektroneutralität ist erforderlich, daß die Summe der *Kationen* ebenso 153 mval/l beträgt. Na^+ ist als das wichtigste Kation normalerweise in einer Konzentration von ca. 142 mval/l vorhanden; K^+, Ca^{++} und Mg^{++} betragen zusammen nur ca. 11 mval/l. Die Anionen bestehen aus Cl^-, HCO_3^- und $Protein^-$, zusammen ca. 143 mval/l, sowie Restionen in einer Konzentration von ca. 10 mval/l, und zwar HPO_4^{--}, $H_2PO_4^-$, SO_4^{--} und organische Anionen (Laktat und andere). Von den Anionen wirken in dem in Betracht kommenden pH-Bereich (6,8 bis 7,8) praktisch gesehen nur HCO_3^{--} und Protein$^-$ im Plasma als Puffer, sie

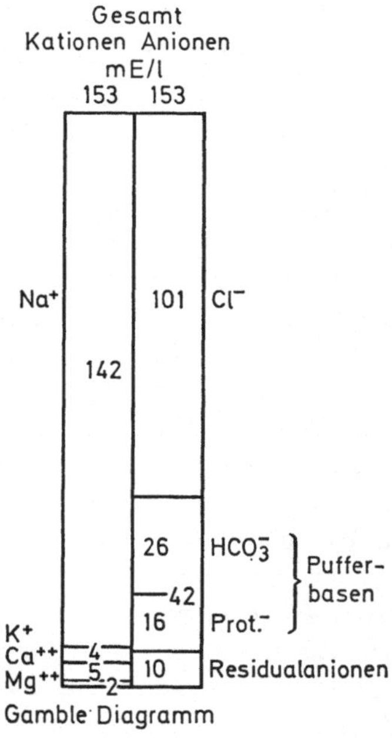

Abb. 49. *Das Gamble-Diagramm zeigt die Elektrolytverteilung im Serum.* Die Puffer-Basen (normal 41,7 mval/l) bestehen hauptsächlich aus Bicarbonat- und Proteinionen. Diese stellen zusammen mit den Chlorionen den Hauptteil der Anionen dar, zahlenmäßig auf der Kationenseite etwa den Natriumionen entsprechend. Bei nicht allzu großen Veränderungen im Kalium-, Calcium- und Magnesiumgehalt oder in den „Residual-Anionen" (wie z.B. im Coma diabeticum) kann man annähernd die Puffer-Basen als zahlenmäßige Differenz zwischen Natriumionen und Chlorionen errechnen (PB $\approx$ Na$^+$—Cl$^-$)

bilden mit Wasserstoffionen schwache Säuren. Diese Anionen stellen die *Puffer-Base* (PB) dar, normalerweise in einer Konzentration von 41,7 mval/l. Grob gerechnet ist

$$[Na^+] = [Cl^-] + \underbrace{[HCO_3^-] + [Prot^-]}_{PB},$$

d.h. $$PB = [Na^+] - [Cl^-].$$

Ein Wasserstoffionenzuschuß wird z.B. bei einer metabolischen Acidose durch die

Puffer-Anionen gebunden, wobei die Größe der PB abnimmt. Die Größe der PB gibt also einen Begriff von der nichtrespiratorischen („metabolischen") Komponente des Säure-Basen-Gleichgewichts. Es ist jedoch auch dies kein wirklich zutreffendes Maß, vor allem deshalb, weil ein Teil des metabolischen Wasserstoffionenüberschusses im Plasma ebenso wie die kohlendioxydbedingten Wasserstoffionen in den roten Blutkörperchen vom Hämoglobin gepuffert werden (vgl. Abb. 43). Der Normalwert für PB im Blut (NPB) schwankt also mit dem Hb-Wert. Die Schwankung erreicht bis zu 0,42 mval/l/g-% Hb. Für Blut mit 10 g-% Hb beträgt NPB demnach 41,7 + 4,2 = 45,9 mval/l. *Die Differenz zwischen der vorhandenen PB und NPB, unabhängig von der Änderung durch die Hb-Konzentration, gibt dagegen einen zahlenmäßigen Aufschluß in mval/l über die Größe des Wasserstoffionenüberschusses oder -mangels, da sie den Teil des Puffers angibt, der von Wasserstoffionen belegt oder befreit worden ist.* Dieser Unterschied wird als *Basenüberschuß* (base excess, BE) bezeichnet, er ist also unabhängig von der Hb-Konzentration. Wenn BE positiv ist (PB > NPB), also wirklich ein Überschuß („excess") vorhanden ist, besteht eine *metabolische Alkalose.* Wenn dieser Wert negativ ist (PB < NPB), also ein Basendefizit (Mangel) oder ein Säureüberschuß vorliegt, besteht eine *metabolische Acidose. Die BE-Zahl, als Unterschiedswert zwischen PB und NPB (BE = PB — NPB oder PB = NPB + BE) gibt also an, wieviel saure oder basische Milliäquivalente pro Liter bei normalem P_{CO_2} benötigt werden, um einen verschobenen pH-Wert auf den Normalwert zurückzuführen.* Dies ist tatsächlich therapeutisch von Interesse und nicht so sehr, wie groß das gesamte Puffervermögen einschließlich das des Hb ist. BE beträgt definitionsgemäß Null, wenn der pH-Wert 7,38 bei einem P_{CO_2} von 40 ist (s. Abb. 47). Nur in diesem Fall bestehen keine Gleichgewichtsstörungen, es werden auch keine sauren oder basischen Milliäquivalente für eine pH-Korrektur benötigt.

Sowohl für BE und PB sind Kurven konstruiert und mit dem Astrup'schen Diagramm kombiniert worden, wodurch ein Kurvennomogramm nach Siggaard-Andersen entstanden ist.

Konstruktion der BE-Kurve

Das Verhältnis $\log P_{CO_2}/pH$, das die Gerade im Astrup-Diagramm in Abb. 46 wiedergibt, ist im klinisch bedeutsamen pH-Bereich 6,8 bis 7,8, den das Diagramm umfaßt, praktisch geradlinig. Wenn sich Hb verändert, ändert sich auch die Neigung der Geraden $\log P_{CO_2}/pH$. Die Änderung der Neigung infolge geringer Veränderungen der Serumeiweißkonzentration und anderer Puffer kann in der Praxis vernachlässigt werden, da die Veränderungen der Wasserstoffionenkonzentration, die bei einer Veränderung von P_{CO_2} auftreten, hauptsächlich vom Hb gepuffert werden (vgl. Abb. 43). Wenn sich nur die Hb-Konzentration in einem im übrigen konstant zusammengesetzten Blut verändert (durch Zentrifugierung und Zusatz oder Entnahme von Plasma), erhalten die verschiedenen $\log P_{CO_2}/pH$-Geraden einen gemeinsamen Schnittpunkt, das Verhältnis P_{CO_2}/pH ist in diesem Punkt dann unabhängig von der Hb-Konzentration. Für Normalblut soll unabhängig vom Hb-Wert dieser Punkt definitionsgemäß einem P_{CO_2} von 40 und einem pH-Wert von 7,38 entsprechen (s. Abb. 47). Dieser Punkt kann auch durch BE = Null gekennzeichnet werden, da BE im Normalblut, seiner Definition nach, weder positiv noch negativ sein kann.

Bei nichtrespiratorischem (metabolischem) Überschuß oder Defizit an Wasserstoffionen verschiebt sich das Bündel der Geraden $\log P_{CO_2}/pH$ im Diagramm nach rechts (pH-Anstieg) oder nach links (pH-Senkung), ohne daß sich das lineare Verhältnis $\log P_{CO_2}/pH$ ändert. Experimentell können in einer Blutprobe derartige metabolische pH-Verschiebungen durch den Zusatz einer bekannten Basen- oder Säure-

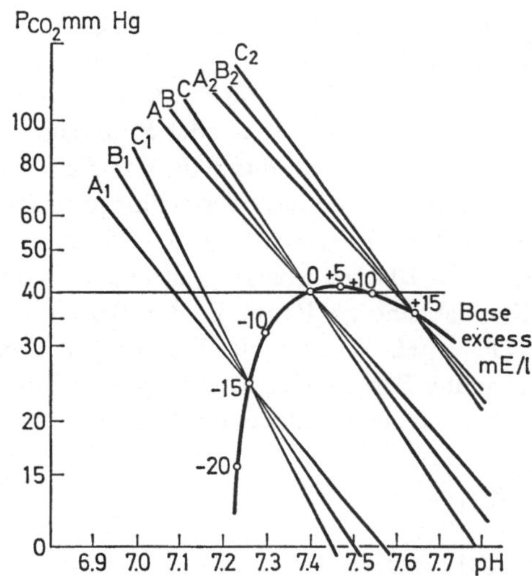

Abb. 50. *Konstruktion der Base-Excess-Kurve.* Das mittlere Linienbündel entspricht dem in Abb. 47, d. h. Normalblut, jedoch mit Schwankungen im Hämoglobingehalt zwischen 0, 10 und 20 g-%. Der Schnittpunkt ist als BE = 0 gekennzeichnet, da weder saure noch basische Valenzen zugeführt wurden. Bei Zufuhr von beispielsweise 15 sauren oder basischen Valenzen/l verschieben sich die Geraden in seitlicher Richtung (vgl. Abb. 48). Der BE-Wert, in diesem Beispiel also — 15 respektive + 15, kann an beliebiger Stelle auf den seitlich verschobenen Geraden eingetragen werden. Um jedoch in der Darstellung zeigen zu können, daß BE unabhängig von der Hämoglobinkonzentration ist, muß die Kurve aus den Schnittpunkten der $\log P_{CO_2}/pH$-Geraden gebildet werden. Durch die seitliche Verschiebung der Geraden verlagern sich die Schnittpunkte nicht allein in horizontaler, sondern auch in vertikaler Richtung, wodurch die BE-Kurve ihre gekrümmte Form erhält. Dies liegt daran, daß sich die Neigung der Geraden bei der Seitenverschiebung etwas verändert (s. Abb. 48) und daß die Größe der Seitenverschiebung bei verschiedenen Hämoglobinkonzentrationen verschieden ist, da die Wasserstoffionenschwankungen im Plasma in gewissem Umfange von Hb gepuffert werden (0,42 mval/l je g-% Hämoglobin). Die C-Gerade verschiebt sich daher weniger als die B-Gerade und die A-Gerade

menge nachgeahmt werden, d.h. man bekommt einen künstlichen „base excess" (positiv oder negativ), und das Bündel der Geraden $\log P_{CO_2}/pH$ verschiebt sich in seitlicher Richtung, wie das z.B. Abb. 50 zeigt. Die Größe der Seitenverschiebung beruht auf der Menge des Basen- oder Säurezusatzes. Die Schnittpunkte der seitenverschobenen Bündel der $\log P_{CO_2}/pH$-Geraden werden durch die Basen- oder Säurezugabe (in mval/l) bestimmt, durch die sich die Verschiebung ergeben hat. Der Schnittpunkt in einem Bündel ist nämlich bei einem bestimmten BE der einzige gemeinsame, von Hb unabhängige Punkt in der Beziehung $\log P_{CO_2}/pH$. Wenn viele Titrierungen mit bekannter Basen- oder Säurezugabe in Blutproben mit verschiedener Hb-Konzentration

tration bedingten Neigung der $\log P_{CO_2}/pH$-Geraden den BE-Wert dort ablesen, wo die Gerade die auf solche Weise konstruierte BE-Kurve schneidet (Abb. 51).

Konstruktion der PB-Kurve

Die PB-Kurve kann man, ausgehend von der BE-Kurve, sozusagen „rückwärts" konstruieren. Auch die PB-Kurve entsteht durch Verbinden der Schnittpunkte der $\log P_{CO_2}/pH$-Geraden. Die Neigung derselben hängt, wie bereits dargestellt wurde, hauptsächlich von der Hb-Konzentration ab. Um den Schnittpunkt eines Bündels von

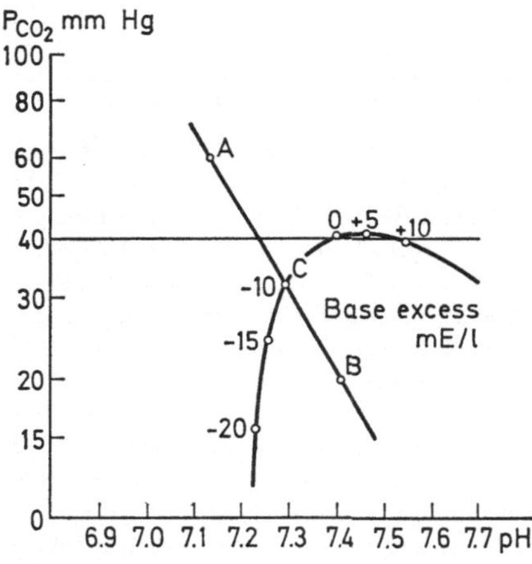

Abb. 51. *Anwendung der Base-Excess-Kurve.* Man erhält eine log P_{CO_2}/pH-Gerade durch Bestimmung der Punkte A und B. BE — 10 wird dort abgelesen, wo die BE-Kurve die Gerade schneidet. Die Hämoglobinkonzentration ist unbekannt. Änderungen der Hb-Konzentration würden die Neigung der Geraden verändern, aber nicht den Schnittpunkt der Geraden mit der BE-Kurve

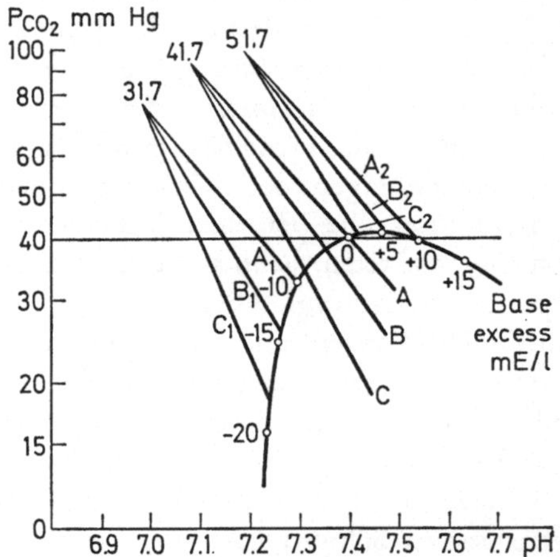

Abb. 52. *Konstruktion der Puffer-Basen-Kurve.* Verbindung der Schnittpunkte der log P_{CO_2}/pH-Geraden, deren Neigungen durch Hb-Unterschiede verändert wurden und die für je 10 g% Hb um 4,2 Einheiten auf der BE-Kurve verschoben wurden. A = 0 g% Hb, B = 10 g% Hb, C = 20 g% Hb. Die Geraden A₁—B₁—C₁ und A₂—B₂—C₂ haben die gleichen Hb-Unterschiede, aber BE ist 10 Einheiten kleiner bzw. größer. Bei BE = + 10 und — 10 ist PB 51,7 bzw. 31,7, wenn Hb 0 g% beträgt, da PB = NPB + BE ist. Im übrigen s. Text

vorgenommen werden, erhält man eine Darstellung wie in Abb. 50. Auf diese Weise haben Siggaard-Andersen und Engel die BE-Kurve bestimmt. Die Erklärung für die Form der BE-Kurve findet sich in der Legende zu Abb. 50. Umgekehrt kann man, unabhängig von der durch die Hb-Konzen-

P_{CO_2}/pH-Geraden aus Blutproben verschiedener Hb-Konzentration als Ausdruck eines gemeinsamen PB-Wertes zu erhalten, müssen saure oder basische Valenzen zum Ausgleich der verschiedenen PB-Werte infolge der differierenden Hb-Werte zugegeben werden. Die Schnittpunkte für die Bündel verschieben sich dann von der BE-Kurve schräg aufwärts nach links (Abb. 52). Damit der PB-Wert für Proben mit verschiedenen Hb-Konzentrationen gleich wird, muß also BE geändert werden. Da das Puffervermögen des Hämoglobins 4,2 mval/l für je 10 g% Hb beträgt, muß der Unterschied von BE 4,2 mval/l bei Proben mit entsprechender Differenz der Hb-Konzentration sein, damit sie den gleichen PB-Wert erhalten. $\log P_{CO_2}$/pH-Geraden, die für Blutproben mit einer Hb-Konzentrationsdifferenz von 10 g% aufgestellt worden sind und welche die BE-Kurve in einem inneren Abstand von 4,2 Skaleneinheiten treffen (d. h. der Blutprobe ist dann ein Basen- oder Säurezuschuß „zugewiesen" worden, der in mval/l ein Vielfaches von 4,2 beträgt), schneiden sich also in einem Punkt, der durch eine gemeinsame PB-Zahl gekennzeichnet ist (Abb. 52).

Wenn genügend viele $\log P_{CO_2}$/pH-Linienbündel für Proben mit verschiedenen Hb-Konzentrationen eingetragen worden sind, die einzelnen Geraden in jedem Bündel die PB-Kurve in einem inneren Abstand von 0,42 Skaleneinheiten/g% Hb-Differenz schneiden und die neuen Schnittpunkte der Bündel mit der entsprechenden PB-Zahl markiert werden, erhält man durch Verbindung dieser Schnittpunkte eine PB-Kurve, deren Form der BE-Kurve gleicht (Abb. 53). Dabei werden 41,7 mval/l als NPB für Plasma (Hb 0 g%), also $41,7 + 4,2 = 45,9$ mval/l für Blut mit Hb = 10 g% eingesetzt. Auch der von der Definition her gegebene Zusammenhang PB = NPB + BE wird hierbei berücksichtigt (s. S. 122). Die kleinen Zahlen auf der Unterseite der PB-Kurve geben die Hb-Werte an, die gegenüberstehenden Zahlen auf der gleichen Kurve bedeuten NPB bei entsprechender Hb-Konzentration. Die kleine Skala ist so eingesetzt, daß der Hb-Wert 0 dem NPB-Wert 41,7

und der Hb-Wert 20 g% dem NPB-Wert 50,1 entspricht ($41,7 + 2 \times 4,2 = 50,1$).

Nach Aufteilung einer Blutprobe in drei Portionen bestimmt man deren pH-Werte, bei zweien nach Äquilibrierung mit einem hohen bzw. einem niedrigen P_{CO_2} und in der dritten ohne Äquilibrierung (aktueller pH-Wert). Durch das Siggaard-Andersensche

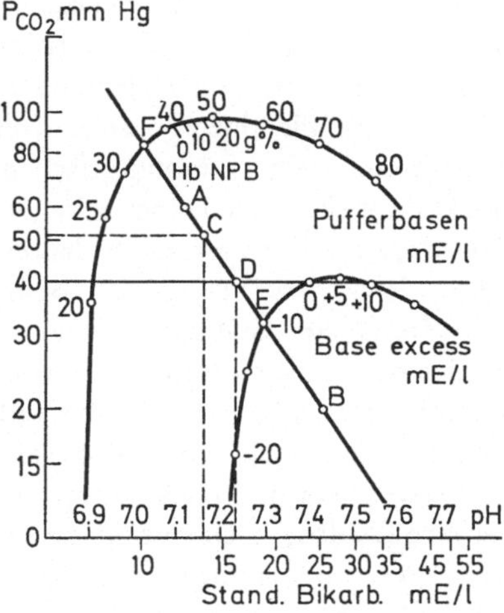

Abb. 53. *Benutzung des Astrup-Diagramms mit eingefügten BE- und PB-Kurven.* Die Punkte A und B erhält man durch Hp-Messung nach Äquilibrierung mit zwei bekannten P_{CO_2}-Werten. Dadurch ergibt sich die Lage und Neigung der Geraden. Punkt C zeigt die im Beispiel gewählten pH- und CO_2-Werte und Punkt D das Standardbicarbonat. In den Punkten E und F werden BE und PB abgelesen. Das Bild gibt eine graphische Darstellung des Säure-Basenstatus bei einer kombinierten metabolischen und respiratorischen Acidose. Vgl. im übrigen Text (Beispiel 3, S. 128)

Kurvennomogramm bekommt man ein klares quantitatives Bild vom Säure-Basen-Status des Blutes sowohl in respiratorischer als auch metabolischer Hinsicht. Mit Hilfe der Geraden $\log P_{CO_2}$/pH kann man den aktuellen P_{CO_2}-Wert und das Standardbicarbonat und auf den BE- und PB-Kurven an den Schnittpunkten mit der $\log P_{CO_2}$/pH-Geraden die BE- und PB-Werte ablesen. Ein vollständiger derartiger Säure-Basen-Status ist in Abb. 53 dargestellt.

Beispiele von Säure-Basen-Gleichgewichtsstörungen

Selten kommen reine respiratorische oder metabolische Säure-Basen-Gleichgewichtsstörungen vor. Meist liegt eine Kombination beider Störungen vor. Man spricht z. B. von einer respiratorischen Kompensation einer metabolischen Acidose oder von einer metabolischen (renalen) Kompensierung einer respiratorischen Acidose. Die respiratorische Kompensation einer metabolischen Alkalose oder die metabolische (renale) Kompensierung einer respiratorischen Alkalose kommt ebenfalls, jedoch seltener vor.

Unvollständige Kompensierung bedeutet, daß ein Teil der primären Störung bestehenbleibt. *Vollständige Kompensierung* heißt, daß eine Gleichgewichtsstörung der einen Art *ganz* durch einen gegengerichteten anderen Vorgang aufgewogen wird, also der pH-Wert *normal* bleibt und nach Kompensation weder eine Acidose noch eine Alkalose vorliegen. Etwas unkorrekt, aber der Einfachheit halber spricht man in einer solchen Situation dennoch von respiratorischer Acidose oder Alkalose, die vollständig durch eine metabolische Alkalose bzw. Acidose kompensiert worden ist.

Der Säure-Basen-Status soll über folgende vier Punkte Auskunft geben:

1. Liegt eine Acidose oder Alkalose (pH-Verschiebung) vor?

2. Ist diese respiratorisch oder metabolisch bedingt?

3. Wie groß ist die Gleichgewichtsstörung?

4. Besteht eine Kompensierung, wenn ja, in welchem Ausmaß?

Im Zusammenhang mit dem Säure-Basen-Status wird meist auch P_{O_2} und die O_2-Sättigung beurteilt.

Mit dem Kurvennomogramm von Siggaard-Andersen als Ausgangspunkt sollen einige Beispiele für Säure-Basen-Gleichgewichtsstörungen gegeben werden. Im Zusammenhang damit werden verschiedene

Alternativdiagnosen und Therapievorschläge erörtert.

Beispiel 1:

In Abb. 54 können wir folgende Werte ablesen:

pH	7,32
P_{CO_2}	51 mm Hg
Standard-Bicarbonat	23 mval/l
BE	0 mval/l
PB	46,7 mval/l .

Gleichzeitig liegen normale Sauerstoffwerte vor. Der pH-Wert zeigt das Vorliegen einer *Acidose* an. Daß diese *respiratorisch* bedingt

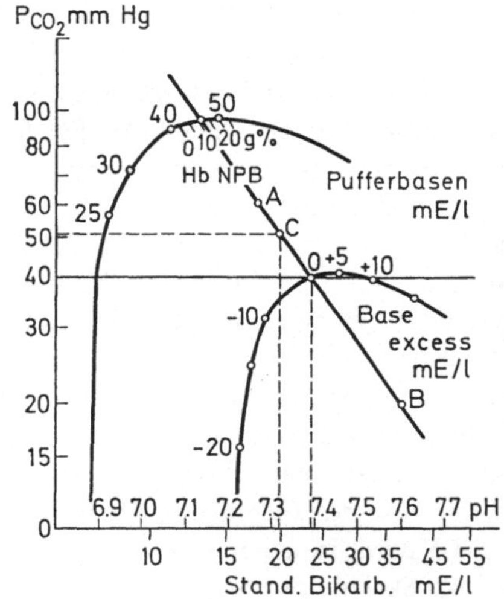

Abb. 54. *Graphische Darstellung des Säure-Basenstatus bei einer reinen unkompensierten respiratorischen Acidose.* BE = 0 und Hb ca. 12 g%, daraus ergibt sich die Neigung der Geraden. Die Neigung kann auch nach Hb-Messung durch Äquilibrierung mit bekanntem P_{CO_2} (Punkte A und B) festgelegt werden. Der aus dem Beispiel ersichtliche pH 7,32 kennzeichnet das Ausmaß der respiratorischen Acidose, entsprechend einem P_{CO_2} von 51 (Punkt C). Da kein BE vorhanden ist, ergibt sich ein PB-Wert von 46,7 in Abhängigkeit von der Hb-Konzentration. 46,7 ist also in diesem Falle NPB (= 41,7 + 0.42 × Hb)

ist, wird durch den erhöhten P_{CO_2}-Wert (Punkt C) erkennbar. Daß keine metabolische Komponente vorliegt, ist aus den Normalwerten für Standard-Bicarbonat und BE ersichtlich, was gleichzeitig bedeutet, daß die respiratorische Acidose *nicht* metabolisch (renal) kompensiert ist. PB beträgt 46,7 mval/l. Dies bedeutet bei BE = 0 nichts anderes, als daß die Hb-Konzentration so groß sein muß, daß der NPB-Wert des Plasmas von 41,7 um 5 mval/l auf 46,7mval/l (PB = NPB + BE, d.h. in diesem Falle mit BE = 0 ist PB = NPB) erhöht wurde, daß also Hb ca. 5/0,42 = ca. 12 g% betragen muß, da sich NPB um 0,42 mval/l für jedes g% Hb erhöht. Die Hb-Konzentration ist meist bekannt. Sie kann jedoch auch auf der kleinen Hb-Skala unter der PB-Skala für dieses Beispiel abgelesen werden, da die Gerade die BE-Kurve im Null-Wert schneidet, also „metabolische Neutralität" vorliegt. Es handelt sich um eine reine, mäßige respiratorische Acidose. Ein solcher Säure-Basen-Status kann bei einem Atemweghindernis vorliegen, das noch nicht so lange bestanden hat, daß es zu einer kompensierenden renalen Alkalose gekommen ist. Die *endgültige Diagnose* hängt natürlich noch von *ergänzenden Untersuchungen* ab. Hier wird nur nachgewiesen, in welchem Umfang die Atmung durch die Störung beeinflußt ist. Bezüglich der *Therapie* gibt der Säure-Basen-Status in diesem Falle nur den Hinweis, daß die respiratorische und nicht die metabolische (renale, hypoxische) Komponente behandelt werden muß.

Beispiel 2:

Wenn die respiratorische Acidose eine Zeitlang besteht, tritt eine metabolische (renale) Kompensation auf (Abb. 55). Für die Atmung gelten die gleichen Verhältnisse wie im vorhergehenden Beispiel, P_{CO_2} liegt daher wieder bei 51 mm Hg (Punkt C). Die *renale Kompensation* ist vollständig, da pH zum Normalwert 7,38 (Punkt C) zurückgeführt wurde, wofür ein Basenzuschuß von 6 mval/l notwendig war. *BE beläuft sich daher auf* +6. Das Standard-Bicarbonat beträgt 28 mval/l (Punkt D). Bei normaler Atmung würde bei einem BE von +6 ein pH-Wert von ca. 7,48 zustande gekommen sein (Punkt D). PB beträgt 52,7 mval/l, es

ist also eine BE-Erhöhung um 6 mval/l gegenüber dem NPB-Wert von 46,7 mval, der im vorigen Beispiel vorgelegen hat, eingetreten. Es wird angenommen, daß die Hb-Konzentration unverändert geblieben

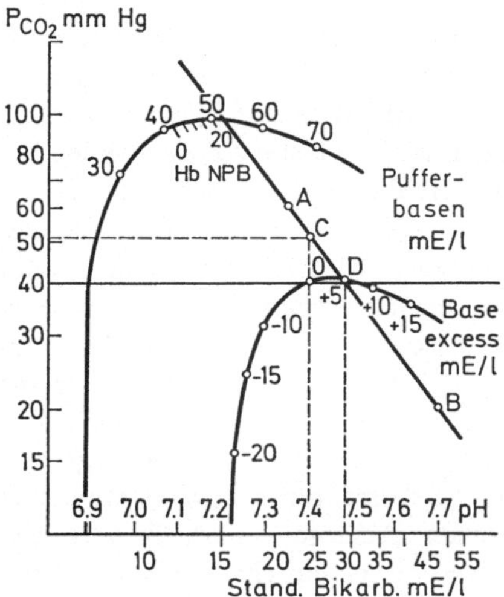

Abb. 55. *Graphische Darstellung eines Säure-Basen-status bei respiratorischer metabolisch kompensierter Acidose.* Angenommen ist der gleiche Fall wie in Abb. 54. Auch hier bedingt die Hb-Konzentration die Neigung der Geraden. Sie kann jedoch nicht zur Bestimmung der Neigung verwandt werden, da infolge renaler Kompensation ein gewisser BE zugeführt und dadurch eine seitliche Verschiebung der Geraden erfolgt ist. Zur Bestimmung der Neigung ist man auf zwei pH-Messungen bei bekanntem P_{CO_2} angewiesen (Punkte A und B). Punkt C zeigt, daß in diesem Falle ein normaler pH-Wert vorliegt, obwohl die gleiche respiratorische Acidose wie in Abb. 54 besteht (pH 7,38 und P_{CO_2} 51 mm Hg). Dies bedeutet, daß die respiratorische Acidose mit einem BE von + 6 kompensiert wurde (vgl. im übrigen Text, Beispiel 2, S. 127)

ist. (Bei fehlendem Hb-Wert würde man dennoch trotz der Verschiebung der Geraden Hb auf folgende Weise berechnen können: Da BE +6 mval/l ist, muß PB bei Hb 0 g% (Plasma) 41,7 + 6 = 47,7 mval/l sein, sie beträgt aber in diesem Falle 52,7 mval/l. Der Unterschied 52,7—47,7 = 5 mval/l stellt den Anteil von Hämoglobin

am PB-Wert dar. Da 1 g% Hb einer Pufferkapazität von 0,42 mval/l entspricht, muß
die Hb-Konzentration 5/0,42 = ca. 12 g%
betragen.) Ein Säure-Basen-Status wie in
Abb. 55 könnte jedoch auch darauf beruhen,
daß eine *primäre metabolische Alkalose* vorliegt, die einen pH-Wert von 7,48 verursacht hätte, wenn nicht die Respiration herabgesetzt und durch eine Erhöhung von
P_{CO_2} der pH-Wert auf 7,38 zurückgeführt
worden wäre. Welche von den beiden Komponenten, die respiratorische oder die metabolische, die Primärursache für einen Säure-
Basen-Status wie in Abb. 55 bildet, muß mit
Hilfe der klinischen Symptome oder der
Anamnese entschieden und die Behandlung
danach eingestellt werden. Selbst im metabolisch kompensierten Stadium soll die
akute respiratorische Acidose korrigiert werden. Die Korrektur einer *chronischen* respiratorischen Acidose innerhalb vertretbarer
Grenzen bei einem chronischen und therapeutisch nicht zugänglichen Krankheits-
prozeß ist überflüssig, wenn der Patient sich
ihr mit einer konstanten renalen Kompensation angepaßt hat (s. S. 112 und 135).

Beispiel 3:

Bei verschiedenen Atmungsstörungen
kann die respiratorische Acidose durch eine
verschlechterte O_2-Diffusion kompliziert
werden, eine Herabsetzung der arteriellen
O_2-Sättigung eintreten und so eine *hypoxische metabolische Acidose* entstehen. Als Ursache für eine verschlechterte Sauerstoff-
diffusion kommen z.B. Atelektasen, eine
Pneumonie oder andere Lungenparenchymprozesse in Betracht. Der P_{CO_2}-Wert braucht
dabei jedoch nur relativ wenig erhöht zu
sein, da CO_2 leichter als O_2 diffundiert.
(s. Abb. 41). Abb. 53 zeigt einen Säure-
Basen-Status, den man in einer solchen Situation finden kann:

pH	7,16
P_{CO_2}	51 mm Hg
Standard-Bicarbonat	16,3 mval/l
BE	— 10 mval/l
PB	35 mval/l .

Durch eine O_2-Analyse erhält man einen
P_{O_2}-Druck von 50 mm Hg und eine O_2-
Sättigung von 74% (s. Abb. 42c).

Hier liegt eine deutliche Acidose durch
Summation einer mäßigen metabolischen
Acidose mit einer respiratorisschen Acidose
vor. Die metabolische Acidose kann durch
Hypoxie in der Kreislaufperipherie, nutritiv
oder renal bedingt sein, was sich nicht allein
mit Hilfe des Säure-Basen-Status unterscheiden läßt. Wahrscheinlich ist sie jedoch hauptsächlich pulmonal bedingt, da gleichzeitig
eine Hypoventilation mit erhöhtem P_{CO_2}-
Wert besteht. Arbeiteten die Atmungsorgane normal, würde eine primär metabolische Acidose auf zirkulatorischer oder
renaler Grundlage zumindest teilweise
durch eine respiratorische Alkalose, d.h.
durch Hyperventilation mit erniedrigtem
P_{CO_2} kompensiert werden. Dann sollte
auch ein saurer und NH_4-haltiger Urin als
Zeichen einer renalen Kompensation der
sowohl respiratorischen als auch metabolischen (hypoxischen) Acidose ausgeschieden
werden. Die Behandlung muß eine Verbesserung der arteriellen Sauerstoffsättigung
und der Ventilation anstreben. Der negative
BE-Wert, der bestehenbleibt, wenn P_{CO_2},
P_{O_2} und O_2-Sättigung normalisiert wurden,
läßt sich vielleicht durch Verbesserung des
peripheren Kreislaufs oder der Nierenfunktion korrigieren. Dies kann je nach Lage des
Falles durch Erhöhung des Blutvolumens,
Gefäßdilatation (z.B. mit lytischem Cocktail), Erhöhung des Herzzeitvolumens (Digitalisierung) oder vermehrte Diurese (Diuretica, Mannitol) erreicht werden. Kalorienzufuhr in Form von Kohlenhydraten senkt
die Acidoseneigung, die auf einem Abbau
von Körperfett beruht. Wenn trotz solcher
Maßnahmen ein negativer BE-Wert bestehenbleibt, kann man gezwungen sein, ihn
mit Bicarbonat oder mit TRIS-Puffer zu
korrigieren (s. S. 130 u. 136). Oft muß eine
solche Korrektur gleichzeitig mit den übrigen erwähnten Maßnahmen durchgeführt
werden, da diese mehr Zeit beanspruchen.

Beispiel 4:

Bei Kreislaufversagen, z. B. auf Grund von Herzinsuffizienz, Hypovolämie oder schlechter peripherer Durchblutung — Zustände, die einzeln oder kombiniert beim Schock vorkommen — kann eine *schwere metabolische Acidose* auftreten. Dies gilt auch für Diabetes mellitus und auch für Nieren- und Leberinsuffizienz. Bei ungestörter At-

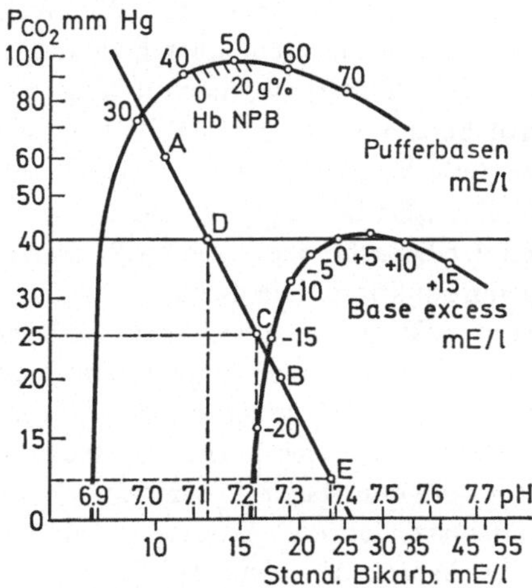

Abb. 56. *Graphische Darstellung des Säure-Basenstatus bei kräftiger metabolischer, unvollständig respiratorisch kompensierter Acidose.* Die Punkte A und B ergeben die Neigung der Geraden durch pH-Messung bei bekannten P_{CO_2}-Werten. Punkt C entspricht dem im Beispiel angenommenen pH-Wert und der Größe der respiratorischen Kompensation (pH 7,23 und P_{CO_2} 25 mm Hg). Punkt D zeigt, welcher pH-Wert ohne respiratorische Kompensation vorliegen würde (pH 7,13 und P_{CO_2} 40 mm Hg). Punkt E läßt erkennen, wie groß eine vollständige respiratorische Kompensation sein müßte (pH 7,38 und P_{CO_2} etwa 12 mm Hg). Auf der Standardbicarbonaskala ergeben sich 12,9 mval/l, und die Schnittpunkte auf den BE- und PB-Kurven ergeben die Werte — 16 und 31,2 mval/l

mung erfolgt dabei eine *respiratorische Kompensation* mit Abatmung von CO_2 zur Erhöhung des pH-Wertes. Der Säure-Basen-Status kann dann wie in Abb. 56 folgende Werte enthalten:

pH	7,23
P_{CO_2}	25 mm Hg
Standard-Bicarbonat	12,9 mval/l
BE	— 16 mval/l
PB	31,2 mval/l .

Vorausgesetzt wird eine normale arterielle O_2-Sättigung. Der Säure-Basen-Status weist hier eine kräftige metabolische Acidose auf, die einen BE-Wert von —16 mval/l bedingt und damit einen pH-Wert von 7,13 verursachen würde, wenn P_{CO_2} weiterhin bei 40 mm Hg liegen würde (Punkt D, der gleichzeitig einen Standard-Bicarbonatwert von 12,9 ergibt). Die Senkung von P_{CO_2} auf 25 mm Hg infolge Hyperventilation bedeutet jedoch eine respiratorische Kompensation, so daß sich der pH-Wert auf 7,23 erhöht (Punkt C). Es liegt jedoch nur eine *unvollständige* Kompensation vor. Eine vollständige respiratorische Kompensierung, d. h. eine so kräftige Hyperventilation, daß der pH-Wert von 7,13 auf 7,38 gebracht wird, würde eine Senkung des P_{CO_2} auf rund 12 mm Hg (Punkt E) erfordern. Dazu wäre der Patient jedoch nicht imstande. Ein Kranker kann durch die Hyperventilation, die die Normalisierung des pH-Wertes anstrebt, einen atmungsinsuffizienten Eindruck machen. Anstelle einer unterstützenden Beatmung mit einem Respirator (die P_{CO_2} weiter senken würde!), muß die Behandlung vielmehr schnellstens darauf abzielen, die metabolische Acidose zu korrigieren. Nur wenn dies nicht genügend rasch geschehen kann und der pH-Wert unmittelbar lebensbedrohend erscheint, kann man zwischenzeitlich mit einem Respirator die respiratorische Kompensation erleichtern bzw. verstärken. Die Behandlung der metabolischen Acidose soll sich nach der entsprechenden Ursache richten. Je nach Lage des Falles geschieht die Behandlung z. B. durch eine Steigerung der Sauerstoffsättigung, Blutvolumensubstitution, Kalorienzufuhr, Gefäßerweiterung oder Diabetesbehandlung. Diese kausale Therapie benötigt jedoch eine gewisse Zeit, und es ist deshalb oft notwendig, initial die metabolische Acidose mit Natriumbikarbonat oder TRIS-Puffer zu korrigieren, währenddessen die Kausaltherapie sukzessiv die Situation verbessert.

Die Analyse des Säure-Basen-Haushalts und die Feststellung der O_2-Werte sind wichtige diagnostische Faktoren bei Störungen des Säure-Basen-Gleichgewichts. *Zur exakten Beurteilung des Zustandes und für die Behandlung ist es selbstverständlich notwendig, die Untersuchungsergebnisse zusammen mit Anamnese und klinischem Befund auszuwerten.*

Die Behandlung von Störungen des Säure-Basen-Gleichgewichts

Wenn ein Säure-Basen-Status sowohl eine respiratorische als auch eine metabolische Gleichgewichtsstörung erkennen läßt, ist zu entscheiden, welche Störung primär ist und welche die sekundäre Kompensation darstellt. Danach erfolgt die Behandlung nach folgenden Richtlinien:

Respiratorische Störungen des Säure-Basen-Gleichgewichts

Die Behandlung ist auf eine Korrektur von P_{CO_2} einzustellen. Bei einem *Beatmungspatienten* bringt die Korrektur im allgemeinen keine Schwierigkeiten mit sich. Man kann mit Hilfe von wiederholten Blutgasanalysen das Beatmungsvolumen so einstellen, daß der gewünschte P_{CO_2} erreicht wird. In welchem Ausmaß justiert werden muß, um eine bestimmte Veränderung von P_{CO_2} zu erzielen, hängt u. a. vom Widerstand in den Atemwegen, der Compliance und den Diffusionsverhältnissen ab und schwankt daher individuell stark.

Bei *Spontanatmung* können verschiedene Maßnahmen, z. B. Atemgymnastik, Bronchialtoilette, Medikamente (z. B. bei Asthma oder Stauungslunge), Lageveränderungen oder Tracheotomie (zur Verkleinerung des „Totraumes") die Respiration verbessern. Die Behandlung einer spontanen Hyperventilation mit erniedrigtem P_{CO_2} kann durch Erhöhung des „Totraumes" oder durch Rückatmung in den Balg geschehen. Eine solche Behandlung ist bei Intensivpflegefällen jedoch selten notwendig.

Metabolische Störungen des Säure-Basen-Gleichgewichts
Metabolische Acidose

Die Behandlung zielt darauf ab, BE mval für mval zu neutralisieren. Dies bedeutet, daß ein Teil der Pufferbase, die von Wasserstoffionen besetzt ist (negativer BE) entweder entlastet oder Puffer zugesetzt werden müssen. Die „Entlastung" der PB richtet sich nach der Ursache der erhöhten Wasserstoffionenproduktion. Die Behandlung ist also nach der Diagnose einzurichten, sie besteht in der Therapie einer Hypovolämie, einer herabgesetzten peripheren Durchblutung, einer Hypoxie, eines Diabetes, eines Kaloriendefizits oder einer Leber- bzw. Niereninsuffizienz. Ist die Acidose gering oder mäßig, kann eine solche Behandlung vorerst ausreichen. Man „befreit" dadurch das Puffersystem von Belastungen durch Wasserstoffionen. Wenn aber die Acidose so kräftig ist, daß der pH-Wert als lebensbedrohend niedrig anzusehen ist oder wenn zur Kompensation zu große respiratorische Anstrengungen erforderlich sind, muß man die Kapazität des Puffersystems selbst erhöhen.

Das therapeutische Rüstzeug besteht aus *Bicarbonat*, *Laktat* (beide oft mit Na^+ als Kation) und *Trispuffer* (= THAM = Trishydroxymethyl-aminomethan). Stets sollte man eine *quantitative* Berechnungsgrundlage für die Größe der notwendigen Dosis in mval besitzen. Die Therapie bezweckt die Aufhebung der nicht CO_2-bedingten pH-Verschiebung, m. a. Worten, den base excess in möglichstem Umfang dem Nullwert anzunähern. Es könnte dabei auf den ersten Blick logisch erscheinen, therapeutisch soviel mval einer Base zu geben, daß, bezogen auf das Blutvolumen des Patienten, die gleiche Anzahl basischer mval/l erreicht werden, wie der negative Wert des BE anzeigt. Zur Korrektur beispielsweise eines BE von —9 mval/l müßte man bei einem Blutvolumen von 5 l dann $9 \cdot 5 = 45$ mval einer Base verabfolgen. Dies wäre jedoch eine zu geringe Korrektur. Wenn man sich jedoch vorstellt, daß der gleiche BE-Wert in dem *gesamten* Körperflüssigkeitsvolumen vorliegt, das bei einem 70 kg schweren Patienten ca. 42 l (60%) beträgt, würden demnach zur Korrektur $9 \cdot 42 = 378$ mval erforderlich sein. Die BE-Zahl als *Plasmawert* gibt jedoch nur ein unvollständiges Bild von dem, was sich tatsächlich im ganzen Organismus abspielt. Wenn kein Gleichgewicht zwischen Körperflüssigkeit und Blutbahn besteht, dürfte ein noch größerer Basenzuschuß therapeutisch notwendig sein, als er mit Hilfe der Faktoren des gesamten Körperwassers und des BE im Plasma berechenbar ist. Andererseits kann der Basenbedarf niedriger sein, als eine solche Berechnung vermuten läßt, weil der Säuregrad, der sich im BE-Wert des Blutes widerspiegelt, nicht notwendigerweise auch für die gesamte Körperflüssigkeit Gültigkeit haben muß (eine Hypoxie oder schlechte periphere Kreislaufverhältnisse können auf gewisse Gewebebezirke beschränkt sein). Zum Teil ist er auch dadurch niedriger, weil eine gleichzeitig mit der Basenzufuhr gegen die Acidose eingeleitete Kausaltherapie den ursprünglichen Korrekturbedarf durch Basenzuschuß herabsetzt.

Ein ausreichender Basenzusatz bei metabolischer Acidose kann nach folgender Formel berechnet werden:

$$\text{Körpergewicht} \times 0{,}3 \times \text{neg. BE,}$$

was etwa die Hälfte der Dosis darstellt, die sich bei Zugrundelegung des totalen Körperwassers ergeben würde ($0{,}3 = 30\%$ statt 60%). Im angegebenen Beispiel wäre eine Basenmenge von 189 mval erforderlich. Mit einer derart berechneten Dosis kommt es in der Regel wenigstens temporär zur Neutralisierung des BE. Inwieweit die berechnete Dosis nach einiger Zeit ergänzt werden muß, hängt von der Wirksamkeit der gleichzeitig durchgeführten Kausaltherapie und von der Verteilung der Acidose innerhalb des Organismus sowie zwischen Blutbahn und übriger Körperflüssigkeit ab.

Welches der genannten Mittel angewendet wird, ist ohne größere Bedeutung. Aber folgende Eigenschaften können in besonderen Situationen für die Auswahl ausschlaggebend sein:

Natriumbicarbonat erzielt durch direkte Erhöhung des Bicarbonatgehaltes im Blut eine schnelle Korrektur der Acidose. Geeignet für intravenöse Anwendung ist beispielsweise eine 5%ige Lösung (0,6 mol) $NaHCO_3$, die 60 mval/100 ml enthält.

Natriumlaktat kann in den Konzentrationen von 1 oder 4 mval/ml intravenös verabfolgt werden, zweckmäßigerweise in einer Konzentration von 160 mval/500 bis 1000 ml Infusionslösung (z. B. Invertose oder Glukose). Da Laktat Bicarbonationen erst nach Abbau in der Leber liefert (vollständige Verbrennung einer gewissen Anzahl mval Laktat ergibt die gleiche Anzahl mval Bicarbonat), führt seine Verwendung zu einer *langsameren Korrektur* und setzt zudem eine *ausreichende Leberfunktion* zur genügenden Wirksamkeit voraus.

Natriumbicarbonat und *Natriumlaktat* enthalten beide in gleicher Anzahl Na^+-Ionen. In Behandlungsfällen, bei denen außer einer Acidose auch eine Hyponatriämie vorliegt, ist dies natürlich von Vorteil. In anderen Fällen kann es richtig sein, beide Mittel gerade wegen des Natriumgehaltes zu vermeiden (z. B. bei Hypernatriämie und allgemeinem Ödem oder bei Hyperaldosteronismus mit erhöhten Natrium- und gesenkten Kaliumwerten im Serum). In solchen Fällen kann *Kaliumbicarbonat* verwendet werden. Für die verschiedenen Elektrolytstörungen stehen *Konzentratampullen* mit Kombinationen von Anionen und Kationen zur Verfügung. Bicarbonat und Laktat sind im infrage kommenden pH-Bereich nicht in der

Lage, eine intrazelluläre Acidose zu korrigieren. Ihr Puffervermögen ist hauptsächlich auf die extrazelluläre Flüssigkeit beschränkt.

Erhöhte intravenöse Bicarbonatzufuhr puffert Wasserstoffionen, wodurch der Gehalt an Kohlensäure zunimmt. Der CO_2-Gehalt und damit P_{CO_2} erhöhen sich somit im Plasma *und* in den Geweben. Im Plasma wird die Acidose durch Bicarbonatzufuhr ausgeglichen; trotzdem kann eine intracelluläre Acidose bestehen, da Bicarbonat nicht in die Zellen gelangt.

THAM führt zur rascheren Korrektur einer Acidose. Dieser Puffer unterscheidet sich in zweierlei Hinsicht von Laktat und Bicarbonat. Einmal enthält THAM keine Na^+-Ionen, außerdem wirkt es sowohl extra- als auch *intrazellulär*. Dadurch, daß THAM in die Zellen diffundiert, führt es zu einem Kaliumaustritt aus den Zellen und damit zu einem Anstieg des Serumkaliumspiegels. Während einer THAM-Behandlung sollen deshalb die Kaliumwerte im Serum oft kontrolliert werden. Große Vorsicht ist bei herabgesetzter Nierenfunktion des Patienten geboten. Man muß sich zudem merken, daß eine Acidose im Blut gewöhnlicherweise eine Erhöhung des Kaliums im Serum bedingt und eine Korrektur der Acidose zu einem Kaliumübertritt in die Zellen führt.

THAM gibt es u. a. in 50 ml-Flaschen mit einer Pufferkapazität von 150 mval. Zur intravenösen Infusion setzt man zweckmäßigerweise 300 mval einem Liter Infusionslösung zu. Von dieser Verdünnung gibt man ungefähr die Anzahl ml, die sich aus Körpergewicht in kg $\times$ BE errechnen lassen, was der oben angegebenen Formel entspricht (s. S. 131).

Metabolische Störungen des Säure-Basen-Gleichgewichts
Metabolische Alkalose

Eine metabolische Alkalose bedeutet erhöhte PB. Wie erwähnt (s. S. 122), bestehen die Pufferbasen im Serum aus Bicarbonat- und Proteinionen, d. h. der Differenz zwischen der Konzentration der hauptsächlichen Kationen (Na^+) und der Konzentration der hauptsächlichen Anionen (Cl^-). Eine metabolische Alkalose liegt dann vor, wenn die Bicarbonationenkonzentration ansteigt und die Chlorionenkonzentration sinkt. Eine Erhöhung der Bicarbonatkonzentration tritt z. B. bei Zufuhr von Natriumbicarbonat oder Laktat ein oder wenn die renale Wasserstoffionenausscheidung und Rückresorption von Bicarbonationen zur Kompensation einer Acidose zunimmt. Eine Senkung der Chlorionenkonzentration kommt vor allem bei großen Magensaftverlusten durch Erbrechen bei Pylorusstenose oder Magendrainage vor. Um die Elektroneutralität zu erreichen, erhöht sich die Bicarbonationenkonzentration bei Absinken der Chlorionenkonzentration. Wenn bei Vorliegen einer erheblichen metabolischen Alkalose der pH-Wert trotz kausaler Therapie oder respiratorischer Kompensation gefährlich hoch liegt, kann man durch Zufuhr von Chlorionen eine Korrektur erreichen. Ein allzu hoher, beispielsweise um 7,55 liegender pH-Wert bedeutet eine Minderung des zentralen Atemantriebes und zudem ein Absinken der Kaliumkonzentration im Serum und später auch in den Geweben, so daß Herzrhythmusstörungen besonders bei digitalisierten Patienten auftreten können.

Chlorionen werden zur Korrektur der Alkalose in Form von NH_4Cl, $NaCl$ oder Lysinchlorid zugeführt. Der ungefähre Bedarf in mval läßt sich nach den gleichen Richtlinien wie die Bicarbonatzufuhr bei metabolischer Acidose berechnen, d. h. Körpergewicht $\times$ 0,3 $\times$ BE. Die Toxizität der Ammoniumionen, besonders bei Vorliegen einer Leberinsuffizienz, ist allerdings zu berücksichtigen. Man sollte nicht mehr als 200 mval, am zweckmäßigsten auf zwei Dosen verteilt, z. B. jeweils 100 mval auf 500 ml Infusionslösung, verabreichen.

Spezielle Bemerkungen zur Korrektur von Störungen des Säure-Basen-Gleichgewichts

In bestimmten Fällen kann die Verwechslung von primären und sekundären (kompensierenden) Säure-Basen-Haushaltsstörungen zu therapeutischen Maßnahmen verleiten, die nicht nur falsch, sondern auch gefährlich sind. Es sollen deswegen Beispiele für Fälle gegeben werden, bei denen die Behandlung von den Richtlinien abweicht:

Effektive kausale Behandlung

Gewisse metabolische Störungen des Säure-Basen-Gleichgewichts lassen sich meist relativ schnell durch eine kausale Behandlung ausgleichen. Die Therapie kann unter Verwendung der errechneten Korrekturen zu einer überschießenden Reaktion führen. Die metabolische Acidose beim diabetischen Koma soll als Beispiel dienen. Die Acidose kann dabei mit einem BE von ca. — 20 mval/l und einer kompensierenden Hyperventilation *(Kussmaul'sche Atmung)* mit einem P_{CO_2}-Wert von ungefähr 15 bis 20 mm Hg sehr ausgeprägt sein. Sie beruht auf einer Anhäufung von Ketosäuren aus dem pathologisch gesteigerten Fettabbau. Dieser wiederum beruht auf einem gestörten Zuckerstoffwechsel, bei dem Zucker infolge Insulinmangels oder erhöhten Insulinbedarfs metabolisch nicht richtig abgebaut werden kann.

Die spezifische Therapie — d. h. Insulin- sowie Flüssigkeits- und Elektrolytzufuhr — stellt in den meisten Fällen das Säure-Basen-Gleichgewicht rasch wieder her. Dabei ist ein erheblich geringerer Basenzuschuß (Bicarbonat) zur Korrektur der Acidose erforderlich, als man bei einer so akuten, alarmierenden Stoffwechselsituation annehmen könnte. Gelegentlich kann die Bicarbonatgabe sogar überflüssig sein, weil eine allzu straffe Acidosekorrektur mit Beseitigung der Acidose zu einer Kaliumverschiebung in die Zellen und zu einem Absinken des Kaliumspiegels im Serum führen kann. Diese Kaliumverschiebung wird durch Insulin noch verstärkt, das einen Transport von Kalium und Glukose in die Zellen begünstigt. Die Nieren erhöhen ihre während der Acidose herabgesetzte Kaliumausscheidung wieder. Bei der Behandlung eines diabetischen Komas mit Acidose besteht also die Gefahr einer Hypokaliämie. Diese kann nach Sinken der Kaliumkonzentration im Gewebe zu kardialen Komplikationen besonders bei digitalisierten Patienten führen (Kammerflimmern). Nicht nur beim Diabetes kann eine metabolische Acidose leicht therapeutisch überkorrigiert werden. Eine hypoxische metabolische Acidose läßt sich rasch durch Sauerstoffzufuhr und durch Verbesserung des peripheren Kreislaufs (Gefäßerweiterung) beseitigen. Infolgedessen kann eine Bicarbonat- oder THAM-Dosis, die nach dem Acidosegrad bei Behandlungsbeginn berechnet wurde, zu groß sein und zu einer überschießenden Korrektur führen.

Verwechslung zwischen primärer und sekundärer kompensierender Säure-Basen-Gleichgewichtsstörung

Bei großen Verlusten von Mageninhalt durch länger anhaltendes Erbrechen, z. B. bei „hohem" Ileus, stenosierendem Ulkus oder Pylorusstenose, entsteht infolge von HCl-Verlusten eine *metabolische Alkalose*. Durch die Hemmung des Atemantriebes sinkt die Ventilation, P_{CO_2} steigt an, wodurch es zu einer respiratorischen Kompensation mit weitgehender Normalisierung des pH kommt. Der Säure-

Basen-Status kann dabei folgende Werte
ergeben:

pH   7,45
P_{CO_2} 60 mm Hg
Standard-Bicarbonat   34 mval/l
BE   + 11 mval/l .

Ohne Anamnese und klinisches Symptomenbild kann ein solcher Säure-Basen-Status dahingehend fehlgedeutet werden, daß es sich um eine primär respiratorische, renal voll kompensierte Acidose handelt. Der Unerfahrene könnte mit einer Respiratorbehandlung beginnen, wodurch sich der pH-Wert rasch in alkalische Richtung verschieben würde. Dadurch kann eine gefährliche Kaliumionenverschiebung eintreten. Ein Säure-Basestatus soll niemals allein beurteilt werden, sondern er geht als ein integrierter Teil des Gesamtbildes der Situation des Patienten ein.

Allzu schnelle Korrektur einer respiratorischen Insuffizienz

Eine schwere respiratorische Insuffizienz verleitet zu einer raschen und wirksamen Behandlung. Intubation und künstliche Beatmung können schnell vorgenommen werden. Zur Erzielung einer höchstmöglichen Wirkung kann ein zu hohes Ventilationsvolumen am Respirator eingestellt werden. Dadurch erreicht man eine rasche Kohlendioxydabatmung. Wenn P_{CO_2} extrem hoch ist, z.B. 140 mm Hg, wird der Kaliumspiegel im Serum hoch sein. Eine *zu* rasche Abatmung von Kohlendioxyd kann zu einer so schnellen Senkung des Kaliumwertes führen, daß Herzarrhythmien auftreten können. Ein *zu* rapider Abfall von P_{CO_2} ist zudem mit einer Blutdrucksenkung verbunden, die zu einer schweren Kreislaufinsuffizienz führen kann. Durch die Kombination von CO_2-bedingter Perfusionssteigerung im zerebralen Kreislauf und Acidose-bedingter *Hirnschwellung* kann es bei extrem hohem P_{CO_2}

(über 80 mm Hg) zu zerebralen *tonisch-klonischen Krampfanfällen* kommen.

Eine schwere respiratorische Acidose darf daher *niemals kurzfristig* durch Ventilationssteigerung beseitigt werden.

Übertriebene Korrektur bei Dekompensation einer chronischen respiratorischen, üblicherweise metabolisch (renal) kompensierten Acidose

Ein Patient mit chronischer Ateminsuffizienz, beispielsweise aufgrund einer Lungenfibrose oder eines Emphysems, kann mit Hilfe vermehrter Atmung und renaler Kompensation einen physiologischen pH-Wert aufrechterhalten. Der Säure-Basen-Status bei einem solchen Patienten kann dann folgende Befunde ergeben:

pH   7,4
P_{CO_2} 55 mm Hg
Standard-Bicarbonat   30 mval/l
BE   + 7 mval/l .

Die Ateminsuffizienz des Patienten kann dann dadurch akut verschlechtert werden, daß eine Pneumonie die chronische Lungenerkrankung kompliziert oder ein akuter Asthmaanfall hinzutritt. Dann versagt die Fähigkeit des Organismus, durch vermehrte Ventilation und erhöhte renale Kompensation den pH-Wert auszugleichen. Der Säure-Basen-Status kann sich dann z.B. ändern in:

pH   7,2
P_{CO_2} 83 mm Hg
Standard-Bicarbonat   32 mval/l
BE   + 9 mval/l .

Es liegt also eine *respiratorische, metabolisch unvollständig kompensierte Acidose* vor. Unter solchen Verhältnissen bedarf der Patient einer *künstlichen Beatmung*. Wenn diese mit einem Respirator ausgeführt wird, bereitet es im allgemeinen keine Schwierigkeiten, den P_{CO_2} auf 40 mmHg zu normalisieren, und es ist verständlich, daß dies das Ziel einer leistungsfähigen Intensivpflege ist. Andererseits ist es zwecklos, P_{CO_2} unter den Wert zu senken, an den der Patient bei seinem chronischen Zustand gewöhnt ist, solange keine komplizierende akute Verschlimmerung vorliegt. Natürlich führt die Kausaltherapie der als Komplikation hinzugetretenen Erkrankung (Pneumonie, Asthmaanfall usw.) nicht dazu, daß sich der *chronische* Zustand des Patienten verbessert. Wenn eine unnötig intensive Respiratorbehandlung bei einem Patienten mit einer chronischen Ventilationsstörung versuchsweise beendet wird, nachdem die akute Komplikation über einige Zeit behandelt worden ist, steigt im allgemeinen der P_{CO_2} von dem vom Respirator erzwungenen „Normalwert" zu dem Wert an, an den der Patient gewöhnt ist und der durch die chronischen, therapeutisch nicht mehr angreifbaren Lungenveränderungen bedingt ist. Dadurch kann es schwer zu entscheiden sein, wann die Respiratorbehandlung definitiv abgeschlossen werden darf. Weil meistens kein Säure-Basen-Status mit P_{CO_2}-Wert des betreffenden Patienten aus der Zeit *vor* der akuten Verschlechterung vorliegt, kann man diesem Problem dadurch begegnen, daß man das Beatmungsvolumen des Respirators so einstellt, daß ein erhöhter P_{CO_2}-Wert erzielt wird, der dem bei chronischen Lungenveränderungen entspricht. Man kann sich in einer solchen Situation auch die „Trägheit" der renalen Kompensation (vgl. S. 116 und 128) in folgender Weise zunutze machen: Da auch nach Normalisierung des P_{CO_2} durch die künstliche Beatmung die metabolische (renale) Kompensation eine gewisse Zeit bestehenbleibt, kann man das Respiratorvolumen auf den P_{CO_2}-Wert einstellen, der von dem BE kompensiert wird, so daß der pH-Wert einigermaßen normal liegt. Dieser P_{CO_2}-Wert dürfte ungefähr dem entsprechen, der allein durch die chronischen Lungenveränderungen bedingt ist. Eine solche Respiratoreinstellung gleicht die zusätzliche CO_2-Retention, die durch die akute Verschlimmerung verursacht wurde, durch Abatmen aus.

Gefahr der Alkalosekorrektur bei Leberinsuffizienz

Bei einer metabolischen Alkalose, bei der eine Korrektur mit Hilfe von Ammoniumchlorid (NH_4Cl) wünschenswert ist, muß man bei gleichzeitigem Vorliegen einer Leberinsuffizienz die Gefahren einer derartigen Therapie beachten. Sie hängen damit zusammen, daß das Leberkoma u. a. auf der Unfähigkeit der Leber zur Entgiftung des von der Darmflora durch Eiweißabbau gebildeten Ammoniaks beruht.

Pufferbehandlung der Acidose bei schwerem Asthmaanfall (Status asthmaticus)

Beim Asthma bronchiale wie bei anderen Formen der respiratorischen Insuffizienz besteht häufig außer der respiratorischen Acidose eine hypoxisch bedingte metabolische Acidose. Unter Umständen kann man diese durch O_2-Zufuhr korrigieren. Allerdings ist dabei zu bedenken, daß eine unkontrollierte O_2-Zufuhr den (hypoxischen!) Restantrieb der Atmung aufheben und über eine Ventilationshemmung den Zustand des Patienten verschlechtern kann. Die respiratorische Komponente der Acidose sollte deswegen durch verbesserte Ventilation (CO_2-Atmung) korrigiert werden. Beim *Status asthmaticus* liegt ein starker Spasmus der Bronchien und kleinsten Luftröhrenverzweigungen vor, so daß die Luftpassage besonders bei der Exspiration erschwert wird. Die Obstruktion in den Luftwegen kann so stark sein, daß man in der Exspirationsphase nicht einmal mit einem leistungsfähigen Respirator mit kräftigem negativem Druck eine ausreichende Ventilation erreicht. Die Acidose bei einem derartigen Zustand steigert wieder die Neigung zu Bronchospasmen, es liegt also ein Circulus vitiosus vor. Bronchusdilatierende Medikamente [Adrenalin oder Orciprenalin (Alupent)], die üblicherweise eine gute Wirkung beim Asthma bronchiale haben, verlieren bei niedrigem pH-Wert ihre Wirkung. Um in einer solchen Situation Nutzen vom Respirator und von Medikamenten zu haben, muß man vorher oder gleichzeitig die Acidose mit Bicarbonat oder THAM korrigieren. Nach Normalisierung des pH-Wertes erhält man eine bessere Wirkung sowohl des Respirators als auch der Medikamente. Wenn auf diese Weise die Korrektur der CO_2-Retention und der Hypoxie erreicht worden ist, bedeutet die vorher vorgenommene Zufuhr einer Puffersubstanz, daß eine „metabolische" (therapeutische) Alkalose entsteht, die allmählich durch die Säure-Basen-Regulation der Nieren wieder beseitigt wird. Bei dem beschriebenen Behandlungsvorgang sollte man den Kaliumgleichgewicht im Auge behalten, der kräftige Veränderungen aufgrund der schnellen pH-Verschiebung erfahren kann. Eine respiratorische Acidose wird üblicherweise durch Steigerung der Ventilation behandelt. Im Status asthmaticus muß man aber, wenigstens im Anfang, die respiratorische Acidose durch Zufuhr von Puffersubstanzen kompensieren, was sonst nur bei metabolischer Acidose angezeigt ist.

Wasser- und Elektrolytgleichgewicht. Nahrungszufuhr

Bei Feststellung des benötigten Flüssigkeits- und Elektrolytbedarfs muß man sich auf eine *Bilanzrechnung* stützen, die *alle* Flüssigkeits- und Elektrolytverluste berücksichtigt. Die Berechnung der Kalorienzufuhr stützt sich auf einen bekannten Bedarf pro kg Körpergewicht oder pro m^2 Körperoberfläche. Eine Bilanzierung mit Einbeziehung der Kalorienverluste ist meistens nicht notwendig. Man spricht daher von Flüssigkeits- und Elektrolytgleichgewicht, seltener aber von Kaloriengleichgewicht.

In einem früheren Kapitel ist auf den Zusammenhang zwischen Gasaustausch, Säure-Basen-Haushalt und Elektrolytgleichgewicht hingewiesen worden. Flüssigkeitsgleichgewicht und Nahrungszufuhr kann man gleichfalls nicht als getrennte Funktionen ansehen. Sie beeinflussen einander und müssen zum Elektrolytgleichgewicht, damit auch zum Säure-Basen-Gleichgewicht und indirekt zum Gaswechsel in Beziehung gesetzt werden. Wie auch sonst in der Medizin, kommt man in therapeutische Schwierigkeiten, wenn man jedes Teilproblem isoliert für sich beurteilt. Alle erwähnten Teilfaktoren sind gleich wichtig und beeinflussen einander. Die endgültigen Behandlungsanweisungen in einer bestimmten Situation sollen daher eine möglichst praktikable Integrierung der verschiedenen Lösungen der Teilprobleme darstellen.

Die Möglichkeit, ausreichende Kalorienmengen auf parenteralem Weg zuzuführen, hängt vom Flüssigkeitsaufnahmevermögen des Patienten ab. Wenn dieses gering ist, wie bei kardialer Insuffizienz, kann es schwer sein, den Kalorienbedarf in der zugeführten Flüssigkeitsmenge unterzubringen. Bei hypovolämischer Kreislaufsituation werden an sich schon größere Flüssigkeitsmengen benötigt. Dadurch ergibt sich auch die Möglichkeit einer erhöhten Kalorienzufuhr. Die Wahl der Flüssigkeit muß sich also auch nach dem Kalorienbedarf richten. Dabei soll in gleicher Weise der Elektrolytbedarf und ebenso der Bedarf an Proteinen und Aminosäuren berücksichtigt werden, dies vor allem, um den Patienten nach großen Traumen, Verbrennungen sowie gastrointestinalen Störungen und operativen Eingriffen in einem anabolen Stoffwechselzustand zu halten. Die Zufuhr von Elektrolyten muß sich sowohl nach dem täglichen Normalbedarf als auch den verschiedenen pathologischen Verlusten und gleichzeitig auch nach dem Säure-Basen-Haushalt richten. Letzterer ist schließlich in erheblichem Maß vom Kohlendioxyd- und O_2-Austausch abhängig.

Auf die gegenseitige Abhängigkeit der Teilprobleme wurde schon hingewiesen. Nur der Übersicht halber werden diese in der folgenden Darstellung jeweils für sich behandelt. Auch wenn Flüssigkeits-, Elektrolyt- und Kalorienzufuhr bei der Intensivtherapie notwendigerweise oft parenteral (intravenös) erfolgen müssen, sollte man stets daran denken, daß der enterale Weg, entweder peroral mit einer Magensonde oder seltener über eine Magenfistel, der einfachste und physiologischste ist.

Wasserhaushalt

Verteilung der Körperflüssigkeit

Der Flüssigkeitsgehalt des Organismus erreicht bei Männern bis zu 60% und bei Frauen ca. 50% des Körpergewichts (Variationsbreite 55—65 bzw. 45—55%). Etwa ²/₃ der totalen Körperflüssigkeit bestehen aus *intrazellulärer Flüssigkeit* (ICF) und ca. ⅓ aus *extrazellulärer* Flüssigkeit (ECF). ECF besteht aus *Plasma* und *interstitieller Flüssigkeit*, deren Mengen sich wie 1 : 3 verhalten, sowie *transzellulärer Flüssigkeit*, die sich in den Hohlräumen des Körpers (Digestionskanal, Zerebrospinalraum, Gallen- und Urinwege) befindet. Üblicherweise ist die transzelluläre Flüssigkeitsmenge sehr klein, da die Ausscheidung von Flüssigkeit im Verdauungskanal und den Nieren nahezu ganz durch die Rückresorption aufgewogen wird.

Zwischen den verschiedenen Flüssigkeitsräumen und dem Blutplasma besteht ein Gleichgewichtszustand. Die Größe der verschiedenen Flüssigkeitsräume wird in der Hauptsache durch die osmotische (wasserbindende) Wirkung der im Flüssigkeitsraum gelösten Stoffe bestimmt. Die Konzentration der gelösten Stoffe ist in der ICF und ECF verschieden. Unterschiede innerhalb von ECF, d.h. zwischen interstitieller Flüssigkeit und Plasma, sind weniger auffallend und beschränken sich in erster Linie auf einen unterschiedlichen Proteingehalt. Eine erschöpfende Erklärung dafür, daß in den verschiedenen Flüssigkeitsräumen eine verschiedene Konzentration der gelösten Stoffe vorliegt, gibt es bisher nicht. Die auffälligsten Unterschiede im Gehalt an gelösten Stoffen in den verschiedenen Flüssigkeitsräumen beziehen sich auf Natrium-, Kalium- und Magnesiumionen sowie auf die Eiweißkörper. Natrium ist das hauptsächlichste Kation im ECF, während Kalium und Magnesium zusammen den gleichen Platz im ICF beanspruchen. Die Verteilung der Körperflüssigkeit auf die verschiedenen Räume und die unterschiedlichen Elektrolytgemische sind aus Abb. 57 ersichtlich. Die Stoffwechselprozesse führen einen ständigen Flüssigkeits- und Elektrolytaustausch zwischen den Flüssigkeitsräumen herbei. Es besteht zwischen ihnen also ein *dynamisches* und kein statisches *Gleichgewicht*.

Flüssigkeitsbedarf

Der Minimalbedarf an Flüssigkeit bei einem Erwachsenen schwankt in weiten Grenzen in Abhängigkeit u.a. von der Nierenfunktion und der Körpertemperatur. Bei guter Nierenfunktion, wenn die Urinkonzentration bis zu 1400 mosm/l* ansteigen kann, was einem spezifischen Uringewicht von 1,035 entspricht, sind nicht mehr als 500 ml Urin/24 Std zur Ausscheidung der Stoffwechselendprodukte und des Elektrolytüberschusses erforderlich. Bei einer normalen Körpertemperatur werden ca. 1000 ml Flüssigkeit/24 Std durch Verdunstung durch die Haut (600 ml) und Ausatmung (400 ml) abgegeben. Mit den Faeces gehen normalerweise etwa 200 ml Wasser/24 Std verloren. Der Mindestbedarf an Flüssigkeit für einen Erwachsenen sollte demnach 500 + 1000 + 200 = 1700 ml/24 Std betragen, wovon ca. 200 ml *endogen* durch Oxy-

---

* mosm = milliosmol = 1/1000 osm. Ein osmol eines Stoffes = 1 Gramm-Molekül, wenn der Stoff nichtdissoziiert ist wie z.B. Glukose. Ist ein Stoff vollkommen dissoziiert, wie z.B. NaCl, entsprechen 1 Gramm-Molekül 2 osmol. Die Osmolarität ist Ausdruck der osmotischen Aktivität eines Stoffes, d.h. dessen Fähigkeit in *Lösung* einen osmotischen Druck zu erzeugen. Der osmotische Druck ist abhängig von der Gesamtzahl der Partikel in einer Lösung, bei nichtdissoziierten Stoffen also von der Anzahl Moleküle und bei dissoziierten von der Anzahl positiver und negativer Ionen.

dationsprozesse im Stoffwechsel entstehen. Der *exogene Mindestbedarf* beläuft sich daher auf etwa 1500 ml/24 Std.

Im allgemeinen liegt die Urinmenge bei mindestens 1000 ml/24 Std. Durch Verdunstung über die Haut und mit der Ausatmung werden bei mäßiger körperlicher Tätigkeit etwa 1300 ml/24 Std ausgeschieden. Zusammen mit dem Wasserverlust

ratur um jeweils 1° über 37 °C hinaus und mit 0,5 bis 1 l/24 Std bei mäßigem Schwitzen. Der Wasserbedarf steht also in Beziehung zur Körperoberfläche. Normalerweise kann man damit rechnen, daß der Wasserbedarf bei einem Erwachsenen 1500 ml/m²/ 24 Std beträgt. Für die Berechnung der Körperoberfläche gibt es besondere Nomogramme (s. Anlage 13).

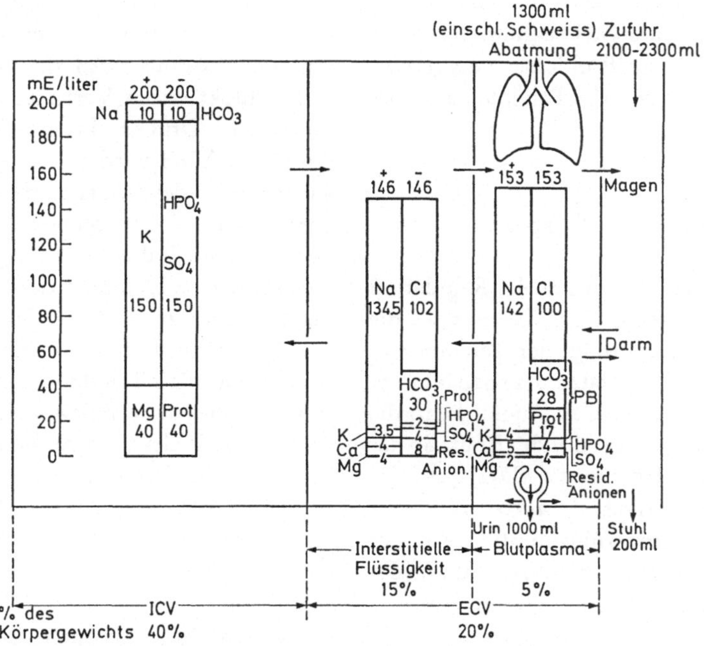

Abb. 57. *Elektrolytbestand in den verschiedenen Flüssigkeitsräumen und die darin gegebene Verteilung der Körperflüssigkeit.* Die Flüssigkeitszufuhr beträgt normal 2100 bis 2300 ml/24 Std neben den 200 bis 400 ml/24 Std, die bei Oxydationsprozessen entstehen, zusammen also etwa 2500 ml/24 Std. Die Verluste betragen: Verdunstung ca. 1300 ml/24 Std, Urin 1000 ml/24 Std und Faeces 200 ml/24 Std, also ca. 2500 ml/24 Std. Die Elektrolytblöcke in der Abbildung entsprechen dem Gamble-Diagramm

durch Faeces von 200 ml/24 Std bedeutet dies einen normalen *Flüssigkeitsbedarf* von 2500 ml/24 Std. Die Flüssigkeitszufuhr durch Getränke und feste Nahrung beträgt ca. 2300 ml/24 Std, wozu noch das endogen entstandene Oxydationswasser von 200 ml/ 24 Std hinzukommt. Die Verluste durch Hautausdunstung und Ausatmung *("perspiratio insensibilis")* steigen mit ca. 200 ml/ 24 Std bei der Erhöhung der Körpertempe-

Die bisher beschriebenen Aufnahmen und Verluste an Wasser von ca. 2500 ml/ 24 Std. beziehen sich auf die sichtbaren *externen* Faktoren des Wasserhaushalts. Zum Transport von Nährstoffen und Stoffwechselprodukten erfolgt jedoch kontinuierlich ein lebhafter Flüssigkeitsaustausch *innerhalb* von ECF (zwischen Plasma und interstitieller Flüssigkeit) sowie zwischen ECF und ICF. Außerdem gibt der Digestionskanal täglich ca. 8 l ab und resorbiert sie wieder zurück (s. Anlage 13). Schließlich werden durch die Glomerulusfiltration täglich 150 l Primärurin gebildet, von denen ungefähr 99% in den Tubuli rückresorbiert werden. Bei Störungen des Gleichgewichtszustandes zwischen diesen *internen* Bereichen des Flüssigkeitsstoffwechsels, also bei Ödembildung, Wundsekretion (Verbrennungen), gastrointestinalen Erkrankungen, Diabetes, Nierenversagen usw. wird die Berechnung ausreichender Flüssigkeitszufuhr erheblich schwieriger. Diese Probleme veranlassen häufig die Verlegung des Patienten auf eine Intensivpflegeabteilung.

Wasserregulation des Körpers

Den wichtigsten Faktor für die Regulation des Wassergehalts im Organismus stellt die Fähigkeit zur Änderung der Rückresorption von Wasser und Natrium in den Nierentubuli dar. In den distalen Tubuli kann die Wasserrückresorption durch Einfluß des antidiuretischen Hormons (ADH) aus dem Hypophysenhinterlappen *aktiv* verändert werden. Die Glomerulusfiltration ist mit ca. 150 l/24 Std ziemlich konstant unter der Voraussetzung, daß einigermaßen normale Filtrationsverhältnisse herrschen (Druckgradienten, Permeabilität). Die Flüssigkeitsverluste durch die Haut und Lungen schwanken *passiv* mit Temperatur und Feuchtigkeit der Umgebung, dem Zustand des peripheren Kreislaufs und dem Atemvolumen.

ADH steigert die Rückresorption von Wasser in den distalen Tubuli. Dadurch nimmt die Urinmenge ab, gleichzeitig steigt die Osmolarität. Normalerweise besteht eine bestimmte ADH-Aktivität. Ihr Ausfall führt zu großen, stark verdünnten Urinmengen bis zu über 10 l/24 Std.

Die ADH-Sekretion wird von besonderen osmoseempfindlichen Rezeptoren, den sog. *Osmorezeptoren* gesteuert, die wahrscheinlich im Hypothalamus liegen, von wo das ADH an den Hypophysenhinterlappen abgegeben wird. Bei erhöhter Osmolarität im Blut wie bei reinem Wassermangel (hypertone Dehydrierung), wird die ADH-Produktion vermehrt. Dadurch steigt die Wasserrückresorption in den distalen Tubuli, die Urinmenge sinkt, Flüssigkeit wird zurückgehalten und so der Dehydrierung entgegengewirkt. Die ADH-Sekretion wird bereits von sehr kleinen Schwankungen der Osmolarität im Blut beeinflußt. Durch diesen Mechanismus wird die Körperflüssigkeit indirekt durch Veränderungen des osmotischen Drucks beeinflußt. Die Bildung von ADH wird aber auch durch Veränderungen des Blutvolumens gesteuert, vermutlich über besondere intrathorakale, vor allem im linken Vorhof gelegene *Volumenrezeptoren*. Dehnung desselben im Tierversuch führt zu erhöhter Diurese.

Da das reichlich vorhandene Natrium für einen großen Teil der osmotischen Aktivität im Plasma verantwortlich ist, hat es auch große Bedeutung für den Wasserhaushalt. Deshalb hat das Nebennierenrindenhormon *Aldosteron*, das die Natriumrückresorption in den Nierentubuli steigert, einen großen Einfluß auf die Flüssigkeitsregulation.

Sowohl ADH als auch Aldosteron werden in der Leber inaktiviert. Bei Leberinsuffizienz (Leberstauung, Leberzirrhose) kann daher die ADH- und Aldosteronaktivität ansteigen.

Die ADH-Sekretion wird auch durch *emotionelle Faktoren, Schmerz* und Unruhe sowie durch *Analgetica* (vor allem Morphin) und durch *Narkose* gesteigert. Nach Unfällen oder Operationen kommt es zu einer starken Erhöhung der ADH-Ausscheidung. Es ist bekannt, daß dabei auch die Glomerulusfiltration, wahrscheinlich aufgrund der Hypovolämie und der Vasokonstriktion, sinkt. Diese Faktoren zusammen tragen zu einer herabgesetzten Diurese nach Operationen und Traumen bei. Dabei kommt es auch durch Aldosteron-Sekretion zu einer Natrium-Retention, was wieder zur Verminderung der Diurese beiträgt. Die üblicherweise als Routinemaßnahme ca. 12 Std vor einer Operation eingehaltene Flüssigkeitskarenz verstärkt selbstverständlich die Tendenz zur Diureseeinschränkung.

Wegen der Bedeutung einer genügenden postoperativen Diurese soll der Flüssigkeits- und Elektrolythaushalt des Patienten präoperativ so optimal wie möglich sein und Unruhe und Schmerzen gedämpft werden. Während und nach der Operation und nach Unfällen sollte man soweit wie möglich der Diuresehemmung, die durch Hypovolämie, Vasokonstriktion und Schmerzen verursacht wird, therapeutisch entgegenwirken.

Deswegen muß man den Nutzen der Flüssigkeitskarenz vor geplanten Operationen bezweifeln. Eine gefäßerweiternde, schmerzdämpfende und sedierende Behandlung (lytischer Cocktail o. ä.) in Kombination mit optimalem Blut- oder Flüssigkeitsersatz, u. a. aufgrund der CVP-Werte, ist von großem Nutzen bei der Vermeidung posttraumatischer und postoperativer Oligurie oder Anurie.

Bei den Störungen des Wasserhaushalts werden *Dehydrierung* (Entwässerung) und *Hyperhydrierung* (Überwässerung) unterschieden. Sie können je nach der gleichzeitigen Beeinträchtigung des Elektrolythaushalts hypertoner, isotoner oder hypotoner Natur sein.

Elektrolythaushalt

Einige Probleme des Elektrolythaushalts wurden bereits im Zusammenhang mit dem Gasaustausch und dem Säure-Basen-Haushalt berührt. Einige typische Störungen werden bei der Behandlung bestimmter Krankheitszustände erörtert. Zur Beurteilung des Elektrolythaushaltes unter verschiedenen pathologischen Bedingungen muß man die wichtigsten Aufgaben der einzelnen Elektrolyte für sich sowie ihre allgemeine Problematik kennen. Einen guten Überblick über die Elektrolytverhältnisse im Plasma ergibt das sog. Gamble-Diagramm (Abb. 49 und 57). Die Beurteilung des Elektrolytstatus bei einem Patienten wird durch die Konstruktion eines solchen Diagramms erleichtert. Sie bleibt jedoch immer unvollständig und muß sich z. T. auf unsichere Annahmen stützen, da die klinischen Laboratoriumsuntersuchungen bisher nur die Verhältnisse im Blut angeben.

Die wichtigsten Probleme des Elektrolyt- oder Ionen-Haushalts betreffen die Kationen Na^+ und K^+ sowie die Anionen Cl^- und $HCO_3{}^-$.

Natrium

Das Natriumion ist das wichtigste Kation der ECF. Der gesamte *Natriumbestand des Körpers* beträgt ca. 90 g (4000 mval). Davon befinden sich 44% in der ECF in einer Konzentration von etwa 140 mval/l und 9% in der ICF in einer Konzentration von etwa 15 mval/l. Der Rest des Gesamtnatriums des Körpers von 47% befindet sich in der Knochensubstanz. Die Hälfte des Natriumbestandes im Skelett ist mobilisierbar und kann extrazelluläre Verluste ersetzen.

Dadurch, daß die Natriumionen für einen Großteil der osmotischen Aktivität in der ECF verantwortlich sind, hängt der Wassergehalt des Körpers und die Wasserverteilung zwischen ECF und ICF in hohem Maße vom Natriumgehalt ab.

Der *tägliche Natriumbedarf* beträgt ungefähr 100 mval. Dies entspricht der Natriumausscheidung im Urin (ca. 80 mval/24 Std), den Faeces und der Ausscheidung durch die Haut (ca. 20 mval/24 Std). Bei Schweißabsonderung muß ein Extrabedarf von ca. 50 mval/l Schweiß gedeckt werden. Mäßiges Schwitzen von 0,5 bis 1 l/24 Std ergibt einen Natriumverlust von 25 bis 50 mval/24 Std. Die im Urin zur Ausscheidung kommenden 80 mval/24 Std sind der verbleibende Rest nach der > 99,5% betragenden tubulären Rückresorption von ca. 24000 mval Natrium, die im Verlauf von 24 Std glomerulär filtriert wurden. Störungen im Rückresorptionsvermögen der Tubuli können also zu einem stark vermehrten Natriumbedarf aufgrund erhöhter Verluste durch den Urin führen.

Die Ausscheidung in den Magen-Darm-Kanal beläuft sich auf ca. 800 mval Natrium/ 24 Std, die beinahe völlig rückresorbiert werden, so daß der Verlust in den Faeces sehr gering ist. Bei Funktionsstörungen im Magen-Darm-Kanal, z.B. bei Diarrhoen oder nach Magenatonie, können große Natriumverluste auftreten. Galle- und Pankreassaft enthalten besonders viel Natrium (s. Anlage 13), weswegen bei Gallen- und Pankreasfisteln größere Mengen Natrium verlorengehen können.

Außer für den Wasserhaushalt hat die Natrium-Rückresorption in den Tubuli auch Bedeutung für den Säure-Basen-Status des Körpers, da die rückresorbierten Natriumionen gegen die zur Ausscheidung kommenden Wasserstoffionen ausgetauscht werden. In diesem Austauschvorgang konkurrieren die Kaliumionen mit den Wasserstoffionen. Bei Hyperkaliämie werden die rückresorbierten Natriumionen in größerem Ausmaß als sonst gegen Kaliumionen statt gegen Wasserstoffionen ausgetauscht, wodurch die Wasserstoffionenausscheidung der Nieren abnimmt.

Die Natriumretention der Nieren wird durch Nebennierenrindenhormone, besonders durch Aldosteron beeinflußt. Bei erhöhter Aldosteron-Produktion sieht man ebenso wie bei aldosteronaktiven Nebennierenrindentumoren einen Anstieg des Natriumspiegels im Serum. Erhöhte Serumnatriumwerte bei Leberzirrhose oder anderen Leberfunktionsstörungen führt man auf einen verringerten Aldosteronabbau in der Leber zurück. Erhöhte Serumnatriumwerte sieht man auch in Zusammenhang mit großen Traumen und Verbrennungen, was möglicherweise auf vermehrter Aldosteronaktivität beruht.

Kalium

Das Kaliumion ist das wichtigste Kation der ICF. Der gesamte *Kaliumgehalt des Körpers* beträgt ca. 140 g (3500 mval). Davon finden sich 98% in der ICF in einer Konzentration von etwa 130 mval/Liter und 2% in der ECF in einer Konzentration von 4 bis 5 mval/Liter.

Während die Schwankungen des Natriumgehaltes im Körper großen Einfluß auf den Wassergehalt in der ECF besitzen, haben Veränderungen im Kaliumhaushalt eher Einfluß auf die *Zellfunktion*.

Der *tägliche Kaliumbedarf* liegt bei etwa 50 mval, von denen etwa 40 mval im Urin und 10 mval mit den Faeces und durch die Haut ausgeschieden werden. Durch Schwitzen gehen etwa 5 mval Kalium pro l Schweiß verloren. Die im Urin ausgeschiedenen 40 mval/24 Std kommen hauptsächlich durch *aktive Tubulussekretion* zustande, wobei die ausgeschiedenen Kaliumionen gegen rückresorbierte Natriumionen ausgetauscht werden (vgl. Abb. 45). Von dem Kalium im Primärurin wird der größte Teil, ebenso wie dies beim Natrium der Fall ist, in den Tubuli rückresorbiert. Durch den Urin erfolgt also ständig eine Kaliumausscheidung. Zur Retention von Kalium sind die Nieren aber nicht im gleichen Ausmaß in der Lage, wie dies für Natrium der Fall ist.

In den Magen-Darm-Kanal werden ca. 90 mval Kalium/24 Std ausgeschieden

(Anlage 13), die nahezu vollständig rückresorbiert werden, so daß nur ein ganz geringer Teil in die Faeces gelangt.

Die Ausscheidung von Kalium in den Magen-Darm-Kanal ist also geringer als die von Natrium (etwa $1/10$), im Verhältnis zu den Plasmawerten für beide Ionen ist aber die Kaliumsekretion bedeutend größer. Die gastrointestinale Kaliumausscheidung ist etwa 6mal größer als der Kaliumgehalt des Plasmas (4 mval/l $\times$ 3,5 l), während die entsprechende Natriumsekretion etwa 1,5mal größer als der Natriumgehalt des Plasmas ist (140 mval/l $\times$ 3,5 l). Obwohl also die Kaliumverluste bei gastrointestinalen Störungen *absolut* meist geringer als die Natriumverluste sind, können die dadurch verursachten Störungen der Plasmawerte für Kalium größer sein. Auch die absoluten Grenzen der normalen Schwankungsbreite für Kalium sind im Plasma bedeutend enger als für Natrium. Kaliumverluste bei Diarrhoe, Abflußbehinderung des Magens, Fisteln usw. müssen also sorgfältig beachtet werden. Speichel und Magensaft sind besonders kaliumhaltig. Deshalb birgt eine Störung der Magenentleerung eine große Gefahr für das Auftreten einer Hypokaliämie, abgesehen von den Verlusten an Chlor- und Wasserstoffionen.

Der Einfluß der Kaliumionen auf die Zellfunktion besteht u. a. in der Aktivierung bestimmter Enzymsysteme. Kalium hat große Bedeutung für den Kohlenhydratstoffwechsel, die Glykogen- und Eiweißsynthese. Es besitzt nicht zuletzt große Bedeutung für die elektrische Polarisierung zwischen intrazellulärem und extrazellulärem Raum. Diese Polarität ist für die Funktion der Nerven und Muskelzellen notwendig als Voraussetzung für die Depolarisierung (Aktionspotential), deren Auslösung an Nerven und Muskelzellen die Weiterleitung der Nervenimpulse ermöglicht. Kaliummangel führt zu Funktionsstörungen im Nerven- und Muskelgewebe und somit auch im Herzmuskel. Muskuläre Schwäche,

EKG-Veränderungen und Darmatonie werden bei Hypokaliämie beobachtet.

Störungen der Kaliumkonzentration beeinflussen vor allem die *Herzfunktion* — besonders im Zusammenhang mit einer Digitalisbehandlung — und den Säure-Basen-Haushalt. Für die Funktion des Herzmuskels kommt es natürlich auf die *intrazelluläre* K^+-Konzentration an, die sich erst bei länger bestehender Änderung der K^+-Konzentration im Plasma im Sinne einer Störung der Muskelfunktion auswirkt. Im folgenden Text wird — nicht ganz korrekt — von den Beziehungen zwischen der K^+-Konzentration im Plasma und Störungen der Herzfunktion gesprochen.

Bei der Hypokaliämie findet man im EKG Tachykardie, relativ hohe P-Zacken, gesenkte ST-Strecken und flache biphasische oder negative T-Zacken sowie eine positive Nachschwankung (U-Welle) (Abb. 58). Die Veränderungen können manchmal denen bei Digitalisierung ähnlich sein, sie lassen sich jedoch im allgemeinen dadurch unterscheiden, daß Digitalis die Kammerfrequenz eher herabsetzt. In diesem Zusammenhang sei darauf hingewiesen, daß eine Hypokaliämie die toxische Wirkung von Digitalispräparaten potenziert.

Zu den EKG-Veränderungen bei Hyperkaliämie gehören vor allem hohe und spitze T-Zacken. Bradykardie kommt vor. Ein ernstes Zeichen — wenn auch nicht gerade spezifisch für die Hyperkaliämie — ist eine Verlängerung der PQ-Zeit oder sogar das Auftreten einer Kammerautomatie ohne P-Wellen. Bei ausgeprägter Hyperkaliämie (> 8 mval/l) können unregelmäßiger Kammerrhythmus und Kammerflimmern auftreten. Die Wirkung der Hyperkaliämie wird durch Hyponatriämie sowie durch Hypocalciämie und Acidose gesteigert. Die EKG-Veränderungen bei Hyperkaliämie können sich nach Zufuhr der Kaliumantagonisten Natrium und Calcium und Korrektur der Acidose zurückbilden.

Der Zusammenhang der Kaliumstörungen mit dem *Säure-Basen-Haushalt* betrifft sowohl die Kaliumionenverschiebungen zwischen ICF und ECF in Abhängigkeit vom pH-Wert als auch die kaliumabhängigen Wasserstoffionenverschiebungen zwischen ICF und ECF, schließlich das Konkurrieren der Kalium- und Wasserstoffionen im gemeinsamen Ausscheidungsvorgang in den Tubuli, wobei diese Ionen gedie Kaliumionen aus der ICF in die ECF verdrängen und dadurch eine *Hyperkaliämie* entsteht. In den Tubuluszellen erfolgt — neben der Verdrängung von Kalium aus der ICF in die ECF — auch eine vermehrte Ausscheidung von Wasserstoffionen in den Tubulusurin durch Austausch gegen Natriumionen. Dieser Vorgang bildet einen Teil der renalen Acidosekompensation (s. S. 112). Da die Kaliumionen diesen Aus-

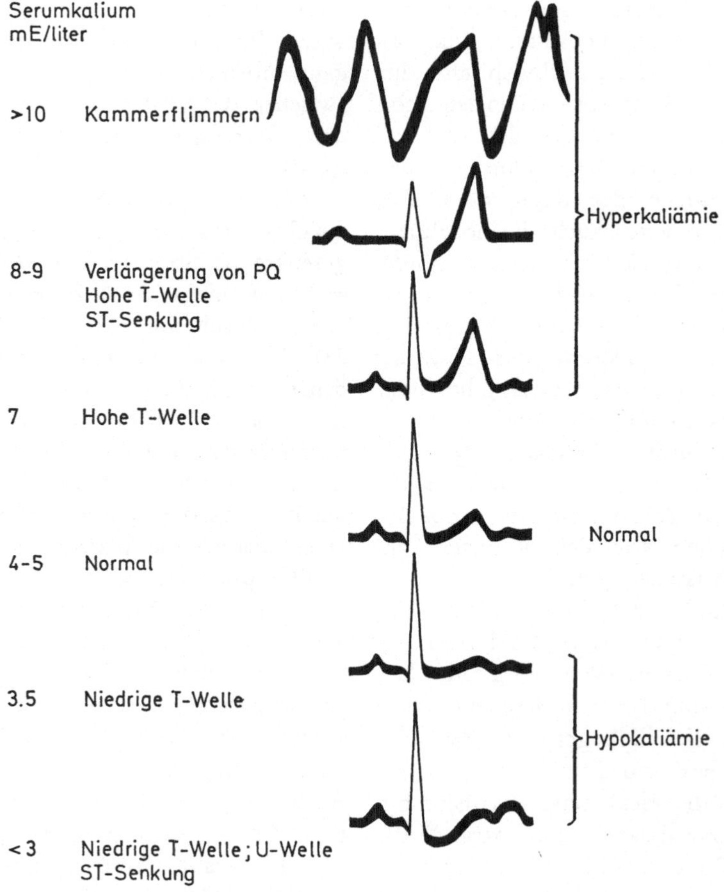

Abb. 58. EKG-Veränderungen bei Kaliumstörungen

gen die Natriumionen des Tubulusurins ausgetauscht werden. Diese Wechselwirkung soll im folgenden näher besprochen werden.

Eine *Acidose* — metabolisch oder respiratorisch — bedeutet, daß Wasserstoffionen

scheidungsmechanismus mit den Wasserstoffionen gemeinsam haben, bedeutet erhöhte Wasserstoffionenausscheidung herabgesetzte Kaliumionenausscheidung und damit eine Zunahme der Hyperkaliämie.

Eine *Alkalose* führt zur Kaliumverschiebung in entgegengesetzter Richtung, d.h. die Kaliumionen werden von der ECF zur ICF, also auch in den Tubuluszellen verschoben, und es entsteht eine Hypokaliämie. Diese wird durch Herabsetzung der Wasserstoffionenausscheidung in den Tubuluszellen vermehrt, und es wird dadurch „Platz" für eine vermehrte Kaliumionenausscheidung geschaffen.

Verschiebung der Kaliumionen zwischen der ICF und der ECF in Abhängigkeit vom pH-Wert führt dazu, daß der Kaliumwert im Serum ein unzuverlässiger Maßstab für den Kaliumgesamtbestand des Körpers ist.

Kaliumverschiebungen sind vom Säure-Basen-Gleichgewicht abhängig, Kaliumstörungen können selbst aber auch Ursache für Verschiebungen im Säure-Basen-Gleichgewicht sein. Bei Kaliummangel (nicht nur bei Hypokaliämie!), d.h. bei Verringerung des Kaliumgesamtbestandes im Organismus, wird die Stelle der Kaliumionen in der ICF im gewissen Umfang von Wasserstoff- und Natriumionen eingenommen. Ein Defizit von 3 Kaliumionen in der ICF wird durch 1 Wasserstoffion und 2 Natriumionen aus der ECF ausgeglichen. Dadurch entsteht eine *intrazelluläre Acidose* und eine *extrazelluläre Alkalose*. Die intrazelluläre Acidose entsteht dann auch in den Tubuluszellen, wodurch sich die Wasserstoffionenausscheidung in den Tubulusurin im Austausch gegen Natrium bei gesteigerter Rückresorption von Bicarbonationen erhöht (vgl. Abb. 44a, b, c). Der H^+-Ionenverlust mit dem Urin vermehrt die extrazelluläre Alkalose, die man als *hypokaliämische Alkalose* bezeichnet. Daß der Urin dabei sauer reagiert, mag paradox erscheinen — bei einer Blutalkalose pflegt ja sonst die renale Kompensation zu einer Herabsetzung der Wasserstoffionenausscheidung zu führen. Man spricht in diesem Zusammenhang von *paradoxer Acidurie*. Die Kombination einer hypokaliämischen Alkalose und einer para-

doxen Acidurie kann also aufgrund von *extrarenalen Kaliumverlusten* eintreten. Dieses ist bei gastrointestinalen Störungen mit starken Kaliumverlusten, bei längerem Erbrechen von Mageninhalt, bei hochsitzendem Darmhindernis oder postoperativ nach Gastrorrhaphie wegen perforiertem Ulkus nicht selten. Kaliummangel aufgrund *renaler Kaliumverluste* verursacht dagegen einen neutralen oder alkalischen Urin, da die Wasserstoffionenkonzentration infolge der erhöhten Kaliumionenausscheidung sinkt. Renale Kaliumverluste sieht man bei erhöhter Sekretion von Nebennierenrindenhormonen, besonders von Aldosteron. Eine erhöhte Aldosteronaktivität kommt vor allem bei aldosteronproduzierenden *Nebennierenrindentumoren* (Conn's Syndrom) vor sowie sekundär bei *Leberfunktionsstörungen* mit Herabsetzung des Aldosteronabbaus.

Der Carboanhydrasehemmer Diamox ist ein Diureticum, das das Wasserstoffionenangebot für die tubuläre Ausscheidung blockiert (vgl. Abb. 44a, b, c und Abb. 45), dadurch den Urin alkalisiert und die Kaliumionenausscheidung ansteigen läßt. Durch Diamox-Behandlung kann eine Acidose durch Blockierung der Wasserstoffionenausscheidung therapeutisch erzeugt werden.

Die erhöhte osmotische Diurese bei *Diabetes mellitus* kann zu einer vermehrten Kaliumausscheidung im Urin und dadurch zu einem zellulären Kaliumdefizit führen, was beim Coma diabeticum ein beträchtliches Ausmaß erreichen kann. Allerdings kann die metabolische Acidose im Coma diabeticum zur Verschiebung von Kalium aus der ICF in die ECF führen, wodurch sich sogar eine Hyperkaliämie ausbilden kann. Bei Korrektur der diabetischen Acidose durch Insulin und Glukose kann es infolge der Rückwanderung der Kaliumionen in die ICF zu einer gefährlichen Hypokaliämie kommen. Es ist bei Behandlung eines Coma diabeticum daher wichtig, durch häufige Blutanalysen die Entwicklung einer eventuellen Kaliumverschiebung zu verfolgen und Kalium in entsprechenden Mengen zuzuführen.

Kaliummangel (nicht immer notwendigerweise mit Hypokaliämie) entsteht oder wird verschlimmert bei

1. Alkalose
2. parenteraler Ernährung mit kaliumarmen Lösungen
3. extrarenalen Verlusten, d.h. hauptsächlich Verlusten durch den Magen-Darm-Kanal
4. erhöhter Aktivität von ACTH und Nebennierenrindenhormonen, besonders Aldosteron
5. erhöhter Protein- und Glykogensynthese
6. Coma diabeticum
7. Behandlung (unkontrollierte Einnahme!!) mit Diuretica
8. Polyurie bei verminderter tubulärer Rückresorption [Tubulusschädigung nach Nierenischämie (Schockniere)].

Hyperkaliämie kann entstehen bei

1. Schock und Dehydratation
2. Acidose
3. Niereninsuffizienz (wobei Kammerflimmern als Folge von Hyperkaliämie zum Tode führen kann)
4. zu großer oder zu rascher Kaliumzufuhr (i.v.)
5. Nebennierenrindeninsuffizienz (Addisonsche Krankheit)
6. Gewebszerfall, z.B. nach Traumen, Unfällen, Operationen oder Verbrennungen.

Der normale Kaliumbedarf (40 bis 60 mval/24 Std) kann der parenteral zuzuführenden täglichen Flüssigkeitsmenge beigegeben werden, z.B. 20 mval/l bei 2,5 l Flüssigkeitszufuhr/24 Std.

Die *Behandlung* von Störungen des Kaliumhaushalts muß mit größter Vorsicht geschehen, da die Normalgrenzen im Plasma sehr eng sind und übermäßige Verschiebungen leicht Funktionsstörungen, besonders am Herzen, auslösen.

Der Plasmawert ist, wie oben ausgeführt wurde, ein unsicherer Indikator für den Kaliumbestand des Organismus. Die quantitative Beurteilung der Behandlung kann daher nicht allein aufgrund dieses einen Wertes vorgenommen werden. Mit häufigen Blutanalysen, quantitativen Bestimmungen der Kaliumausscheidung im Urin sowie der extrarenalen Wasserverluste muß man die Behandlung genau überwachen. Postoperativ oder nach einem Trauma soll keine Kaliumsubstitution erfolgen, bevor nicht eine genügende Diurese in Gang gekommen ist, selbst wenn Grund zur Annahme eines Kaliumdefizits besteht. Bei mäßigem Kaliummangel ist die Zufuhr von ca. 80 mval/24 Std ausreichend, bei größerem Defizit braucht man nicht mehr als 160 mval/24 Std zu geben. Diese Mengen werden möglichst gleichmäßig auf die gesamte 24-Std-Flüssigkeitsmenge verteilt.

Eine *mäßige* Hyperkaliämie kann mit Insulin und i.v. Zufuhr von Glukose behandelt werden (z.B. 10 bis 20 IE Insulin/l 10%ige Glukoselösung), wodurch die intrazelluläre Glykogenablagerung gesteigert und Kalium in die Zellen verlagert wird.

Mit Ionenaustauschern (Natriumpolystyrensulfat, Resonium) kann man bei Hyperkaliämie guten Erfolg erzielen. Ionenaustauscher können per os oder rektal verabfolgt werden.

Der *toxischen* Wirkung eines K^+-Überschusses läßt sich durch Zufuhr von ionisiertem Calcium begegnen (20 ml 10%iges Calciumglukonat wiederholt i.v.). Ziemlich große Mengen Calcium können zu diesem Zweck verabfolgt werden. Man hat Gaben von bis zu 100 ml 10%iges Calciumglukonat vorgeschlagen, und zwar verdünnt in der dem Patienten zuzuführenden Flüssigkeitsmenge.

Zunehmende *Hyperkaliämie bei Niereninsuffizienz* ist eine der Hauptindikationen für die *Dialysebehandlung* (Peritonealdialyse oder Hämodialyse mit künstlicher Niere). Die anderen geschilderten Maßnahmen gegen die Hyperkaliämie können jedoch, wenn man das spontane Wiedereinsetzen der Nierenfunktion nach akuter Niereninsuffizienz (Schockniere) erwartet, ausreichend sein.

Bei der Stellungnahme zur Frage der Therapie einer Kaliumhaushaltsstörung — Hypo- oder Hyperkaliämie — soll man daran denken, daß allein schon die Korrektur einer gleichzeitigen Störung des Säure-Basen-Gleichgewichts zur Verbesserung oder Normalisierung des Kaliumwertes führen kann.

Bicarbonat

Auf die Bedeutung der Bicarbonationen für den Gasaustausch und den Säure-Basen-Haushalt wurde in einem früheren Kapitel hingewiesen. Die Bicarbonationen bilden zusammen mit den Chlorionen die Mehrzahl der Anionen in der ECF. Bei Verlust von Chlor- und Wasserstoffionen bei längerem Erbrechen oder Magensaftretention wird der Chlorionenverlust ionenelektrisch durch entsprechende Erhöhung der Bicarbonationen kompensiert; es entsteht eine Alkalose.

Chlor

Chlorionen sind die wichtigsten Anionen in der ECF. Ihre Konzentration schwankt ähnlich wie die Natriumkonzentration auf der Kationenseite. Der Normalwert im Plasma beträgt 97 bis 110 mval/l. Chlorionen haben Bedeutung für den Kohlendioxydtransport, weil die Bicarbonationen, die in den roten Blutkörperchen aus dem Kohlendioxyd des Gewebstoffwechsels entstehen, gegen die Chlorionen des Plasmas ausgetauscht werden, indem sie in die roten Blutkörperchen eintreten und Bicarbonationen ins Plasma übergehen (sog. Chloridaustausch, Abb. 43). Chlorionen als nega-

tive Ionen haben ihre Bedeutung für die Elektroneutralität. Ihre besondere Rolle im Elektrolytstoffwechsel ist noch nicht klar.

Calcium

Die Calciumionen (Normalwert 4,5 bis 5,3 mval/l Plasma) beanspruchen keinen größeren Raum in der klinischen Erörterung des Elektrolytgleichgewichts. Sie haben jedoch sehr große physiologische Bedeutung. Calcium setzt die Zellmembranpermeabilität für Natrium- und Kaliumionen herab, es beeinflußt die Erregbarkeit der Nerven- und Muskelzellen (Depolarisationsschwankung oder Aktionspotentialauslösung). Calciummangel erhöht die Zellmembranpermeabilität. Er kann das Auftreten von Krämpfen begünstigen. Die Kontraktionsfähigkeit des Herzmuskels wird durch Calcium, das die Wirkung von Digitalispräparaten steigert, erhöht. Im Herzmuskel spielt Ca^{++} eine besondere Rolle bei der sogenannten elektro-mechanischen Koppelung.

Calciumionen nehmen am Blutgerinnungsprozeß teil, weswegen das Transfusionsblut mit Zitratlösung zur Verhinderung der Gerinnung versetzt wird. Bei größeren Transfusionen (5 Flaschen oder mehr) empfiehlt es sich daher, dem Infusionstropf Calcium in einer Menge von 5 ml 10%ige Calciumglukonatlösung für jede Flasche Blut zuzusetzen (jedoch *nicht* in die Blutflasche selbst, da deren Inhalt dann rasch gerinnt).

Magnesium

Die Magnesiumionen (Normalwert 1,5 bis 2,5 mval/l Plasma) können ebenso wie Calcium bei der Erörterung des Ionengleichgewichts vernachlässigt werden. Sie greifen aber in mehrere wichtige Körperfunktionen ein. 98% des im Körper vorhandenen Magnesiums (2000 mval oder 24 g) befinden sich zu gleichen Teilen in der ICF und im Skelett.

Auf das Myokard hat Magnesium eine dem Calcium entgegengesetzte Wirkung, verringert also die Kontraktionsfähigkeit. Magnesium dämpft das zentrale Nervensystem und kann sogar Narkosewirkung entfalten. Bei der neuromuskulären Überleitung kommt es durch Magnesium zu einer Blockierung, wahrscheinlich dadurch, daß es die präsynaptische Freisetzung von Azetylcholin, der neuromuskulären Überträgersubstanz, unterbricht. Calcium ist auch in dieser Beziehung ein Antagonist des Magnesiums und kann die Blockierung aufheben. Man kann auch die Blockierung mit Cholinesterasehemmern beseitigen.

Eine Hypomagnesiämie ist sehr selten, da die Nieren mit Magnesium gut haushalten, so daß eine Ausscheidung praktisch nicht nachzuweisen ist. Außerdem gibt es mobilisierbare Reserven in der ICF und im Knochengewebe. Eine Hypomagnesiämie kann aber bei langdauernder parenteraler Ernährung aufgrund mangelnder Zufuhr, besonders wenn es gleichzeitig zu abnormen Verlusten durch den Darm gekommen ist, eintreten. Da die Magnesiumresorption hauptsächlich im Dünndarm vor sich geht, ist die Gefahr des Magnesiummangels nach ausgedehnten Dünndarmresektionen oder bei Verlust von Dünndarmsekret bei Diarrhoen oder Darmfisteln am größten. Eine Leberfunktionsstörung kann eine Hypo-

magnesiämie aufgrund erhöhter Aldosteronaktivität begünstigen. Unterfunktion der Parathyreoidea führt wahrscheinlich zu einer erhöhten Aufnahme von Calcium und Magnesium im Skelett. Dies kann möglicherweise der Grund für eine Hypomagnesiämie nach Entfernung einer hormonproduzierenden Parathyreoideageschwulst sein.

Eine Hypomagnesiämie geht mit neurologischen Symptomen wie Irritabilität, Krämpfen (calciumresistente Tetanie) und Benommenheit einher. Die Diagnose wird durch das Vorliegen eines Magnesiumspiegels im Plasma unter 1,5 mval/l bestätigt. Zur Behandlung gibt man Magnesiumsulfat i.m. oder i.v., z.B. 60 mval/24 Std mit dem Tropf.

Selten ist eine Hypermagnesie. Sie kann jedoch bei Niereninsuffizienz sowie bei ausgedehnten Gewebszerstörungen aufgrund von Magnesiumfreisetzung aus der ICF auftreten. Bei Nebennierenrindenhormonmangel (Morbus Addison, Adrenalektomie) kann es zur Hypermagnesie kommen. Sie ist schwer von gleichzeitig vorkommenden anderen metabolisch bedingten Elektrolytstörungen zu unterscheiden. Die Diagnose kann durch den Blutdruckabfall aufgrund der herabgesetzten Herzmuskelkraft, der Muskelschwäche, dem Reflexausfall und der Magnesiumbestimmung im Plasma gestellt werden. Zur Behandlung kann Dialyse erforderlich werden, wenn sich nicht die genannten Ursachen beheben lassen.

Ernährung

Unter Ernährung versteht man sowohl die *Zufuhr von Energie*, d.h. *Kalorienzufuhr* in Form von Kohlenhydraten und Fett, als auch die *Zufuhr von Baustoffen für den Zellaufbau der Gewebe*, d.h. von Eiweißkörpern, und deren Bestandteilen, den Aminosäuren. Zur Ernährung gehört auch die Zufuhr von *Vitaminen*, die, ohne selbst Bausteine zu sein, für den Eiweiß-, Fett- und Kohlenhydratstoffwechsel sehr wichtig sind. Wenn

die Kalorienzufuhr in Form von Kohlenhydraten und Fett ungenügend ist, werden
Körpereiweiß und auch zugeführtes Eiweiß
oder Aminosäuren in verstärktem Umfang
als Brennstoff ausgenutzt. Eine reichliche
Kalorienzufuhr aus Fett und vor allem
Kohlenhydraten ist daher, außer der Eiweiß-
und Aminosäurenzufuhr, von größter Bedeutung für den Gewebeaufbau, besonders
bei Patienten in der anabolen Phase (Ge-
websaufbau), z.B. nach Traumen, Verbrennungen oder Unterernährung aus verschiedenen Ursachen.

In Ruhe beträgt der normale *24-Stunden-
Kalorienbedarf* ungefähr 30 Kilokalorien/kg
Körpergewicht (Kilokalorie = Kal). Unter
der Voraussetzung, daß diese in Form von
Kohlenhydraten, Fett und evtl. Alkohol
verabfolgt werden, beläuft sich der 24-
Stunden-Bedarf an Eiweiß auf ungefähr 1 g
Eiweiß pro kg Körpergewicht. In der anabolen Phase nach Operationen, Traumen,
Verbrennungen, Infektionen und zeitweili-
ger Unterernährung ist der Tagesbedarf
größer, z.B. 60 Kal/kg und 2 g Eiweiß/kg
Körpergewicht. Dies gilt nicht nur für die
anabole Phase, sondern auch für akute traumatische Zustände, wenn eine hohe Kalorienzufuhr zur Prophylaxe des sog. Fettembolismus gehört (s. S. 177) und dabei ein
angemessener Bluteiweißwert im Hinblick
auf den kolloidosmotischen Druck und das
Blutvolumen aufrechterhalten werden muß.
Die Nahrung sollte möglichst auf dem natürlichen peroralen Weg zugeführt werden.
Bei Intensivpflegepatienten ist dies oft un-
möglich, und man wird gezwungen, den
Patienten parenteral zu ernähren. Zur i.v.
Ernährung stehen verschiedene Arten von
Infusionslösungen zur Verfügung.

Der Kalorienbedarf kann z.T. mit
Zuckerlösungen mit und ohne Alkoholzusatz und z.T. durch Fettemulsionen gedeckt werden.

Eine 5,5%ige Glukoselösung ist blut-
isoton. Wenn eine konzentriertere Lösung
gegeben wird, wird die Nierenschwelle für

Glukose überschritten, und es kommt zur
Glykosurie. Eine 5,5%ige Glukoselösung
enthält etwa 200 Kal/l. Eine höhere Konzentration sollte also zur parenteralen Ernährung mit diesem Zucker nicht verabreicht
werden. Die Ausnutzung kann jedoch verstärkt werden, wenn man gleichzeitig Insulin zuführt (20 IE/l 5,5%ige Glukoselösung). Dennoch ist die Kalorienzufuhr im
Rahmen einer angemessenen Flüssigkeitszufuhr mit dieser Lösung zu gering. Eine
hypertone 10%ige Invertzuckerlösung, d.h.
5%ige Fruktose und 5% Glukose pro Liter,
enthält ca. 400 Kal/l. Die Fruktose wird rascher ausgenützt und kann ohne Insulin gegeben werden. Trotz der höheren Zucker-
konzentration dieser Lösungen gehen keine
besonders großen Zuckermengen durch die
Nieren verloren. Häufig wird jedoch die
Flüssigkeitszufuhr übermäßig groß, auch
wenn man mit einer 10%igen Zuckerlösung
den Kalorienbedarf decken will. Ein gün-
stigeres Kalorien-Volumen-Verhältnis ergibt eine 20%ige Fruktoselösung oder Fruk-
tose-Glukose-Lösung (15% Fruktose +
5% Glukose), die ca. 800 Kal/l liefert. Diese
Lösungen sind stark hyperton, wodurch
eine osmotische Diurese mit der Gefahr
einer Dehydratation auftreten kann. Mit
solchen Lösungen kann man z.B. 2000 Kal/
2,5 l geben, was meist im Hinblick auf Ka-
lorien- und Flüssigkeitszufuhr ausreicht.
Mit einem geringen Alkoholzusatz von 3
bis 5% (ca. 7 Kal/g) läßt sich der Kalorien-
gehalt um ca. 1000 Kal/l erhöhen.

Erst in den letzten Jahren ist das Problem ausreichender Kalorienzufuhr in vertretbaren Flüssigkeitsmengen durch die
Entwicklung von *Fettemulsionen* für intravenöse Anwendungen gelöst worden. Sie
bestehen aus 10- bis 20%igen wäßrigen
Emulsionen von Sojabohnen- oder Baum-
wollsamenöl und liefern 1000 bis 2000 Kal/l.
Die Flüssigkeitstoleranz der Patienten dürfte
selten so gering sein, daß man nicht mit
diesen Fettemulsionen eine angemessene
Kalorienzufuhr erreichen könnte. Der Nut-

zungsgrad (Verbrennung) ist hoch, da keine nennenswerten Mengen mit dem Urin oder den Faeces ausgeschieden werden. Die Emulsionen aus Sojabohnenöl werden als die am besten verträglichen angesehen. Das Fett in den Emulsionen ist osmotisch unwirksam, deswegen wurde der Wasseranteil der Emulsionen mit Hilfe von Zusätzen (Glycerin, Glukose) isoton eingestellt.

Auch der *Eiweißbedarf* kann in verschiedenen Formen parenteral gedeckt werden. Das mit dem in erster Linie zum Ersatz des Blutvolumens gegebene Blut oder Plasma zugeführte Protein verbessert die erniedrigten Serumeiweißwerte, kann jedoch nicht unmittelbar für den Zellaufbau ausgenutzt werden. Es muß, ebenso wie die Serumproteine des Patienten, zuerst abgebaut werden, dann erst können die Abbauprodukte als „Baumaterial" Verwendung finden. Mit Humanalbumin kann eine noch bessere Wirkung auf die Serumeiweißwerte erreicht werden, was im Hinblick auf die Ödemtendenz bei gesenktem kolloidosmotischen Druck bei der Hypoproteinämie wichtig ist. Die Albuminfraktion im Serumeiweiß ist für den größten Teil der kolloidosmotischen Eigenschaften des Blutes verantwortlich. Wenn aber ein zugeführtes Albumin zum Zellaufbau verwandt werden soll, muß wie bei dem mit Blut oder Plasma zugeführten Eiweiß erst der Abbau erfolgen.

Zur *Eiweißsynthese für den Zellaufbau* verwendet der Organismus Aminosäuren und Peptide, die Eiweißbausteine. Damit der Eiweißaufbau erfolgen kann und ein Abbau von Eiweiß verhindert wird, mit anderen Worten zur Vermeidung einer negativen Stickstoffbilanz, ist eine angemessene Kalorienzufuhr erforderlich, da sonst die Eiweiß- oder Aminosäuremischung, die zugeführt wird, ebenso wie das Serumeiweiß zur Verbrennung kommt. Aminosäurelösungen enthalten daher oft Zucker und Alkohol. Die Leber synthetisiert Eiweiß aus Amino-

säuren. Deswegen ist dabei die Leberfunktion von großer Bedeutung. Bei intakter Leberfunktion scheint die Synthese bei Erwachsenen bis auf höchstens 20 bis 25 g Albumin/24 Std ansteigen zu können, d. h. eine Verdoppelung der normalen Synthese. Bei großen Eiweißverlusten, wie z. B. ausgedehnten Verbrennungen oder schweren gastrointestinalen Störungen kann der Bedarf erheblich über dieser Synthesekapazität liegen. Man muß deshalb die Aminosäurezufuhr durch Albumin oder Plasma ergänzen, um einen normalen Serumeiweißspiegel zu erhalten. Eine solche Ergänzung muß auch bei normalem Eiweißbedarf erfolgen, wenn die Leberfunktion herabgesetzt ist. Die Möglichkeit der Ausnutzung von Aminosäuren zur Eiweißsynthese sollte im größtmöglichen Ausmaß wahrgenommen werden, da diese direkt zur Synthese verwandt werden, während zugeführtes Eiweiß zuerst abgebaut wird. Die Fähigkeit der Leber zur Eiweißsynthese durch Zufuhr von Aminosäurelösungen auszunutzen, stellt sich außerdem billiger als die Zufuhr entsprechender Eiweißmengen in Form von Plasma oder Albuminlösungen. Man sollte also Eiweiß als Kalorienquelle vermeiden. Die Ausbeute ist gering, verglichen mit der bei der Verbrennung von Fett und Kohlenhydraten. Außerdem weiß man, daß für jedes Gramm abgebautes Serumprotein 30 g Gewebeprotein umgebaut werden.

Die Zufuhr von *Vitaminen* ist bei Intensivpflegepatienten, die sich oft in einer Belastungssituation für den Organismus befinden, besonders wichtig. Die Vitaminzufuhr ist notwendig zur Ausnutzung von Kohlenhydraten, Fetten und Aminosäuren. Am wichtigsten sind Vitamin B und C. Bei länger andauernder parenteraler Ernährung müssen aber auch die fettlöslichen Vitamine A, D und K zugeführt werden. Es gibt Multivitaminpräparate zur Injektion, die man der Infusionslösung zusetzen kann.

Berechnung der parenteralen Zufuhr

Bevor die parenterale Zufuhr bei Störungen im Flüssigkeits- und Elektrolythaushalt und bei abnormem Kalorienbedarf berechnet wird, kann es zweckmäßig sein, den *Basisbedarf* zu bestimmen, um ausgehend davon den Gesamtbedarf bei verschiedenen Störungen zu berechnen. Die parenterale Zufuhr bezweckt die *Deckung des physiologischen 24-Stunden-Bedarfs, den Ersatz der laufenden Verluste und den Ausgleich vorhandener Mangelzustände.*

Der physiologische 24-Stunden-Bedarf

Die tägliche parenterale Zufuhr sollte ca. 30 ml Wasser und 1 g Aminosäure/kg Körpergewicht enthalten. Außerdem werden ca. 30 Kal/kg Körpergewicht zugeführt. Bei zu niedriger Kalorienzufuhr werden, wie bereits erwähnt, die Aminosäuren und die Gewebseiweißkörper für die Energiegewinnung benutzt, und es entsteht eine negative Stickstoffbilanz, d.h. es erfolgt vermehrte Ausscheidung von Stickstoff aus dem Eiweiß- und Aminosäureabbau. Die Kalorienzufuhr geschieht in Form von Zuckerlösung und Fettemulsion. Für einen Mann von 70 kg kann die tägliche parenterale Zufuhr z.B. in folgender Weise zusammengestellt werden (vgl. Anlage 13):

	ml	g	Kal.
20%ige Zuckerlösung	750	150	600
10%ige Aminosäurelösung	750	75	—
20%ige Fettemulsion	750	150	1500
	2250		2100

Bei der Verbrennung der zugeführten Nahrungsmittel entstehen ca. 200 ml Oxydationswasser.

Mit diesen angegebenen Mengen soll auch der Tagesbedarf an Natrium und Kalium (80 bis 100 bzw. 40 bis 50 mval/24 Std) gedeckt werden. Bei längerer, ausschließlich parenteraler Ernährung ist auch eine kleine Menge Magnesium (5 bis 10 mval/24 Std) erforderlich. Elektrolyte, die in speziellen Konzentratampullen zur Verfügung stehen, werden mit der Zucker- und Aminosäurelösung verdünnt gegeben. *Zu berücksichtigen ist, daß die in einigen fertigen Infusionslösungen vorhandenen Elektrolytmengen in die Berechnung einbezogen werden müssen.*

Im allgemeinen werden Natrium- und Kaliumionen als Chloride zugesetzt, so daß Chlorionen in der gleichen Menge wie Natrium und Kalium zusammengerechnet verabreicht werden. Dies bedeutet, daß ein Überschuß an Chlorionen zugeführt wird, da der Quotient

$$\frac{[Na^+] + [K^+]}{[Cl^-]}$$

im Plasma ungefähr 3 : 2 beträgt (s. Gamble-Diagramm, Abb. 49) und zur Aufrechterhaltung der Elektroneutralität eine Senkung des Bicarbonats eintritt. Dabei verringert sich also die Puffer-Base (HCO_3^- + Proteinionen), und es entsteht eine metabolische Acidose. Bei normaler Nierenfunktion kann diese in den Tubuli durch erhöhte Retention von Na^+ und HCO_3^- und Ausscheidung von Cl^- und H^+ kompensiert werden. Um dieser Acidosetendenz bei längerer parenteraler Ernährung, insbesondere bei herabgesetztem renalen Kompensationsvermögen, entgegenzuwirken, müssen auch Bicarbonationen parenteral zugeführt werden. Ein Teil der zugeführten Flüssigkeitsmenge kann dann ab und zu durch Bicarbonatlösungen ersetzt werden, am einfachsten jedoch erfolgt der Ausgleich dadurch, daß statt Deckung des gesamten Natriumbedarfs durch Natriumchlorid ca. $^1/_3$ des täglichen Natriumbedarfs in Form von Natriumbicarbonat und $^2/_3$ in Form von Natriumchlorid gegeben werden.

Ersatz laufender Verluste

Bei den Verlusten an Wasser, Elektrolyten und Eiweiß ändern sich die Plasmawerte für die jeweiligen Bestandteile. Diese Werte spiegeln jedoch die bestehenden Mangelzustände nicht wider, sie können manchmal sogar geradezu irreführend sein. Die Größe der eintretenden Verluste muß daher *gemessen* werden. Ihre Substitution kann in Form von 5,5%iger Glukose- oder 10%iger Invertoselösung als Zusatz zum physiologischen 24-Stunden-Bedarf erfolgen. Neben dieser mengenmäßigen Substitution werden zusätzlich Elektrolyte zugeführt. Bei kurzdauernder Behandlung kann man sich zur Berechnung des zusätzlichen Elektrolytbedarfes der Anlage 13 bedienen, aus der der normale Elektrolytbestand in den verschiedenen Sekreten des Magen-Darm-Kanals hervorgeht. Bei Langzeitbehandlung und großen Verlusten muß man jedoch die zusätzlichen Elektrolytgaben aufgrund einer Analyse des Elektrolytbestandes in den verschiedenen Flüssigkeitsabgängen ausrechnen. Im allgemeinen ist es leichter, einen Begriff von den Flüssigkeitsverlusten als von den Elektrolytverlusten zu erhalten.

Auch die Flüssigkeitsdefizite können jedoch manchmal schwer zu berechnen sein, nämlich bei Verlusten durch traumatische Ödeme, z.B. bei großen Weichteiltraumen und Verbrennungen. Diese Verluste in den extravaskulären Raum bedeuten keine Herabsetzung des Gesamtwasserbestandes des Körpers, wohl aber eine Herabsetzung der zirkulierenden Blutmenge. Zur Aufrechterhaltung einer ausreichenden Zirkulation muß man daher diese Verluste des Organismus durch Volumenzugabe ersetzen. Der Ersatzbedarf kann besonders groß sein, wenn bei solchen Zuständen eine gefäßerweiternde Behandlung zur Verbesserung der peripheren Durchblutung vorgenommen wird (s. S. 55). Zur Beurteilung der Größe des Volumenersatzes bei diesen Verlusten sind CVP-Bestimmungen sowie halbstündliche und stündliche Urinmessungen neben der gewöhnlichen Puls- und Blutdruckkontrolle von Nutzen.

Man kann also den physiologischen 24-Stunden-Bedarf sowie die durch Messung ermittelten laufenden Verluste ausgleichen. Die Beurteilung eines darüber hinausgehenden Bedarfs wird mit Hilfe von CVP und der Urinausscheidung vorgenommen. Als besondere Zulage wird bei traumatischen Schäden außer der Flüssigkeitsmenge auch Eiweiß in Form von Albuminlösung oder Plasma verabreicht (s. Behandlung von Schock, Verbrennungen und großem Trauma).

In der Resorptionsphase nach traumatischen Schäden, wenn die Ödemflüssigkeit wieder resorbiert wird, verringert sich der Flüssigkeitsbedarf. Die benötigte Zufuhr kann geringer sein, als dies nach den durch Messung festgestellten laufenden Verlusten erforderlich zu sein scheint (Magenatonie oder andere postoperative bzw. unfallbedingte gastrointestinale Funktionsstörungen) und zuweilen sogar niedriger als der physiologische 24-Stunden-Bedarf. Bei guter Nierenfunktion kann die Urinmenge in dieser Phase der Ödemresorption steigen, die Flüssigkeitszufuhr soll dann natürlich nicht diese Ausschwemmung eines früher zugeführten Überschusses kompensieren. Allerdings kann eine solche Ausschwemmung Elektrolytverluste herbeiführen, die ersetzt werden müssen.

Obwohl die Behandlung von Verlusten durch die verschiedenen Sekrete des Magen-Darm-Kanals sich im großen und ganzen nach deren Zusammensetzung und deren gemessenem Volumen richtet, bedürfen noch bestimmte Formen von Verlusten einer näheren Erörterung:

Verlust von Magensaft tritt z.B. bei Pylorusstenose, durch Drainage bei Magenatonie und durch postoperatives Ödem nach Gastrorrhapie bei perforiertem Ulcus ein. Außer Flüssigkeit gehen hierbei — vorausgesetzt, daß nicht gleichzeitig eine Achylie vorliegt — auch Elektrolyte, in der Hauptsache Wasserstoffionen, Chlorionen und Kaliumionen verloren. Der Wassertoffionenverlust führt zu einer metabolischen Alkalose. Die Chlorionen werden im Plasma von Bicarbonationen ersetzt und PB und BE erhöhen sich. Diese Störung des Säure-Basen-Gleichgewichts wird als *hypochlorämische Alkalose* bezeichnet. Der erhöhte Bicarbonatgehalt im Blut bedeutet, daß der Quotient [HCO$_3^-$]/[H$_2$CO$_3$] in der Henderson-Hasselbalch'schen Gleichung auf über 20:1 erhöht wird, und der pH-Wert höher als 7,4 wird. Durch Retention von Kohlendioxyd, d.h. durch Hypoventilation, wird der Nenner [H$_2$CO$_3$] erhöht, der Quotient [HCO$_3^-$]/[H$_2$CO$_3$] wird gesenkt, und pH normalisiert sich: *respiratorische Kompensation*. Auf *renalem* Wege kann eine Kompensation durch Anstieg der Bicarbonationenausscheidung erfolgen. Infolge der Dehydratation durch Wasserverluste kann gleichzeitig jedoch die Rückresorption von Natrium erhöht sein (ADH-Aktivität). Dabei steigt der Austausch von rückresorbiertem Natrium gegen Wasserstoff- und Kaliumionen an (Abb. 44a, b, c und Abb. 45). Der Urin wird dabei sauer und der Kaliummangel infolge des Magensaftverlustes stärker. Bei saurem Urin und gleichzeitiger metabolischer Alkalose liegt eine *paradoxe Acidurie* vor (s. S. 145).

Da die Kalium- und Wasserstoffionen im Austausch mit rückresorbierten Natriumionen konkurrieren, bedeutet die Hypokaliämie bei Magensaftverlust, daß der renale Wasserstoffionenverlust, und damit die Acidurie, zunimmt. Der Kaliumverlust trägt, wie im Abschnitt über Kalium (S. 145) erwähnt wurde, zur extrazellulären Alkalose dadurch bei, daß die extrazellulären Wasserstoffionen in gewissem Umfang den intrazellulären Kaliummangel ersetzen. *Hypochlorämische Alkalose, hypokaliämische Alkalose und paradoxe Acidurie hängen also funktionell zusammen.*

Die Behandlung von Magensaftverlusten wird darauf eingestellt, über den physiologischen Tagesbedarf hinaus zusätzliche Flüssigkeit (5,5%ige Glukose- oder 10%ige Invertoselösung) sowie Kalium- und Chloridionen (ca. 15 bzw. 100 mval/l Magensaftverlust) zuzuführen. Kalium wird als Chlorid gegeben und der Rest der Chlorionenverluste üblicherweise durch Natriumchlorid gedeckt. Bei sehr starker Alkalose kann ein Teil der Chlorionenverluste, zur Vermeidung einer zu großen Natriumzufuhr, durch NH$_4$Cl ersetzt werden unter der Voraussetzung, daß eine gute Leberfunktion vorliegt. Ist diese Voraussetzung nicht erfüllt, kann der Chlorverlust durch Lysinchlorid (Konzentratampullen) ersetzt werden.

Galle, Pankreassaft und *Dünndarmsekret* enthalten relativ große Mengen Bicarbonat, besonders der Pankreassaft. Im Darmsekret finden sich mehr Chlor- als Bicarbonationen (Verhältnis 2:1 bis 1:1). Das Sekret im distalen Ileum weist einen höheren Bicarbonatgehalt auf als das Sekret im Jejunum, daher führen niedrige bzw. hohe Dünndarmfisteln zu verschiedenartigen Störungen. Bei Diarrhoe oder durch Ileostomie kann es außer zu Flüssigkeitsverlusten auch zur Acidose kommen. Auch Verluste von Galle- und Pankreassaft führen zur Acidose und Dehydrierung. Der Quotient [HCO$_3^-$]/[H$_2$CO$_3$] verringert sich aufgrund der HCO$_3^-$-Verluste, deshalb sinkt auch der pH-Wert. Durch Hyperventilation kann sich der Nenner des Quotienten so verringern, daß eine respiratorische Kompensierung der metabolischen Acidose erfolgt. Die Dehydrierung bei derartigen Verlusten führt zu einer Senkung der ECF und der zirkulierenden Blutmenge. Dies vermehrt zusammen mit der Unterernährung und der ggf. herabgesetzten Nierenfunktion die Acidosetendenz.

Die *Behandlung* richtet sich gegen die Dehydrierung, die Acidose und auf den Ersatz von Elektrolyten gemäß Anlage 13 oder in

Übereinstimmung mit den gemessenen Verlusten. Wenn es sich um Verluste von Magensaft handelt, ist es klar, daß der gesamte Kalorienbedarf parenteral zugeführt werden muß. Bei Verlusten aus dem übrigen Digestionstrakt ist es vielleicht möglich, zumindest einen Teil des Kalorienbedarfs per os zuzuführen. Die Ausnutzung der zugeführten Nährstoffe ist jedoch bei derartigen Zuständen schlecht. Selbst wenn der Patient Flüssigkeit und feste Nahrung zu sich nehmen kann, muß doch praktisch die gesamte Versorgung parenteral erfolgen.

Die Verluste beim *Ileus* können erheblich schwanken, je nachdem, ob ein Hindernis im oberen oder unteren Abschnitt des Verdauungskanals vorliegt.

Hindernisse in den *oberen* drei Vierteln des Dünndarms führen zu rascher und deutlicher Dehydrierung infolge großer Verluste an Verdauungssäften durch Erbrechen. Dabei handelt es sich sowohl um Magensaft als auch um Galle, Pankreassaft und Darmsekret. Dadurch reagiert die erbrochene Flüssigkeit nahezu neutral durch ihren Gehalt an Natrium-, Chlor-, Kalium- und Bicarbonationen. Durch den Wasserverlust verringert sich das Plasmavolumen, und die dadurch bedingte Verschlechterung des Kreislaufs und die Herabsetzung der Nierenfunktion kann eine metabolische Acidose verursachen.

Hindernisse im *terminalen Teil des Dünndarms* oder im *Colon* führen zu geringeren Verlusten, da die normale Rückresorption der Verdauungssäfte hauptsächlich im oberen Abschnitt des Digestionskanals erfolgt. Patienten mit einem Dickdarmileus können deswegen ziemlich unbeeinträchtigt sein, selbst wenn der Zustand eine Woche oder länger bestanden hat. Allmählich wird der Dünndarm jedoch überdehnt, und sein Resorptionsvermögen nimmt durch die schlechtere Durchblutung der Darmwand ab. Selbst wenn der Patient nicht oder nur wenig erbricht, bedeuten die erheblichen Mengen nichtrückresorbierten Darmsaftes

doch große Wasserverluste, Elektrolyt- und Eiweißverluste. Die Größe der Verluste ist schwer zu beurteilen, da sie zum größten Teil äußerlich nicht sichtbar und nicht meßbar sind.

Beim *Ileus* wird die Beeinträchtigung des Kreislaufs durch die *Resorption von Bakterientoxinen* verstärkt (Endotoxinschock, s. S. 55). Bei manchen Ileuszuständen kommt es zur Strangulation des Mesenteriums. Ist diese nur mäßigen Grades, so daß in einem Darmabschnitt eine venöse Stauung eintritt, kann eine beachtliche Blutmenge in dem zugehörigen Gefäßgebiet zurückgehalten und dadurch die Hypovolämie verstärkt werden. Aufgrund der Stase treten auch *Eiweißverluste* im Dünndarm und am Peritoneum auf. Bei einer Strangulation, die zum Arterienverschluß führt, kommt es zur Darmgangrän mit Durchwanderungsperitonitis. Durch Toxinresorption von der Bauchhöhle kann dadurch ein bedrohlicher Schockzustand entstehen. Beim Ileus gibt es also mehrere Faktoren, die zusammen zur Entwicklung mehr oder weniger schnell auftretender Schockzustände evtl. mit Nierenversagen führen können.

Die Behandlung des Ileus zielt darauf ab, auf chirurgischem Wege das Hindernis zu beseitigen. Sowohl prä- als auch postoperativ kann bei derartigen Zuständen eine erhebliche Flüssigkeits- und Elektrolytzufuhr erforderlich sein. Über den physiologischen Tagesbedarf hinaus wird eine Volumensubstitution mit 5,5%iger Glukoselösung oder 10%iger Invertoselösung für die meßbaren Verluste vorgenommen. Üblicherweise werden 100 bis 140 mval Natrium/l ($^2/_3$ als Chlorid und $^1/_3$ als Bicarbonat) und 10 bis 20 mval Kalium/l (jedoch nur, wenn entsprechende Diurese vorhanden ist) benötigt.

Die größte Schwierigkeit liegt darin, den Ersatzbedarf für frühere Verluste und laufende versteckte Verluste zu berechnen. Selbst wenn präoperativ nicht genügend Zeit zur Verfügung steht, um eine vollständige Substitution dieser schwer berechenbaren Verluste zu erzielen, sollte doch vor Narkose und Operation ein ausreichendes zirkulierendes Blutvolumen durch Blut- und Plasmazufuhr unter Beachtung von Urinmengen, CVP, Puls und Blutdruck herbeigeführt werden. Die Substitution des gesamten Wasserverlustes kann dann postoperativ fortgesetzt werden.

Die laufenden Eiweißverluste beim Strangulationsileus und bei ulzeröser Kolitis ebenso wie bei Verbrennungen und Traumen können so groß sein, daß eine Hypoproteinämie entsteht, obwohl Aminosäuren in einer der maximalen Eiweißsynthesekapazität der Leber entsprechenden Menge zugeführt wurden. Dann kann zur Aufrechterhaltung normaler Serumeiweißwerte zusätzlich eine weitere Eiweißzugabe von beispielsweise 20 bis 40 g Albumin oder 300 bis 600 ml Plasma täglich erforderlich sein. Diese Mengen können zur Deckung der laufenden Verluste notwendig werden und müssen bei bereits vorliegendem Mangelzustand oder herabgesetztem Synthesevermögen der Leber darüber hinaus durch weitere Zugaben erhöht werden.

Kompensation bereits bestehender Mangelzustände

Zur Deckung des physiologischen 24-Stunden-Bedarfs und zum Ersatz weiterer Verluste läßt sich der Bedarf im allgemeinen zufriedenstellend berechnen. Wenn die Flüssigkeitszufuhr richtig berechnet ist, soll sie für den Kreislauf des Patienten keine Belastung darstellen. Ein durch frühere Verluste schon bestehendes Defizit ist jedoch schwer berechenbar, und wenn es groß ist — es kann in einer Größenordnung von 10 l liegen — muß die Substituierung auf mehrere Tage verteilt werden, um den Kreislauf nicht zu stark zu belasten, insbesondere wenn es sich um ältere oder herzkranke Patienten handelt. Wie schnell ein Defizit substituiert werden kann, hängt in hohem Maße von der Kreislaufkapazität des Patienten und seiner Fähigkeit ab, die zugeführten Ersatzmengen auf die verschiedenen Flüssigkeitsräume des Organismus zu verteilen. Die Schnelligkeit der Substitution muß kontinuierlich aufgrund der therapeutischen Reaktion, d. h. der Puls- und Blutdruckveränderungen, Urinausscheidung (stündlich oder halbstündlich) und der CVP-Kurve beurteilt werden.

Es können fortlaufende Eiweißverluste bereits früher eingetreten sein und ein Defizit verursacht haben. Infolge mangelhafter Rückresorption von Abbauprodukten der normalerweise in den Dünndarm gerichteten Eiweißausscheidung („Enteroproteinorrhoe") können Eiweißmangel und Hypoproteinämie verstärkt worden sein. Eiweißgaben in Form von Plasma und Albumin können bei solchen Kranken notwendig werden.

Nach großen Traumen oder bei schwerer Unterernährung besteht ein erhöhter Kalorienbedarf. Deswegen soll ein Teil des berechneten Volumens über die physiologische Tagesmenge hinaus zweckmäßigerweise als kalorienreiche Infusionsflüssigkeit (3500 Kal/24 Std) gegeben werden. Bei Zusammenstellung der Flüssigkeitstherapie zur Substitution eines bereits bestehenden Defizits bedarf es einer vorherigen Entscheidung darüber, welche Form der Dehydrierung vorliegt.

Eine *hypertone Dehydrierung* tritt bei Patienten auf, die aus unterschiedlichen Ursachen keine Flüssigkeit mehr oral zu sich nehmen können, sofern der Elektrolytbestand des Körpers nicht aus anderem Grund gleichzeitig entsprechend abgesunken ist. Es entwickelt sich eine Bluteindikkung mit Anstieg aller Blutwerte. Ein Hämatokritanstieg kann jedoch bei gleichzeitig bestehender Anämie fehlen. Dieser Typ der Dehydrierung wird mit Flüssigkeitszufuhr per os oder mit parenteraler Zufuhr von Zuckerlösung ohne Elektrolytzusatz substituiert.

Eine *isotone Dehydrierung* entsteht, wenn Flüssigkeits- *und* Salzverlust in der ECF in gleichem Ausmaß eintreten, wie es z. B. beim Ileus vorkommt. Man behandelt dieses Defizit mit den Infusionslösungen, wie sie für den Ersatz laufender Verluste beim Ileus angegeben wurden.

Eine *hypotone Dehydrierung* kann auf therapeutischem Wege dann entstehen, wenn Verluste, die zu einer isotonen Dehydrierung führen, ganz oder teilweise nur mit Zuckerlösung substituiert werden. Sie kann auch bei Niereninsuffizienz mit mangelhafter Natriumrückresorption, in der polyurischen Phase nach tubulärer Schädigung (Schockniere) und bei Nebennierenrindeninsuffizienz vorkommen. Die Substitution erfolgt am besten mit hypertoner Natriumchloridlösung.

Im Zusammenhang mit den verschiedenen Formen der Dehydrierung soll auch die *Hyperhydrierung* erwähnt werden. Diese kann u. a. durch falsch berechnete Therapie entstehen. So führt die Zufuhr von zu großen Mengen elektrolytfreier Infusionslösungen zu einer *hypotonen Hyperhydrierung*, die man mit hypertoner Kochsalzlösung (3 bis 5%ig) behandelt. Eine *isotone Hyperhydrierung* tritt bei übermäßiger Zufuhr von elektrolytisotonen Lösungen auf. Diese Form von Hyperhydrierung kommt auch bei der Herzinsuffizienz sowie bei Leberinsuffizienz (erhöhte Aldosteronaktivität bei herabgesetztem Aldosteronabbau in der Leber) auf. Die Behandlung erfolgt am zweckmäßigsten mit Diuretica und bei Leberinsuffizienz ggf. mit Aldosteronantagonisten (Spironolac-tone, z. B. Aldactone). Eine *hypertone Hyperhydrierung* kann durch Infusion großer Volumina von hypertoner Elektrolytlösung ausgelöst werden, ist verständlicherweise aber selten.

Nach Unfällen oder größeren Operationen kommt es zu einer z. T. schmerz- und unruhebedingten Erhöhung der ADH- und Aldosteronproduktion, die in diesen Situationen eine Oligurie herbeiführt. Man sieht darin eine physiologische Reaktion auf das Trauma und die präoperative Flüssigkeitskarenz. Man ist deshalb bereit, sich mit dieser Oligurie abzufinden und die Flüssigkeitszufuhr darauf einzustellen, d. h. die Zufuhr während der ersten Tage nach dem Trauma relativ einzuschränken. Wenn jedoch das Trauma mehr oder weniger „abgeschirmt" wird, d. h. die Reaktionen des Körpers durch lytischen Cocktail oder Sedativa ausgeschaltet werden und die präoperative Flüssigkeitskarenz unterbleibt oder eingeschränkt wird, besteht weniger Anlaß für das Auftreten einer posttraumatischen ADH- und aldosteronbedingten Oligurie. Die Gefahr einer Überwässerung (Hyperhydrierung) würde dann geringer sein, und man könnte sich bei den Bemühungen um ein optimales Blutvolumen ziemlich uneingeschränkt nach dem CVP-Wert und der Urinproduktion richten. Dies ist besonders nach großen Unfällen und manchen operativen Eingriffen von Wichtigkeit, bei denen die traumatisch bedingten Flüssigkeitsverluste das Blutvolumen allzu stark verringern können.

Dialyse

Unter Dialyse versteht man ein Verfahren zur Entfernung toxischer Stoffe aus dem Blut, wenn die Nierenfunktion vorübergehend oder ständig unzureichend ist oder ganz ausfällt. Da man mit dem Dialyseverfahren auch exogene Giftstoffe entfernen kann, ist die Dialyse auch bei Intoxikationen, z. B. Barbitursäurevergiftungen, zur Unterstützung der normalen Nierenfunktion anwendbar, wenn eine möglichst rasche Entgiftung erreicht werden soll. Die Methode setzt voraus, daß die Substanzen, die man entfernen will, diffusibel sind. Die Diffusion erfolgt entweder über die körpereigenen Membransysteme — *intrakorporale Dialyse*, z. B. Peritonealdialyse — oder dadurch, daß das Blut des Patienten außerhalb des Körpers über eine geeignete Dialysemembran geschickt wird — *extrakorporale Dialyse*, d. h. Hämodialyse mit „künstlicher Niere". In beiden Fällen verwendet man zur Spülung der Dialysemembranen eine Dialyseflüssigkeit. In besonderen Fällen läßt sich durch entsprechende Zusammensetzung der Dialyseflüssigkeit eine selektive Diffusion bestimmter Stoffe, z. B. von Kalium, erreichen. Man unterscheidet zwischen *akuter* und *chronischer* Dialyse. Bei der akuten Dialyse wird die Nierenfunktion zeitweilig übernommen, bis ein reversibler Schaden der „Dialysemembranen" der Niere (Glomeruli und/oder Tubuli) ausgeheilt ist. Bei der chronischen Dialyse übernimmt man die Nierenfunktion durch regelmäßige Dialysen für die Zeit des dem Patienten noch verbleibenden Lebens. Man kann dadurch sogar einen Patienten arbeitsfähig erhalten. Ein besonderes Anwendungsgebiet hat die Dialyse in Verbindung mit der Nierentransplantation gefunden.

Die Dialyse gehört in das Fachgebiet der inneren Medizin (spezielle Nierenkliniken oder Dialyseabteilungen). Man bemüht sich, diesem Arbeitsgebiet eine selbständige Position im Rahmen des Klinikums zu geben.

In der *Intensivpflege* sollte die Dialyse nur in den Fällen zur Anwendung kommen, in denen eine *akute Dialyse* erforderlich ist, z. B. praeoperativ vor der chirurgischen Beseitigung eines postrenalen Hindernisses, bei akuter Niereninsuffizienz, nach fehlerhaften Bluttransfusionen, bei grossen Traumen oder bei Patienten, die zu spät in die Behandlung gekommen sind. Zunehmende Kenntnis über die Flüssigkeitstherapie und die Schockbehandlung haben dazu beigetragen, daß sich der Bedarf an Dialysen in der Intensivpflege niedrig hält.

Indikationen zur Dialyse

Eine Dialyse kann bei folgenden Krankheiten indiziert sein: akute tubuläre Schäden (u. a. Schockniere), akute Glomerulonephritis, akuter Schub einer chronischen Nephritis, Zystenniere, akute exogene Vergiftungen, z. B. mit Schlafmitteln. Seltenere Indikationen sind: akute Porphyrie, Flüssigkeitsretention (evtl. Lungenödem) bei Herzdekompensation, ebenso Fälle mit Wasserretention bei schlechter Nierenfunktion. Die Dialyse kann u. U. bei Eklampsie, Schlangenbiß oder Pilzvergiftung indiziert sein. Die chronische Dialyse ist bei Patienten mit stark herabgesetzter oder aufgehobener Nierenfunktion als Folge irreparabler Nierenschäden angezeigt. Weitere Indikationen sind die akute Hämolyse mit Hämoglobinurie und Kontusionsschäden mit Myoglobinurie.

Die *Indikation zur akuten Dialyse* muß sich auf den Allgemeinzustand und auf die Nierenfunktion des Kranken stützen. Es kann kein Grenzwert für den Harnstoff-N und das Serumkreatinin angegeben werden, bei dem eine Dialyse durchgeführt werden muß. Bei einem Serumkreatinin von 6 bis 7 mg% kann bei akuter Niereninsuffizienz eine Dialyse angezeigt sein, während Patienten mit chronischer Niereninsuffizienz noch bei Werten um 20 mg% arbeitsfähig sein können. Unabhängig vom Serumkreatinin-Wert kann eine urämische Perikarditis oder eine Hyperkaliämie Veranlassung für eine Dialyse sein. Die Peritonealdialyse ist bei Fällen mit Bauchhöhlenabszeß, *lokalisierter* Peritonitis, Salpingitiden und anderen intraabdominellen Erkrankungen kontraindiziert. Kürzlich durchgeführte bauchchirurgische Eingriffe bedeuten jedoch nicht unbedingt eine Kontraindikation für eine peritoneale Dialyse. Die Hämodialyse ist die wirksamste, gleichzeitig aber technisch aufwendigste Methode, während die Peritonealdialyse am einfachsten auszuführen ist. Das gleiche Resultat bezüglich der Korrektur der Blutzusammensetzung wird mit beiden Methoden, jedoch *schneller* mit der Hämodialyse, erreicht. Diese ist also vorzuziehen, wenn ein rascher Dialyseerfolg erwünscht ist. Die Hämodialyse sollte Spezialabteilungen vorbehalten werden, in denen man das Personal in der sorgfältigen Routinearbeit schulen (u. a. Vermeidung von Hepatitisinfektionen) und das erforderliche Inventar zentralisieren kann. Ggf. können diese Spezialabteilungen mit transportablen Hämodialyseeinheiten ausgestattet werden, die bei Patienten benutzt werden können, die aus besonderem Grunde nicht auf die Dialyseabteilung verlegt werden können. In den relativ wenigen Fällen, in denen Intensivpflegepatienten mit Dialyse zusätzlich behandelt werden müssen, sollte in erster Linie die Peritonealdialyse zur Anwendung kommen.

Peritonealdialyse

Die Grundlagen der Peritonealdialyse sind seit den siebziger Jahren des 19. Jahrhunderts bekannt, erst in den fünfziger Jahren unseres Jahrhunderts aber ist das Verfahren in größerem Maße klinisch zur Anwendung gekommen. Die Methode ist heute soweit entwickelt, daß es steril verpackte Einweggeräte für die Peritonealdialyse sowie geeignete vorgefertigte Dialyselösungen gibt. Über einen in die Peritonealhöhle eingelegten Katheter wird die Peritonealspülung vorgenommen. Vor Einlage des Dialysekatheters muß die Urinblase entleert werden. Üblicherweise wird der Katheter in der Mittellinie ca. 2 bis 4 cm unterhalb des Nabels eingelegt und soll am besten in der

Linea alba durch die Bauchwand geführt werden. Nach Hautdesinfektion und Lokalanästhesie wird die Bauchwand mit einem Trokar punktiert, der leicht nach kaudal gerichtet ist. Durch diesen wird dann ein Spezialkatheter mit zahlreichen seitlichen Öffnungen bis hinunter ins kleine Becken geführt und dann der Trokar wieder entfernt. Man kann auch so vorgehen, daß die Bauchwand mit einem starren spitzen Mandrin punktiert wird, auf den der Katheter aufgezogen ist. Die Punktion wird dadurch erleichtert, daß der Patient die Bauchmuskulatur anspannt, etwa dadurch, daß er den Kopf anhebt.

Folgende Methode zur Kathetereinlage soll das Infektionsrisiko bei längerem Liegen des Katheters senken: Von einem Punkt links der Mittellinie unterhalb des Nabels wird der Katheter in einem subkutanen Tunnel zum rechten unteren Bauchquadranten vorgeführt, von wo er ins kleine Becken weitergeschoben wird. Der lange subkutane Verlauf soll das Peritonitisrisiko verringern. Die Gefahr der Peritonitis ist abhängig von der Dauer der Dialysezeit. Sie ist gering bei einer Dialysedauer unter vier Tagen, nimmt aber dann beträchtlich zu. Am freien Katheterende wird ein geeigneter, dicht schließender Verband angelegt und der Katheter zwischen den Dialysen gut verschlossen gehalten. Er wird am zweckmäßigsten mit einer Tabakbeutelnaht fixiert, wodurch sich die Infektionsgefahr weiter verringert. Der Katheter wird an ein Doppelschlauchsystem angeschlossen, durch das die auf etwa 37 °C erwärmte Dialyseflüssigkeit zugeführt wird. Ist der Zulauf verstopft, kann er wieder in Gang kommen, wenn man die Lage des Katheters etwas verändert. Durch den Katheter werden etwa 2 l der Dialyseflüssigkeit im Laufe von 10 bis 15 min infundiert. Die Menge richtet sich nach dem Aufnahmevermögen des Patienten. Die Flüssigkeit verbleibt im allgemeinen 30 min bis zu 1 Std in der Bauchhöhle und wird dann nach dem Heberprinzip

(Abb. 59) möglichst innerhalb von 15 bis 20 min abgelassen. Dieser Vorgang wird durch Höherstellen des Bettes erleichtert. Bei jedem Austausch soll man ungefähr die Menge, die infundiert wurde, evtl. auch mehr, wieder entnehmen. Wenn der Abfluß nicht funktioniert, kann er dadurch, daß man mit beiden Händen auf den Bauch drückt oder durch Lageveränderung des Patienten wie-

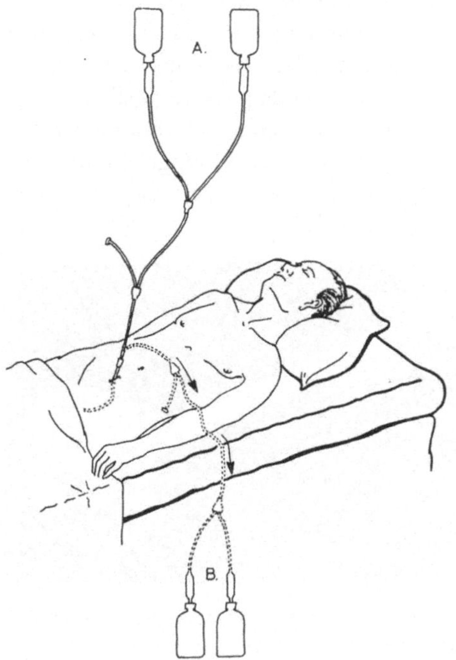

Abb. 59. *Peritonealdialyse.* Mit Hilfe eines Doppelaggregates wird Dialyseflüssigkeit durch einen in die Bauchhöhle eingelegten Spezialkatheter für die Peritonealdialyse infundiert (A). Nach Zufuhr der Dialyseflüssigkeit wird sie nach dem Heberprinzip wieder entnommen, indem die Flaschen auf den Boden gestellt werden (B)

der in Gang kommen. Läuft dennoch nichts ab, muß man den Trokar erneut über den Katheter einführen und diesen herausnehmen, um ihn auf Blutkoagula zu untersuchen, die durch Blutungen bei der Bauchwandpunktion entstanden sind. Evtl. muß der Katheter ausgetauscht werden. Klagt

der Patient während der Infusion über Schmerzen, werden Analgetica verabreicht. Außerdem setzt man 10 bis 20 mg Xylocain oder Prilocain pro Liter Dialyseflüssigkeit zu. Um die psychischen Dialysebeschwerden und die Schmerzen zu verringern, kann es zweckmäßig sein, während der Behandlung einen lytischen Cocktail (s. S. 42) zu verabreichen. Die Dialysewirkung wird durch die Kontrolle von Wasserhaushalt und Elektrolyten überprüft. Um den Dialysevorgang bei wiederholter Anwendung zu erleichtern, hat man Apparate konstruiert, die die Dialyse automatisch vornehmen.

Die Dialyseflüssigkeit wird in Flaschen von 1000 ml vorrätig gehalten. Es gibt zwei Formen von Dialyseflüssigkeit: 1,5%ige Glukoselösung für Patienten mit normaler Osmolalität und 7%ige Glukoselösung in den Fällen, bei denen eine Wasserretention vorliegt oder eine Überwässerung erfolgt ist. Beide Lösungen enthalten z.B. pro Liter:

Na	140,5 mval
Ca	3,5 mval
Mg	1,5 mval
Cl	101 mval
Lactat	44,5 mval .

Der Lösung werden außerdem Antibiotica, 2,5 bis 5 mg Heparin (250 bis 500 IE) pro Liter Dialyseflüssigkeit sowie wechselnde Mengen von Kalium (0 bis 4 mval/l) je nach der Kaliumkonzentration im Serum zugesetzt.

Die Glukose wird schnell resorbiert und bietet dem Patienten eine wertvolle Kohlenhydratzulage. Bei Patienten, die gleichzeitig wegen eines Diabetes behandelt werden, muß dies jedoch berücksichtigt werden. Die 1,5%ige Lösung wird dann benutzt, wenn die Elektrolyte durch den Elektrolytgradienten in die Dialyseflüssigkeit „gezogen" werden sollen. Bei Hyperkaliämie kann man Kalium in subnormaler Konzentration zusetzen, je nachdem, wie schnell man eine Korrektur herbeiführen will. Die 1,5%ige Lösung wird auch zur Elimination verschie-

dener endogener und exogener „Gifte" bei
Vorliegen einer normalen Nierenfunktion
angewandt.

Die 7%ige Dialyseflüssigkeit verwendet
man bei Wasserretention oder Überwässerung, wobei Wasser dem osmotischen Gra-
dienten folgend in die Dialyseflüssigkeit
übertritt. Im allgemeinen gibt man in solchen Fällen 1000 ml 1,5%ige Lösung zusammen mit 1000 ml 7%iger Lösung. Die
Ausscheidung der retinierten Flüssigkeit
kann mit einer Geschwindigkeit von bis zu
1 l/Std erfolgen. Diese Form der Dialyse
erfordert daher große Aufmerksamkeit und
darf nur kurzzeitig angewandt werden.

Zur *Überwachung* der Peritonealdialyse
sind sorgfältige Aufzeichnungen über die
zugeführten und ausgeschiedenen Flüssigkeitsmengen erforderlich. Die durch Dialyse eingetretenen Flüssigkeitsverluste bzw.
-überschüsse werden in die Berechnung des
Wasserhaushalts einbezogen. Blutdruck und
Puls müssen besonders beim Flüssigkeitsentzug mit hypertoner Dialyseflüssigkeit
regelmäßig kontrolliert werden. Erfolgt die
Entwässerung zu rasch, kann es durch Entzug von Flüssigkeit aus dem intravasalen
Flüssigkeitsraum zum Kreislaufschock
kommen. Niedriger CVP und Tachykardie
sind die ersten Anzeichen dafür. Es ist daher
notwendig, bei Flüssigkeitsentzug durch
Dialyse den zentralen Venendruck und den
Puls fortlaufend zu bestimmen.

Durch eine zu lange dauernde Dialyse
kann das Peritoneum auch für Proteine
durchlässig werden und so eine Hypoproteinämie entstehen.

Der Vorteil der Peritonealdialyse liegt
darin, daß das Verfahren billig ist, ein Mi-
nimum an Apparaten erfordert und in der
Regel weniger Überwachung als die Hämodialyse beansprucht. Auch die Hepatitisgefahr ist wesentlich geringer. Das Verfahren eignet sich auch zur Durchführung auf
normalen Pflegestationen. Sie ist auch geeignet für Patienten mit vermehrter Blutungsneigung und in der postoperativen

Phase, in der man die bei der Hämodialyse
erforderliche Heparinisierung vermeiden
will. Eine diffuse Peritonitis (vgl. S. 175)
gilt nicht als Kontraindikation für eine
Peritonealdialyse, eher noch kann man die
Spülung des Peritoneums als eine geeignete
Behandlung ansehen.

Bei Abschluß der Behandlung empfiehlt
sich die Instillation von Cortison durch den
Katheter, um einer Entstehung von Ver-
wachsungen entgegenzuwirken.

Bei längerdauernder Dialyse hat man
versucht, einen Bauchwandkanal für die erneute Kathetereinlage offenzuhalten. Dazu
läßt sich ein besonderer Obturator verwenden, der in den Kanal eingelegt und mit
einem Verband in dieser Lage befestigt
wird (Abb. 60).

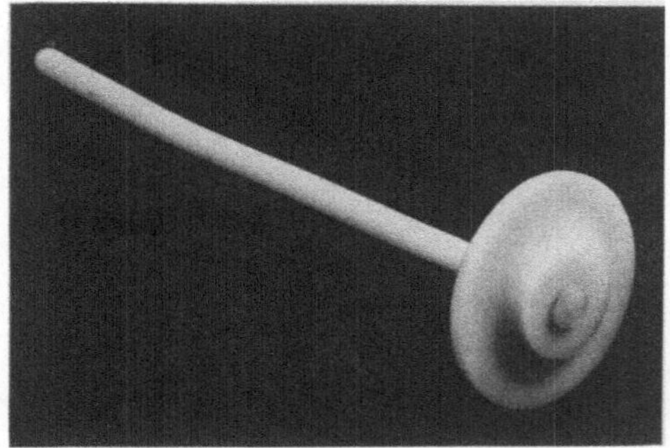

Abb. 60. *Obturator für den Dialysekatheterkanal.* Mit
Hilfe eines Obturators aus Plastik kann man den
zur Einführung des Dialysekatheters gebildeten
Kanal in der Bauchwand offen halten. Der Obturator
wird mit einem Verband in seiner Lage gehalten.
Man kann damit dem Patienten die Belästigung
durch einen eingelegten Katheter ersparen und
wiederholte Bauchwandpunktionen vermeiden

Peritoneale Dialyse mit Zusatz von
Tris-hydroximethyl-aminomethan (Tris
oder THAM) zur Dialyseflüssigkeit bei
Intoxikationen

Ein Zusatz von THAM zur Dialyseflüssigkeit vermag die Ausscheidung von Barbitursäure und Acetylsalicylsäure bei Vergiftungen zu steigern.

Barbitursäuren liegen sowohl in dissoziierter als auch undissoziierter Form vor. Bei einem pH-Wert über 7,4 sind die Barbitursäuren vollständig dissoziiert und werden in dieser Form am schnellsten ausgeschieden. Dies beruht darauf, daß die dissoziierte Säure im Gegensatz zur undissoziierten nicht durch die Zellmembranen der Nierentubuli rückresorbiert wird. Wenn man die renale Barbitursäureausscheidung steigern will, ist es also zweckmäßig, den Tubulusharn zu alkalisieren (z.B. mit Acetacolamid: Diamox). Diesen Mechanismus kann man auch bei der Peritonealdialyse ausnutzen. THAM wird mit der Dialyseflüssigkeit zugeführt, um den pH-Wert so einzustellen, daß optimale Ausscheidungsbedingungen geschaffen werden. Das Verfahren eignet sich bei Vergiftungen mit Barbitursäuren, die besonders langsam ausgeschieden werden, wie z.B. Phenobarbital. Es hat sich jedoch gezeigt, daß THAM den Rest-N im Blut erhöhen kann. Wenn THAM in zu großen Mengen zugeführt wird, besteht die Gefahr einer Niereninsuffizienz.

Bei Acetylsalicylsäurevergiftungen folgt auf die Zugabe von THAM zur Dialyseflüssigkeit bis zu einem pH-Wert von etwa 8,0 eine Erhöhung der Salicylat-Clearance.

Hämodialyse

Bei der Hämodialyse wird Blut auf geeignete Weise aus der Blutbahn in einen extrakorporalen Dialyseapparat geleitet. Für akute Dialysen wurde ein Doppellumenkatheter konstruiert, der in die V. femoralis eingelegt wird und sowohl Zufuhr als auch Abfluß von Blut ermöglicht. Bei häufiger erforderlichen Hämodialysen wird statt dessen ein arteriovenöser Shunt angelegt, der zum Anschluß an den Dialyseapparat geöffnet werden kann. In eine Arterie — im allgemeinen die A. radialis oder A. tibialis posterior — wird eine Teflonkanüle eingelegt, die ihrerseits mit einem verformbaren Schlauch aus Siliconkautschuk verlängert wird, der nach etwa 10 bis 15 cm subkutanem Verlauf mit einem Knickwinkel, entsprechend der Dicke von Haut und subkutanem Gewebe, durch die Haut tritt (Abb. 61). Der Siliconkautschuk behält seine gegebene Form und paßt sich auch den Muskelbewegungen im Präparationsgebiet an. Dadurch ist die Gefahr von Gewebsschäden geringer. Auf gleiche Weise und mit dem gleichen Material wird die Begleitvene präpariert. Die beiden somit parallel eingelegten Schläuche werden durch ein U-förmiges Teflonrohr mitein-

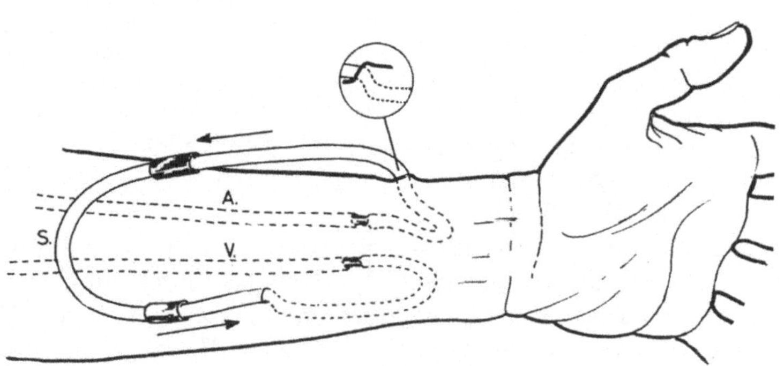

Abb. 61. *Situationsskizze eines arteriovenösen Shunts zur Hämodialyse.* In die Arterie (A) wird eine Teflonkanüle eingelegt, an die ein Schlauch aus biegbarem Silicongummi angeschlossen wird. Zur Verringerung der Infektionsgefahr wird der Schlauch durch einen subkutanen Tunnel (gestrichelte Linie) geführt, bevor er mit einer bajonettförmigen Abknickung durch die Haut geführt wird (s. Teilbild). In gleicher Weise wird die Begleitvene versorgt (V). Danach werden die Siliconschläuche zu einem U-förmigen Shunt verbunden (S)

ander verbunden (Shunt). Infolge des hohen Blutdurchflusses im Shunt — ca. 200 ml/ min — tritt auch ohne Anticoagulantien keine Blutgerinnung auf. Zur Hämodialyse wird der Shunt — das U-förmige Verbindungsstück zwischen Arterien und Venenseite — aufgehoben und der Anschluß an den Dialyseapparat vorgenommen. Wenn der Shunt nicht zur Dialyse benutzt wird, schützt man ihn durch einen geeigneten Verband, in dem ein kleiner Abschnitt des Verbindungsrohres zur Sichtkontrolle der Durchblutung freibleibt. Zum Verband gehören auch einige Klemmen für den Fall einer Beschädigung des Shunts und des übrigen Kathetersystems.

Ein sorgfältig gepflegter arteriovenöser Shunt kann bis zu 2 Jahren funktionieren. In der beschriebenen Form ist er also eine Voraussetzung sowohl für die chronische Dialyse als auch für diejenigen Dialysen, die häufiger wiederholt werden müssen. Eine Hämodialyse pflegt man ein- bis zweimal, höchstens dreimal in der Woche vorzunehmen. Sie braucht nicht länger als 5 bis 6 Std zu laufen.

Nach über einem Vierteljahrhundert intensiver Experimente konnte 1944 der erste Apparat mit ausreichender Leistungsfähigkeit für die klinische Anwendung konstruiert werden, nachdem eine geeignete Dialysemembran aus Cellophan gefunden war. Seitdem ist die Entwicklung rasch fortgeschritten. Durch spezielle Konstruktionen konnte man die extrakorporale Blutmenge in der künstlichen Niere senken. Angestrebt wird eine Füllung des Dialysesystems mit dem Blut des Patienten ohne Beigabe von Spenderblut. Die Gefahr der Hepatitisinfektion, aber auch die Schwierigkeiten, die Dialyseapparatur zwischen dem Einsatz an verschiedenen Patienten zu säubern, führten zu Versuchen, künstliche Nieren für den Einmalgebrauch zu entwickeln.

Gegenwärtig kommen hauptsächlich zwei Typen von Dialysatoren zur Anwendung: „*Schlauchdialysatoren*" und „*Platten-*

dialysatoren". Der Schlauchdialysator, „Zwillingsniere" (twin coil kidney), wird nach ihrem Erfinder als „*Kolff-Niere*" bezeichnet (Abb. 62). Er besteht aus einem 100-l-Tank für die Dialyseflüssigkeit und einem Pum-

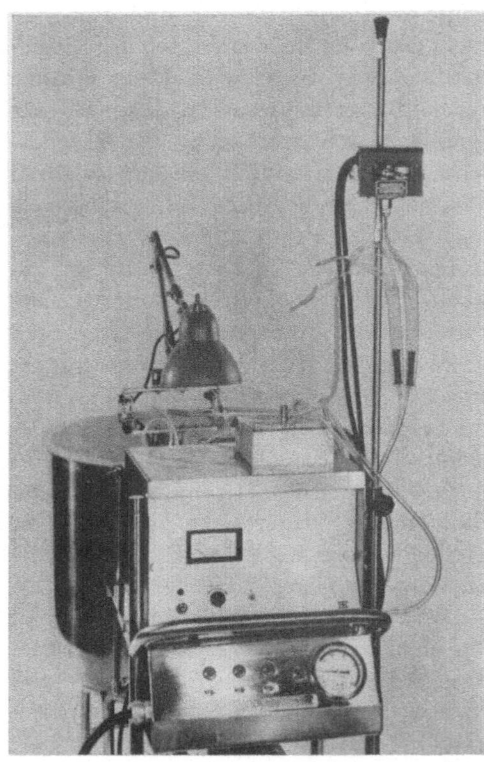

Abb. 62. *Kolff-Niere mit 100 Liter-Tank.* Im Tank befindet sich ein Behälter, in den eine „Twin-Coil"-Spule (Travenol Laboratories, Illinois) eingesetzt und an die Blutbahn des Patienten angeschlossen wird. Durch ein Pumpensystem wird die Spule mit Dialyseflüssigkeit umspült

pensystem, das die auf 38 °C erwärmte Dialyseflüssigkeit durch einen kleineren Behälter im Tankzentrum treibt. Der Behälter dient zum Einsatz einer vorgefertigten Spule zum Einmalgebrauch (Travenol Laboratories, Illinois), durch die das Blut hindurchfließt (Abb. 63). Die Spule faßt ca. 1200 ml Blut. Bei der Dialyse wird eine Durchströmung mit 200 bis 400 ml Blut/

min angestrebt. Beim Durchtritt durch die Spule ist das Blut von der Dialyseflüssigkeit nur durch eine dünne Cellophanmembran getrennt. Die Einmalspule besteht aus zwei in ein spiralenförmiges Plastiknetz eingebundenen Cellophanschläuchen. Die Spirale ist senkrecht im Behälter angebracht, die Dialyseflüssigkeit wird von unten hineingepumpt. Sie umspült durch das Plastiknetz hindurch die Cellophanschläuche.

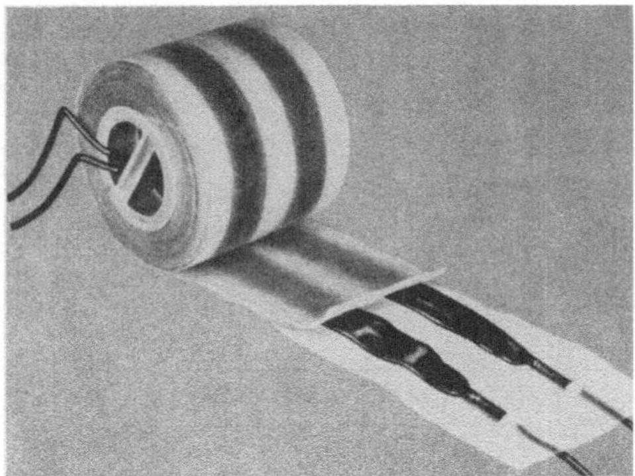

Abb. 63. *Einmalspule für Spulenniere*. Twin-Coil Kidney nach Kolff. Zwei parallele Cellophanschläuche sind in einem Plastiknetz zu einer Spule eingewickelt. Das Patientenblut wird durch die Dialyseschläuche gepumpt (auf der Abbildung von rechts nach links), diese mit Hilfe eines Pumpensystems von Dialyseflüssigkeit umspült

Die Kolff-Niere gibt es auch in einer kleineren Ausführung als *Kompakt-Travenol-Niere* (Abb. 64) mit einer Gesamtmenge von 2 Liter Dialyseflüssigkeit. Die Dialyseflüssigkeit wird dem Dialysator aus einem Zentraltank zugeleitet, nachdem sie zuvor ein Heizaggregat passiert hat und dort auf 37 °C erwärmt worden ist. Die Dialyseflüssigkeit zirkuliert mehrmals durch die Spule, während der Dialysator laufend neue Dialyseflüssigkeit zugeführt bekommt. Dadurch wird ständig ein hoher Konzentrationsgradient zwischen Blut und Flüssigkeit aufrechterhalten. Verbrauchte Dialyseflüssigkeit wird durch eine Drainagepumpe entfernt und in einen Ausguß abgeleitet. Das

Gerät ist sehr leistungsfähig und erfordert nur wenig Platz. Aufgrund seiner Größe kann man es auch für die Behandlung von mehreren Patienten im gleichen Zimmer sowie bei akuten und chronischen Fällen verwenden. Ein Zentraltank kann dabei für mehrere Geräte benutzt werden. Zwei Typen von Spulen können verwendet werden, einmal die ursprünglich für das größere Modell mit dem 100-l-Tank konstruierte „Twin-Coil" oder eine neu entwickelte Zwillingsspule „Chron-A-Coil" (Travenol). Ebenso wie

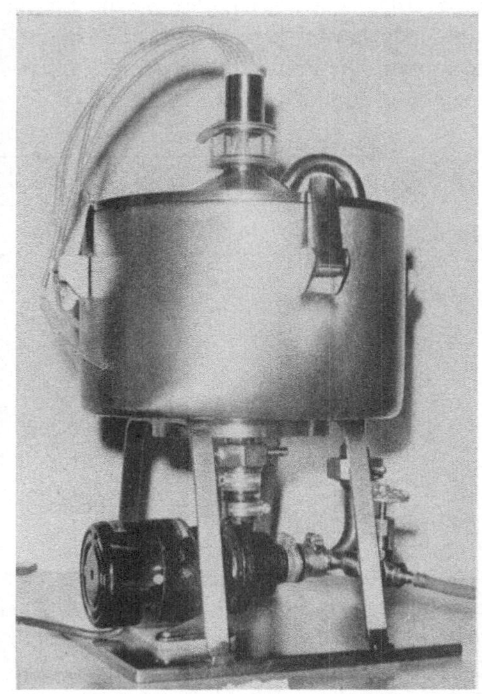

Abb. 64. *Travenol-Kompaktniere nach P. Michielsen.* Sie arbeitet gleichfalls nach dem Kolff-Prinzip, benötigt jedoch nur 2 Liter Dialyseflüssigkeit. Neue Dialyseflüssigkeit wird aus einem Zentraltank zugeführt. Durch ein Zirkulationssystem im Tank des Apparates erfolgt wirksame Umspülung des Filters. Eine Drainagepumpe entfernt die benutzte Spülflüssigkeit, die in einen gewöhnlichen Abfluß abfließt. Es können sowohl Standardspulen (Twin-Coil) als auch Spezialspulen (Chron-A-Coil) verwendet werden. Bei Spezialspulen ist in der Regel kein Spenderblut erforderlich. Beachtung verdienen die geringen Ausmaße des Apparates (Tankdurchmesser 36 cm, Apparatehöhe 56 cm)

die „Twin-Coil" dient auch die später entwickelte Spule zur Einmalbenutzung. Der Vorteil der „Chron-A-Coil"-Spule liegt darin, daß lediglich 250 bis 300 ml Blut benötigt werden. Rechnet man noch das Blut in den arteriellen und venösen Anschlußstücken hinzu, sind insgesamt also weniger als 500 ml erforderlich.

Man hat die dialysierende Oberfläche der menschlichen Nieren auf 7600 cm² berechnet und versucht, eine solche auch bei Dialysatoren anzustreben. Bei einigen Apparaten erreicht die dialysierende Oberfläche über 20000 cm². Wichtiger als die Fläche sind jedoch die *Eigenschaften* der Dialysemembran. Die Permeabilität der Zellophanmembran beruht auf ultrastrukturellen Po-

austritt zur Dehydrierung erreicht. Bakterien und Viren aus der Dialyseflüssigkeit können durch moderne Dialysemembranen nicht hindurchtreten.

Die Zusammensetzung der Dialyseflüssigkeit bei Hämodialyse entspricht im Prinzip der bei Peritonealdialyse und kann z.B. folgendermaßen sein (siehe Tabelle).

Auf 100 l Dialyseflüssigkeit werden 1000 ml 40%ige Glukoselösung zugesetzt und der pH-Wert auf 7,4 eingestellt. Die Mischung wird mit 90% Sauerstoff und 10% Kohlendioxyd durchgeblasen. Dadurch lassen sich normale Blutgaswerte und das Säure-Basen-Gleichgewicht aufrechterhalten. Wenn die Kaliumwerte des Patienten vor der Dialyse zu hoch sind, wird eine ge-

Zusatz	g/100 l	mval/l					
		Na^+	K^+	Ca^{++}	Mg^{++}	Cl^-	HCO_3^-
NaCl	570	97				97	
$NaHCO_3$	300	36					36
KCl	30		4			4	
$CaCl_2$	28			5		5	
$MgCl_2$	7,5				1,5	1,5	
Summe mval		133	4	5	1,5	107,5	36
		143,5				143,5	

ren, die bei entsprechendem Konzentrationsgradienten den Durchtritt von gelösten kleinmolekularen Partikeln aus dem Blut in die Dialyseflüssigkeit erlauben. Die Porengröße liegt bei einem Durchmesser von etwa 30 Å. Travenoleinsätze werden jetzt als Serienfabrikate geliefert. Man bemüht sich, noch wirksamere Dialysemembranen zu entwickeln. Die Membran der Travenolniere ist für Albumin (Molekulargewicht 60000) nicht durchlässig. Das Filtrat gleicht in hohem Maße der extrazellulären Flüssigkeit oder dem Glomerulusfiltrat. Durch Drosselung des Blutrücklaufs wird der hydrostatische Druck in der Spule erhöht und so durch *Ultrafiltration* Wasser-

ringere Menge als in der Tabelle angegebene Menge Kalium zugesetzt (15 g KCl, d.h. 2 mval/l). Dialyseflüssigkeit kann man auch in größeren Mengen herstellen, wenn ein Vorratstank zur Verfügung steht, aus dem die Dialyseflüssigkeit in die Dialyseapparate abgefüllt werden kann.

Plattendialysatoren gibt es in zwei Formen, einmal nach Skeggs-Leonard sowie nach Kiil, die vor allem bei chronischer Dialyse verwendet werden. Statt der Zellophanschläuche werden bei den Plattendialysatoren Zellophanfolien benutzt. Wie die Kolff-Niere kann der Plattendialysator zur Dialyse und Ultrafiltration (Entwässerung) eingesetzt werden. Das Modell von Kiil braucht zur Füllung nicht mehr Blut, als der Patient entbehren kann, und der Arteriendruck selbst genügt, um das Blut durch diesen Dialysator hindurchzutreiben. Eine Pumpe ist also zum Bluttransport durch das Dialysesystem nicht erforderlich, die mechanische Schädigung der roten Blutkörperchen ist dadurch geringer. Die Plattendialysatoren beanspruchen jedoch für die Sterilisation mehr Zeit. Die Kiil-Niere muß im ganzen sterilisiert werden, zwischen den einzelnen Dialysen müssen neue Dialysemembranen steril eingesetzt werden. Welche Form des Dialysators sich in der weiteren Entwicklung als am besten geeignet erweisen wird, ist schwer zu entscheiden. Die Entwicklung einfacher und billiger Geräte hängt in erster Linie von geeigneten Dialysemembranen ab.

Der Patient wird zur Hämodialyse in der Weise vorbereitet, daß die Kathetereinlage in die Gefäße erfolgt oder ein dauerhafterer arteriovenöser Shunt gelegt wird. Ein Doppellumenkatheter kann sofort benutzt werden, während ein arteriovenöser Shunt erst ein bis zwei Wochen einheilen muß, ehe er wegen der Heparinisierung unter der Dialyse verwendet werden kann.

Das benötigte Spenderblut soll nicht älter als 24 Std sein. Mit dem Patientenblut wird eine Kreuztestung vorgenommen und die Blutkonserven untereinander in gleicher Weise geprüft.

In dem Dialysator erfolgt eine lokale Heparinisierung. Zu diesem Zweck wird auf der Einlaufseite der Spule Heparin zugesetzt, das auf der Rücklaufseite durch Protaminsulfat wieder neutralisiert wird. Der Zusatz beider Substanzen erfolgt mit Infusionspumpen in die entsprechenden Verbindungsschläuche.

Vor der Dialyse ist die Einnahme einer leichten Mahlzeit gestattet.

Die Überwachung während der Hämodialyse erstreckt sich in erster Linie auf Puls, Blutdruck, CVP, Atmung und die Temperatur der Dialyseflüssigkeit. Ein Überwachungsbogen wird geführt. Die Gerinnungszeit sollte stündlich kontrolliert und die Heparindosierung danach eingestellt werden. Das Gewicht wird zur Feststellung der Ultrafiltration entweder mit einer Bettwaage oder einer Einzelwaage kontrolliert. Die apparatetechnischen Sicherheitsvorschriften sind von Apparat zu Apparat verschieden. Für jede Dialyse gilt jedoch, daß die Verbindungen zwischen Patient und Apparat sorgfältig und häufig kontrolliert werden müssen. Bei einem Durchfluß von 200 bis 400 ml Blut pro min kann es rasch zur Verblutung kommen, wenn ein Leck auftritt. Venenperforationen können bei dem zur erwünschten Strömungsgeschwindigkeit erforderlichen Druck zu großen Hämatomen führen. Daher muß man den venösen Rückfluß bei laufender Dialyse häufig, besonders anfangs, kontrollieren, um Rupturen aufgrund der erhöhten Gefäßbelastung erkennen zu können.

Spezielle Intensivpflegeprobleme bei Kindern

Die pädiatrischen Probleme der Intensivpflege sind im Grunde die gleichen wie die bei den Erwachsenen. Dies betrifft vor allem die Planung und Organisation der Abteilungen, wobei jedoch darauf hingewiesen werden muß, daß der Bedarf an Isoliermöglichkeiten eher noch größer ist. Die medizinischen Probleme liegen im Bereich der am weitesten entwickelten Gebiete der Pädiatrie und der Kinderchirurgie. Sie benötigen zur vollständigen Behandlung viel Raum. Am besten sind die Entwicklungsmöglichkeiten für die Kinderintensivpflege in pädiatrischen Kliniken. Jede Intensivpflegeabteilung für Erwachsene muß aber damit rechnen, gelegentlich Kinder aufnehmen zu müssen. Nur von diesen Erfahrungen auf Intensivpflegeabteilungen für Erwachsene soll nachstehend berichtet werden.

Überwachung

Die unregelmäßige Atmung mit langen Atempausen stellt eine normale und besonders bei Neugeborenen auffällige Abweichung vom Atmungstyp des Erwachsenen dar. Im Unterschied zum Erwachsenen haben Kleinkinder eine höhere Atemfrequenz. Die Atemfrequenz pro Minute beträgt beim Erwachsenen in Ruhe ca. 12 und beim Neugeborenen von etwa 2,5 kg um 30. Bei verschiedenen, die Atmung beeinträchtigenden Veränderungen in den oberen Luftwegen und Lungen steigt bei Säuglingen in erster Linie die *Atemfrequenz* an. Diese wird dadurch zu einem wertvollen diagnostischen Zeichen. Bei schwerer Atmungsinsuffizienz kann die Frequenz extreme Werte bis zu 100/min erreichen. Die meisten Kinder, besonders aber Säuglinge, zeigen bei forcierter Atmung atemsynchrone Einziehungen an der Vorderseite des Brustkorbes. Diese Einziehungen beruhen darauf, daß die Brustkorbwand so weich ist, daß sie dem negativen intrathorakalen Druck nachgibt, der bei tiefer Inspiration durch die hochgradigen Zwerchfellbewegungen entsteht. Am deutlichsten sind die Einziehungen in der Sternumgegend und an den Zwerchfellansätzen.

Bei Atmungsinsuffizienz des Kindes tritt früher als beim Erwachsenen eine *Zyanose* auf. Dies gilt infolge des hohen Hämoglobingehaltes im Blut besonders für die Neugeborenenperiode. In einem Alter von 6 Monaten liegt die Hämoglobinkonzentration ungefähr auf der Höhe des Erwachsenen. Sie sinkt aber später noch etwas, bis sie im Alter von 12 Jahren endgültig auf die Werte des Erwachsenen eingestellt ist.

Erhöhte Atemfrequenz bei Ateminsuffizienz bedeutet den Versuch, mit möglichst niedrigem Arbeitseinsatz eine erhöhte alveoläre Ventilation zu erreichen. Langanhaltende Ateminsuffizienz führt jedoch stets zur Erschöpfung, die sich dadurch zu erkennen gibt, daß die hohe Atemfrequenz durch häufige und längere Atempausen unterbrochen wird. Die Atmung wirkt immer mühsamer, und die schlechte Ventilation drückt sich schließlich in einer verschlechterten Hautzirkulation aus: zyanotische Hände und Füße kontrastieren mit Blässe und marmorierter Hautzeichnung.

Die Atmungsinsuffizienz verläuft bei Kindern manchmal so schleichend, daß sie sogar von einem erfahrenen Beobachter übersehen werden kann. Wenn sie lebensbedrohlich wird, nimmt die Herzfrequenz kontinuierlich ab. Unmittelbar vor einem akuten Herzstillstand kommt es in der Regel zu einer auffälligen Bradykardie. Ein Abweichen vom normalen Grundrhythmus der Herzfrequenz ist immer ein ernsthaftes Symptom, da sich die Herzfrequenz ebenso wie das kardiovaskuläre System bei Kindern durch eine auffallende Stabilität auszeichnet. Es ist also notwendig, die Herzfrequenz kontinuierlich zu überwachen.

Das Erwachsenen-EKG zeigt ein Linksüberwiegen auf Grund der größeren Dicke des linken Ventrikels. Neugeborene dagegen haben ein Rechtsüberwiegen im EKG, das allmählich mit zunehmendem Alter abnimmt. Eine andere häufige Abweichung vom Erwachsenen-EKG bilden inkomplette rechtsseitige Schenkelblöcke, besonders mit aufgesplitterten initialen R-Zacken. Die Blutdruckmessung kann bei Kleinkindern erhebliche Schwierigkeiten bereiten. Von größter Wichtigkeit ist es, daß die Blutdruckmanschette die richtige Breite hat. Sie soll in Beziehung zur Dicke des Oberarmes stehen. Folgende Breiten sind zu empfehlen: 2,5 cm für Neugeborene, 5 cm bis zu 1 Jahr und 9 cm von 1 bis 13 Jahren. Bei Neugeborenen kann es sehr schwer sein, den Radialispuls, leichter dagegen den Puls in der Ellenbeuge zu palpieren. Vielfach bleibt man bei der Beurteilung der Kreislaufverhältnisse von Säuglingen auf die Feststellung der Pulsfrequenz und die Beobachtung des EKG, der Hautfarbe sowie der Auskultation der Herztöne angewiesen. Der Organismus des Neugeborenen zeigt noch typische Zeichen der Unreife, das trifft besonders auf die nervösen Regulationsmechanismen und die Temperaturregulation zu. Die Kontrolle der Temperatur ist besonders wichtig, weil die Konstanz der Körpertemperatur in der Neugeborenenperiode einen wichtigen Überlebensfaktor darstellt. Schon die desinfizierende Abwaschung vor Operationen kann bei Säuglingen die Temperatur um mehrere Grade senken. Operationen mit Eröffnung der Körperhöhlen senken die Temperatur in erheblichem Maße. Wärmezufuhr während der Operation bei Säuglingen und Inkubatorbehandlung bei Neugeborenen gehören zu den Maßnahmen, die in Perioden zusätzlicher Belastung zur Aufrechterhaltung optimaler Temperaturen ergriffen werden müssen.

Bei Kindern unter einem Jahr steht der Wärmeverlust im Vordergrund; das gilt allerdings auch noch für ältere Kinder, besonders nach größeren Operationen in Brust- und Bauchhöhlen. Diese Kinder zeigen sonst häufiger Temperatursteigerungen, besonders bei Wasserverlust und nach Atropingaben, wodurch eine Hemmung der Schweißsekretion eintritt. In warmen Operationssälen, bei Verwendung von zu reichlicher steriler Operationswäsche und zu warmer Bettausstattung nimmt die Neigung zur Temperatursteigerung zu. In diesem Zusammenhang muß vor Plastikmaterial gewarnt werden, das bei Abdeckung des Körpers die Wärmeabgabe bei Fieber einschränkt. Bei Temperaturen über 39 °C können Fieberkrämpfe auftreten. Hierdurch steigt auch noch der O_2-Verbrauch an. Die Körpertemperatur muß deswegen, sowohl bei der Intensivpflege als auch nach größeren Operationen, genauestens und fortlaufend überwacht werden, um rechtzeitig die Ursachen einer Unter- oder Übertemperatur beseitigen zu können, wodurch temperaturbedingten Komplikationen, beispielsweise einem Kreislaufkollaps, vorgebeugt werden kann.

Auch wenn die Überwachung hauptsächlich auf die Atmung, den Blutkreislauf und die Temperatur eingestellt ist, muß der Magenfüllung große Aufmerksamkeit gewidmet werden. Alle Kinder sollen in der Aufwachperiode nach einer Narkose auf der

Seite oder in vorderer Seitenlage liegen. Dadurch wird die Aspiration von Mageninhalt leichter vermieden. Müde und matte Kinder können sich beim Erbrechen nicht vor Aspiration schützen, bei bewußtlosen Kindern kann in diesen Fällen eine Tracheotomie mit Abdichtung der oberen Luftwege in Betracht kommen. Bei Säuglingen und Kleinkindern kommt noch hinzu, daß die verwendbaren Verweilsonden für eine sichere Drainage zu dünn sind. Zuweilen genügt es, den Magen zwischendurch mit gröberen Sonden zu entleeren. Manchmal muß man auch Luft aus dem Magen entfernen, da Kinder bei vermehrter Atmung oft Luft in so großen Mengen schlucken, daß die Zwerchfellatmung ernstlich behindert wird. Eine aufmerksame Beobachtung der Magenfüllung und Maßnahmen zur Entleerung sind also wichtig, vor allem weil man dadurch eine Tracheotomie, die Pflege des Tracheostomas und die danach folgenden Probleme eines Decanulements vermeiden kann.

Bei größeren Kindern ist bei der Magenentleerung daran zu denken, daß mit der Magensonde der Mageninhalt nicht immer vollständig entleert werden kann. Dies liegt daran, daß Kinder ihre Nahrung nicht so sorgfältig wie Erwachsene kauen und so Speisereste infolge Verlegung der Sonde zurückbleiben.

Technik der Probeentnahme

Ein in eine Extremitätenarterie eingeführter Katheter ist bei Erwachsenen ein bequemes Hilfsmittel für Blutentnahmen, kann aber wegen der Gefahr ernsthafter Kreislaufstörungen bei Kindern nicht Verwendung finden. Wird Arterienblut zur Untersuchung benötigt, muß es jedesmal durch Direktpunktion aus einer Arterie entnommen werden. In den ersten Lebenstagen kann die Probeentnahme jedoch direkt oder mit Hilfe eines eingelegten Plastikkatheters aus der A. umbilicalis erfolgen. Wenn Proben zur Blutgasanalyse aus der Nabelstrangarterie entnommen werden, kann jedoch ein offener Ductus Botalli das Untersuchungsergebnis beeinflussen. Diese Fehlerquelle bei der Blutgasbestimmung läßt sich durch Direktpunktion der A. carotis externa oder A. temporalis vermeiden. Man kann auch arterialisiertes Kapillarblut zur Blutgasanalyse benutzen. Arterialisiertes Kapillarblut kann man nach Erwärmung der Haut aus der Ferse oder den Fingerkuppen entnehmen. Auch die reaktive Hyperämie nach schneller Abkühlung durch Chloräthyl läßt sich dazu verwenden. Kapillarblut kann man nur benutzen, wenn mit der Mikroanalysenmethode gearbeitet wird. Die Sauerstoffspannung wird am besten nach der Mikromethode von Alf Holmgren und der Säure-Basen-Status nach der Mikromethode von Astrup untersucht. Bei Probeentnahmen für die Blutgasbestimmung ist es wichtig, daß die Probe nicht während des Schreiens entnommen wird. Wenn Kinder schreien, sinkt nämlich, wie beim Atemstillstand, die Sauerstoffspannung, und die Kohlensäurespannung nimmt zu.

Intubation und Tracheostomapflege

Aufgrund der Kleinheit der kindlichen Luftwege sind alle Schwellungen, Epithelschäden, Schorfbildungen und Schleimanhäufungen von ernsterer Bedeutung als bei Erwachsenen. Das geringste Hindernis in den Luftwegen kann schnell zu einer relativ starken Erhöhung des Atemwegswiderstandes, der Atmungsarbeit und sogar zur akuten Ateminsuffizienz führen. Um Fortschritte bei der modernen Beatmung von Kindern zu erzielen, mußten hohe Anforderungen an die Entwicklung geeigneter Anschlußstücke an die Trachea gestellt werden. Der ältere Typ von Silberkanülen war sowohl wegen der Länge als auch wegen des Fehlens einer Anschlußmöglichkeit für Respiratorschläuche an der äußeren Öffnung ungeeignet. Das größte Problem bildete jedoch die Länge der Kanüle. Ein großer Teil der Kanüle blieb außerhalb der Öffnung, und die Stützplatte verlor dadurch ihre Funktion. Die Kanüle mußte durch provisorische Stützanordnungen in ihrer Lage gehalten werden, damit im trachealen Kanülenteil der Luftweg frei blieb und sie andererseits nicht auf die Trachealwand drücken und dadurch Druckschäden verursachen konnte. Ungeachtet dieser vorbeugenden Maßnahmen entstanden oft schwere Schäden an der Trachea. Einen großen Fortschritt brachten daher die modernen Plastikkanülen mit richtiger Kanülenlänge und direkt auf der Haut aufgesetzter Stützplatte und bequemer Anschlußmöglichkeit für Respiratorschläuche. Die Plastikkanülen haben auch sehr zur Beseitigung der Decanulementschwierigkeiten beigetragen, die früher den Krankenhausaufenthalt um Monate verlängern konnten. Reichliche Granulationen und Nekrosen der Trachealwand konnten außerdem im späteren Heilungsverlauf durch Narbenschrumpfung der Trachea zu ernsten Atmungsschwierigkeiten führen. Auf diese Probleme ist hier aufmerksam gemacht worden, da sie bei der Beatmung von Säuglingen und Kleinkindern von großer Bedeutung sind. Da sich nach wie vor Komplikationen am Tracheostoma nicht vermeiden lassen, hat man nach Möglichkeiten zur Verlängerung der einer Tracheotomie meist vorhergehenden Intubationsperiode gesucht. Besonders bei Beatmung von nicht voraussehbarer Dauer ist es von Wert, einleitend die Luftwege durch die sog. Langzeitintubation abzusichern. Bei erhaltener Spontanatmung führt ein Tubus bei Kindern jedoch aufgrund des Strömungswiderstandes zu einer wesentlich größeren Erhöhung der Atemarbeit als bei Erwachsenen. Man muß daher die Atmung besonders aufmerksam beobachten und auf Einleitung einer Respiratorbehandlung zur Überwindung des Luftwegswiderstandes oder, um ihn zu verringern, auf Vornahme einer Tracheotomie eingestellt sein.

Zur Intubation von Kindern bedarf es großer Erfahrung, um Intubationsschäden an den dünnen Schleimhäuten zu vermeiden. Weder Trachealtuben noch Trachealkanülen sollen im Säuglings- und Kleinkindesalter mit Dichtungsmanschetten versehen sein. Der mit einem Gleitmittel behandelte Tubus wird mit Hilfe eines geraden Laryngoskops, das bis zum Alter von 5 Jahren dem gebogenen vorzuziehen ist, eingeführt. Man erhält am leichtesten Zugang zum Larynx dadurch, daß die Zunge mit Hilfe des Laryngoskopblattes bei der Einführung nach links verlagert wird. Die Epiglottis hebt man durch einen leichten Druck mit der Spitze des Laryngoskopblattes gegen die Zungenbasis an. Oft muß man vorsichtig mit dem Endoskop die Epiglottis umgreifen, um den Larynxeingang freizubekommen. Bei Kleinkindern läßt sich die Intubation dadurch erleichtern, daß der Kopf des Kindes leicht vorwärts gebeugt wird. Eine gute Ausgangslage ergibt sich von selbst dadurch, daß das große Hinterhaupt des Kindes in ebener Rückenlage eine leichte Vorwärtsbeugung des Kopfes verursacht. Im allgemeinen kann man das Endoskop so halten, daß der kleine Finger frei bleibt und mit einem leichten Druck auf der Außenseite des Larynx aufsetzt, wodurch der Larynxeingang besser zugänglich ist. Zur leichteren Fixation des Tubus und zur Vermeidung von Abknickungen durch zu große Winkelung bei der oralen Intubation empfiehlt sich die nasale Einführung. Sie erleichtert auch wegen der geringen Beugung des Tubus das Einbringen von Saugkathetern. Es ist wichtig, daran zu denken, daß die kindliche Trachea in Höhe des Ringknorpels zirkulär eingeengt ist. Man muß deshalb einen kleineren Tubus wählen, als dem sichtbaren Tracheaeingang entsprechen würde. Der Tubus darf auch nicht zu tief eingeführt werden. Seine Lage in der Trachea läßt sich leicht bestimmen, wenn die untersten 2 bis 3 cm des Tubus farbig markiert sind. Er soll steril sein, und man muß wirklich versuchen, eine Berührung mit den Händen des Intubierenden sowie mit Zunge und Wangen des Kindes zu vermeiden. Dies ist wichtig, damit die bei der Intubation unvermeidlichen Mikroläsionen der Trachealschleimhaut nicht unnötig infiziert werden. Bei mehrtägiger Intubation muß der Tubus anfänglich einmal täglich oder sogar häufiger gewechselt werden, da sich Trachealschleim auf der Innenseite der in der Trachea gelegenen Tubusmündung festsetzt und zu einer Einengung des Lumens führt.

Von größter Bedeutung für den Erfolg einer Tracheotomie oder Dauerintubation bei Kindern sind Durchführung der Bronchialtoilette, Pflege des Tracheostomas und Trachealabsaugungen. Am wichtigsten ist die Vermeidung von Epithelschäden unterhalb von Tubus und Kanüle. Man saugt soviel wie möglich bis zur Mündung des Tubus oder der Kanüle ab und hält das Kind in leichter Drainagelage. Bei Absaugung unterhalb des Tubus bzw. der Kanüle muß man vermeiden, daß sich der Katheter in den Schleimhäuten festsaugt. Bei starkem Saugen kann man nämlich kleine Schleimhautpartikel einsaugen, die dann beim Zurückziehen des Katheters abgelöst werden und kleine Wunden hinterlassen. Saugschäden lassen sich jedoch durch Einschaltung eines Y-Rohres zwischen Saugschlauch und Katheter vermeiden. Der freie Schenkel des Y-Rohres wird beim Vorschieben und Drehen des Saugkatheters offen gelassen, bei kurzem Ansaugen jedoch, wenn der Katheter stillgehalten wird, mit dem Daumen verschlossen. Es muß mit Nachdruck darauf hingewiesen werden, daß Trachea und Bronchien unter streng sterilen Bedingungen abgesaugt werden müssen und dies nach einem festgelegten und wohl ausgearbeiteten Arbeitssystem geschehen soll, wie es auf S. 69 beschrieben wurde. Das Absaugen mit den feinen Saugkathetern ist so schwierig, daß es ohne Pinzette ausgeführt werden muß. Eine Sterilität kann dabei nur erreicht werden, wenn jedesmal erneut sterile Handschuhe benutzt werden.

Die Luftfeuchtigkeit hält man möglichst nahe bei 100%, um Sekreteintrocknungen und periphere Sekretstauungen zu vermeiden, die nicht nur zu verschlechterten Ergebnissen beim Absaugen, sondern auch

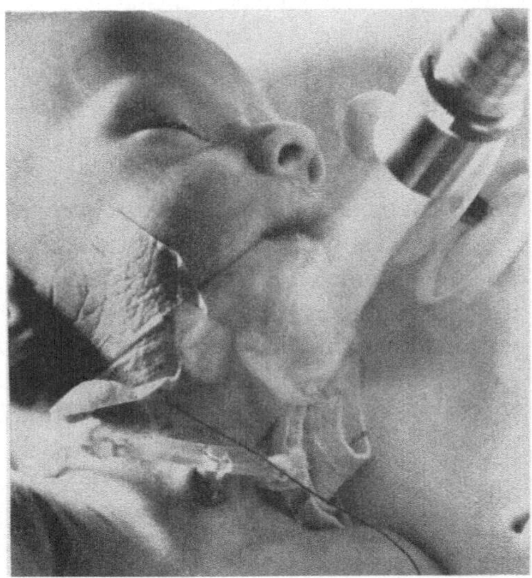

Abb. 65. *Befeuchtung der Luftwege mit Ultraschallverneblern.* Durch mechanische Zerteilung von Wasser zu „kaltem Dampf" kann man „tropische" Klimaverhältnisse in den Luftwegen erhalten, die zur Vermeidung von Schorfbildungen und Beeinträchtigung der Flimmerepithelfunktion notwendig sind. Befeuchtung ist immer wichtig nach Anlegung einer Tracheotomie, besonders bei Kindern. Die Abbildung zeigt, wie der versprühte „Dampf" auf ein offenes Tracheostoma gerichtet wird (Foto L. Okmian)

zu Lungenemphysem, Atelektasen und akuter Ateminsuffizienz führen können. Hohe Luftfeuchtigkeit erreicht man am besten durch Befeuchtung mit Ultraschallverneblern. Der ausströmende Flüssigkeitsnebel wird bei Spontanatmung entweder direkt auf das Tracheostoma (Abb. 65) oder die Trachealtubenöffnung gerichtet. Der Vernebler kann bei Respiratorbeatmung auch an den Patientenanschlußschlauch angeschlossen werden (Abb. 66). Bei Säuglingen und Kleinkindern kann

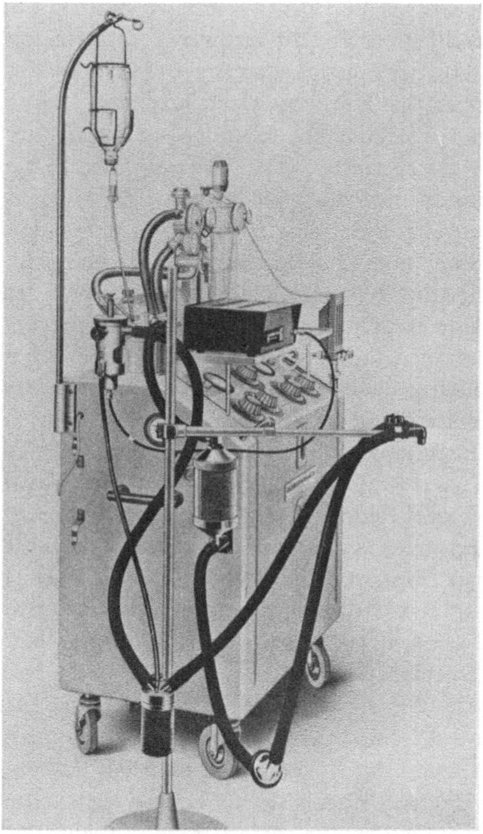

Abb. 66. *Anschluß eines Ultraschallverneblers an einen Engström-Respirator.* Die vernebelten Wasserteilchen, die man im Vernebler durch mechanische Zerteilung von Wasser mit Ultraschall erhält, werden dem Patienten durch den Respiratoranschlußschlauch zugeführt. (Abgebildet ist der Respirator mit Schlauchanschlüssen für Erwachsene.)

Atemgymnastik noch nicht zur Behandlung eingesetzt werden. Sie läßt sich ersetzen durch weiche, kurzdauernde Kompressionen des kindlichen Thorax, die man einige Male am Tage durchführt. Eine kurz darauf ausgeführte Bronchialtoilette pflegt reichliche Ausbeute zu ergeben. Um eine möglichst gute Ausbeute beim Absaugen zu erhalten, darf man jedoch keine so dicken Katheter verwenden, daß Trachea und Bronchien ausgefüllt werden, denn dann wird die Atemluft abgesaugt und es entstehen Atelektasen.

Flüssigkeitsbedarf und Ernährung

Der kindliche Körper enthält verhältnismäßig mehr Flüssigkeit als der des Erwachsenen. Bei Neugeborenen unter einem Monat beträgt der Wassergehalt im Durchschnitt 77% des Körpergewichts. Bereits im 1. Lebensjahr sinkt der Wassergehalt und beträgt im Alter von 9 Jahren ungefähr 59% (s. S. 138). Bei Kindern ist vor allem die extrazelluläre Flüssigkeitsmenge groß.

Der Wasserbedarf des Kindes pro Tag ergibt sich aus dem Nomogramm in Abb. 67. Der Umsatz von Wasser pro kg Körpergewicht ist also bei Kindern größer als bei Erwachsenen. Eine Unterbrechung der Wasserversorgung ist daher bei Kindern bedeutend schneller nachweisbar, Austrocknungssymptome treten früh und rasch auf. Zur Empfindlichkeit gegenüber Unterbrechungen der Flüssigkeitszufuhr trägt bei, daß der Kompensationsmechanismus in Form von Puffersystemen zur Regulierung des Säure-Basen-Gleichgewichts weniger wirksam als bei Erwachsenen arbeitet. Deswegen ist der pH-Wert im Blut leichter Schwankungen unterworfen als beim Erwachsenen. Auch die Konzentrationsfähigkeit der Nieren ist schwächer. Dadurch geht relativ mehr Flüssigkeit bei der Ausscheidung von Abbauprodukten durch die Nieren verloren. Kinder in den ersten sechs Lebensmonaten können auch nur schwer den Überschuß an Na^+ und K^+ ausscheiden und ein Defizit durch erhöhte Rückresorption von Na^+ kompensieren. Als Folge der verhältnismäßig geringen Urinkonzentration und der niedrigen Harnstoff-Clearance kommt es bei Flüssigkeitsverlusten leicht zum Harnstoffanstieg. Die im Kindesalter vorliegende Schwierigkeit, einen Wasserüberschuß durch Verdünnung des Urins auszuscheiden, bedeutet, daß eine Überwässerung zu ernsten Komplikationen führen kann. Andererseits ist die Oligurie, die man bei Säuglingen postoperativ sieht, nicht im gleichen Ausmaß wie bei Erwachsenen eine posttraumatische Reaktion, sondern beruht häufiger auf Dehydrierung. Das Konzentrationsvermögen der Niere scheint bis zum Alter von 1 bis $1^1/_2$ Jahren zuzunehmen und erreicht dann Erwachsenenwerte.

Zur *Beurteilung des Wasserhaushalts* wird das Gewicht täglich kontrolliert, da schnell eintretende Gewichtsverluste zum größten Teil auf Dehydrierung beruhen. Täglich werden die Urinmengen gemessen. Eine Temperatursteigerung kann bei Kindern lediglich aufgrund von Flüssigkeitsverlusten auftreten. Der Durst ist ein wertvolles Frühzeichen für eine beginnende Dehydrierung. Die Palpation des Fontanellendrucks und der Augäpfel sowie die Feststellung des Bauchhautturgors vermitteln einen guten Eindruck vom Flüssigkeitsgehalt des Körpers. Bei herabgesetztem Gewebsturgor kann man frühzeitig feststellen, daß die Augäpfel einsinken und das Kind ein „hohläugiges" Aussehen bekommt. Bei herabgesetztem Plasmavolumen tritt auch eine gewisse Hautblässe als Folge der kompensatorischen Senkung der Hautdurchblutung auf. Nach Behandlung eines Dehydrierungszustandes und einer metabolischen Acidose kann man sehen, wie das Kind schnell aufblüht. Laboratoriumsuntersuchungen des Elektrolytstatus, von Hämatokrit, Hämoglobin, Serumeiweiß, spezifischem Gewicht des Urins und pH-Wert, Harnstoff, Stickstoff und Nachweis von Ketonkörpern im Urin sind durchzuführen. Meist muß die Behandlung aber allein aufgrund des klinischen Bildes begonnen werden. Die Veränderungen nach Behandlungsbeginn treten bei Kindern so rasch auf, daß die Labora-

toriumswerte eher eine Nachkontrolle darstellen, als primär Behandlungshinweise geben.

Die parenterale Flüssigkeitszufuhr wird bei einer Dehydrierung bis an die Schockgrenze mit 10% des Körpergewichts, bei leichteren Flüssigkeitsverlusten mit 5% berechnet. Bei sehr schwerer Exsikkation kann der Flüssigkeitsmangel 13 bis 15% des normalen Körpergewichts erreichen. Außer der Deckung bestehender und laufender Wasserverluste (Dehydrierung) soll die intravenöse Therapie auch auf die Korrektur der metabolischen Acidose durch Zufuhr von Zuckerlösung und Natriumbicarbonat ausgerichtet werden. Bei der Korrektur des Säure-Basen-Gleichgewichts mit Natriumbicarbonat wird in der Regel auch genügend Natrium zugeführt. Bei der Behandlung von Flüssigkeitsverlusten durch Abatmung, wie beim Fieber und infolge Hyperventilation, ist zu beachten, daß Wasser, jedoch keine Elektrolyte verlorengegangen sind. Als Richtlinie zur Korrektur des Säure-Basen-Haushalts kann die Formel auf S. 131 dienen, d.h. der Bedarf in mval Base $= 0,3 \times$ Körpergewicht $\times$ neg. BE. Zweckmäßigerweise wird 1,4%ige Natriumbicarbonatlösung verwendet, die 167 mval/l enthält. Man kann die Zusammensetzung der Lösung auch nach der Astrup-Andersen-Engels'schen Formel ermitteln. Danach ist die erforderliche Menge an isotoner Natriumbicarbonatlösung (1,4%) in ml gleich dem doppelten Körpergewicht des Kindes in kg, multipliziert mit der Differenz zwischen normalem und gefundenem Standard-Bicarbonat.

Die Dehydrierung kann hyperton oder hypoton sein. Zu einer *hypertonen Dehydrierung* kommt es außer bei großen Flüssigkeitsverlusten über die Lungen auch dann, wenn das Konzentrationsvermögen der Nieren eingeschränkt ist. Häufigster Anlaß für hypertone Dehydrierungen sind akute Gastroenteritiden. Dabei gehen in erster Linie Wasser und nur in geringer Menge

Elektrolyte verloren. Unter *Hyperhydrierung* versteht man eine Flüssigkeitsintoxikation als Folge von übermäßiger Wasserzufuhr durch Getränke, durch Einläufe oder reichlich vorgenommene Magenspülungen mit reinem Wasser. Die Behandlung der Hyperhydrierung besteht in einer Einstellung der Flüssigkeitszufuhr und ggf. der Verabreichung hypertoner Lösungen. Bei der Korrektur der Dehydrierung wird die Hälfte des berechneten Rehydrierungsvolumens als physiologische Kochsalzlösung und die andere Hälfte als Zuckerlösung verabreicht. Während der Rehydrierung darf kein Kalium gegeben werden. Ansteigen der Urinmengen und des Gewichts entsprechend dem wahrscheinlichen Wasserverlust ist neben dem allgemeinen klinischen Bild maßgebend für das Ausmaß der Rehydrierung. Nach Wiedereinsetzen der Urinausscheidung kann man dazu übergehen, Flüssigkeiten und Elektrolyte einschließlich Kalium aufgrund des normalen Tagesbedarfs zu verabreichen.

Der normale Flüssigkeitsbedarf pro Tag kann nach dem Nomogramm in Abb. 67 berechnet werden. Die Minimalskala in diesem Nomogramm gibt den Wasserbedarf in den ersten 24 Stunden nach einer Operation, die Maximalskala für die folgenden Tage bzw. den Normalbedarf bei nichtoperierten Patienten an. Das Nomogramm wird an der Kinderchirurgischen Klinik des Karolinska-Krankenhauses benutzt. Als Stammlösung zur Deckung des Flüssigkeitsbedarfs gibt man Zuckerlösungen, z. B. Invertose, durch die auch der Kalorienbedarf eben gedeckt werden kann. Die Mineralzufuhr erfolgt durch Zusatz von 20 mval Na+ und 40 mval K+ pro Liter Flüssigkeit, wenn eine ausreichende Nierenfunktion vorliegt. Werden geringere Flüssigkeitsmengen benötigt, so stehen dafür Infusionslösungen in Flaschen von 100 ml zur Verfügung.

Beim Schock muß das zirkulierende Blutvolumen aufgefüllt werden. Es wird Blut in einer Menge von 20 bis 30 ml oder mehr pro kg Körpergewicht verabfolgt. Maximal sollen Säuglinge aber nicht mehr als 300 ml pro m² Körperoberfläche in 24 Stunden bekommen. Die Bluttransfusion kann ggf. durch Infusion von Plasma oder

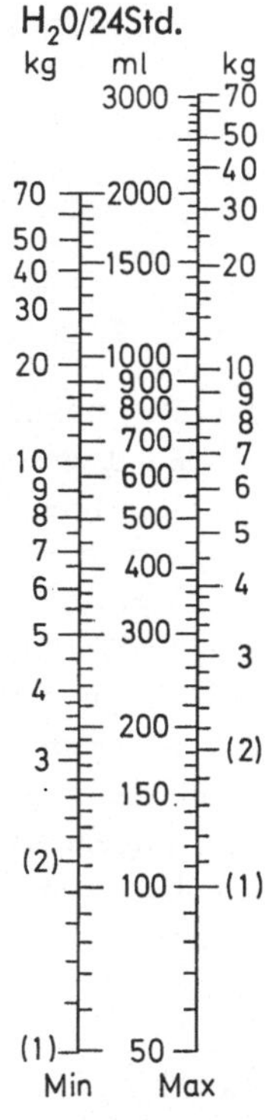

Abb. 67. *Nomogramm zur Berechnung des Flüssigkeitsbedarfs bei Kindern (nach L. Okmian).* Der Flüssigkeitsbedarf pro Tag wird mit Hilfe des Nomogramms berechnet. Die kleinere Säule gibt den Flüssigkeitsbedarf während der ersten 24 Stunden nach einer Operation an, die größere Säule den Bedarf unmittelbar danach und den Normalbedarf bei nichtoperierten Patienten. Die täglichen Urinmengen müssen ebenso wie die Nierenfunktion kontrolliert werden

20%iger Albuminlösung ersetzt werden, wenn nicht der Ersatz von Blutkörperchen notwendig ist. Die Auffüllung des Flüssigkeitsverlustes soll innerhalb von 6 bis 8 Std abgeschlossen sein.

Erbrechen und Diarrhoen können ein Kind rasch an die Grenze eines Schockzustandes bringen. Auch in solchen Fällen muß zuerst das Blutvolumen aufgefüllt werden, dann erst folgt die Wasser- und Elektrolytzufuhr.

Der Kalorienbedarf pro kg Körpergewicht ist bei Kindern wesentlich höher als bei Erwachsenen. Der durchschnittliche *Kalorienbedarf pro kg Körpergewicht* beträgt für Kinder:

> 3 bis 10 kg ca. 70 Kal
> 10 bis 15 kg ca. 55 Kal
> 15 bis 25 kg ca. 45 Kal
> 25 bis 35 kg ca. 35 bis 40 Kal
> 35 bis 60 kg ca. 30 bis 35 Kal
> über 60 kg ca. 25 bis 30 Kal.

Gesunde Kinder nehmen nur ganz wenig mehr als den Tagesbedarf zu sich. Auch eine kurze Unterbrechung der Kalorienzufuhr führt zu metabolischer Acidose und Ketonurie. Liegt die Notwendigkeit einer parenteralen Ernährung vor, muß sie aus einer Kombination von Flüssigkeit, Elektrolyten und Kalorien bestehen. Auftreten von Ketonurie und metabolischer Acidose können umgekehrt als klinische Zeichen auf das Bestehen eines Hungerzustandes hinweisen.

Respiratorbehandlung

Auf S. 85—96 ist die Durchführung künstlicher Atmung bei Kindern mit dem Engström-Respirator beschrieben worden.

Bei Vorliegen einer Tracheobronchitis oder im Status asthmaticus ist gelegentlich ein Insufflationsdruck von mehr als 100 cm H_2O infolge der generalisierten Einengung der Bronchien erforderlich. Der hohe Druck wird jedoch vor den Alveolen kräftig reduziert. Bei ungleich verteilten Lungenveränderungen besteht bei Anwendung eines hohen Drucks die Gefahr einer Schädigung gesunder, mehr nachgiebiger Lungenabschnitte, es kann dadurch u. U. ein Pneumothorax entstehen. Bei geringstem diesbezüglichen Verdacht sollte eine Röntgenuntersuchung der Lungen vorgenommen werden und ggf. eine Drainage erfolgen. Trotz der Pneumothoraxgefahr muß bei großem Widerstand in den Luftwegen und niedriger Compliance ein hoher Insufflationsdruck hingenommen werden, wenn man nicht unzureichend beatmen will.

Überdruckatmung mit 100% Sauerstoff sollte nur bei akuter Ateminsuffizienz eingesetzt werden. Wenn die Ateminsuffizienz beseitigt ist, soll die Beatmung mit Luft fortgesetzt werden. Hochprozentiger Sauerstoff wird nämlich in den Lungen schnell resorbiert. Wird der Sauerstoff an verschließenden Schleimpfropfen in den feinen Bronchien vorbeigepreßt, können sich nach der Resorption des Sauerstoffs Atelektasen entwickeln, wodurch eine Verringerung der atmenden Lungenfläche eintritt. Als Grenzwert für die Zugabe von Sauerstoff gilt eine Sauerstoffspannung unter 70 mm Hg im Arterien- oder arterialisierten Kapillarblut (s. S. 168). Bei Frühgeburten muß man während der Respiratorbehandlung häufig die O_2-Spannung im Blut kontrollieren. Bei rascher Verbesserung der Lungenverhältnisse kann dann eine übermäßige Sauerstoffaufnahme erfolgen. Wird danach die Sauerstoffzufuhr plötzlich abgebrochen, kann es zur Entwicklung einer retrolentalen Fibroplasie kommen.

Dritter Teil

Spezielle Formen der Intensivpflege

Im folgenden Abschnitt sind einige typische, häufig wiederkehrende Intensivpflegesituationen zusammengestellt worden, die bei der Besprechung der allgemeinen Intensivpflegeprobleme nicht berücksichtigt worden sind. Es handelt sich vor allem um das große Trauma mit der Gefahr eines Schocks und der Fettembolie, die akute Herzinsuffizienz, Intoxikationen, den Wundstarrkrampf und großflächige Verbrennungen. Die Behandlung wird aus der Sicht des Anästhesisten, und zwar sowohl in seiner Eigenschaft als Spezialist und auch als Koordinator der Behandlungsmaßnahmen beschrieben. Die Darstellung kann also keinen Anspruch auf Vollständigkeit erheben.

Großes Trauma mit Schockgefahr und sog. Fettemboliesyndrom

Bei der Versorgung schwerer Unfälle, vor allem von Verkehrsunfällen, steht naturgemäß der Blutungsschock im Mittelpunkt der Aufmerksamkeit. Große Unfälle verursachen jedoch im Körper neben der Hypovolämie auch andere Störungen. Bei mikroskopischen Untersuchungen von Obduktionsmaterial nach großen Traumen findet man häufig intravasale Fetttropfen in den Lungen, im Herzen und in den parenchymatösen Organen. Als Todesursache hat man dann vom sog. *Fettemboliesyndrom* gesprochen. Viele dieser Patienten bieten in den ersten Tagen nach dem Trauma ein typisches Symptomenbild mit Fieber, Tachykardie, Atemnot, Benommenheit und Hautpetechien (punktförmige intrakutane Blutungen).

Röntgenologisch zeigen die Lungen diskrete Infiltrate, die im weiteren Verlauf zunehmen und sich verdichten. Häufig hat sich im Beginn das Bild eines Kreislaufschocks entwickelt, der „stufenlos" in das erwähnte Symptomenbild übergehen kann. Im allgemeinen tritt es 24 bis 72 Std nach dem Trauma auf. Benommenheit und Atemnot nehmen zu, die Blutgaswerte deuten auf einen verschlechterten Gasaustausch hin. Die Mortalität bei derartigen Zuständen ist hoch, die Atmungsinsuffizienz oft die Todesursache. In schweren Fällen tritt bereits 2 bis 4 Tage nach dem Trauma der Tod ein.

Patienten mit schwerem Trauma, bei denen dieses Syndrom beobachtet wurde, haben — oft multiple — Frakturen. Das Syndrom beruht wahrscheinlich auf Verschlüssen der feinen Kapillaren durch Fett. Das intravasale Fett soll aus Embolien von Knochenmarkfett aus frakturierten Skelettabschnitten stammen. Man stellt sich vor, daß das Fett aus dem Frakturgebiet in traumatisierte Venen hineingedrückt oder angesaugt wird und auf diese Weise in die venöse Blutbahn gelangt. Diese Vorstellung über die Pathogenese war Anlaß, dieses posttraumatische Krankheitsbild als „Fettemboliesyndrom" zu bezeichnen.

Gegen diese Hypothese sind Einwände erhoben worden. Es ist nicht sicher, daß das Syndrom auf intravasalen Fetttropfen beruht, selbst wenn solche eindeutig postmortal gefunden werden. Die Fetttröpfchen stellen eine Teilkomponente des Syndroms dar, sie müssen aber nicht notwendigerweise seine Ursache sein. Andererseits hat man das Syndrom und auch die intravasalen Fetttropfen bei Traumen auch ohne Frakturen beobachtet, z.B. nach Verbrennungen und nach thoraxchirurgischen Eingriffen und Verwendung der Herzlungenmaschine. Es sind sogar Fälle beschrieben worden, bei denen kein Trauma im eigentlichen Sinne vorgelegen hatte, z.B. Coma diabeticum, Intoxikationen und Infektionen. Weiterhin hat man zeigen können, daß ein frakturierter Knochen in einem tödlichen Fall von Fettemboliesyndrom nicht weniger Fett enthält als der korrespondierende nichtfrakturierte Skelettabschnitt. Tierexperimentell ließ sich nachweisen, daß die intravenöse Zufuhr von Fett in einer Menge, die dem gesamten Fettgehalt des Knochenmarks entspricht, überlebt wird. Möglicherweise ist der lokale (ischämische) oder allgemeine O_2-Mangel in einigen Fällen eine wichtige Teilursache der intravasalen Fettbildung. Es fehlt demnach noch eine brauchbare Theorie über die Entstehung der intravasalen Fetttropfen, die sich mit dem klinischen Symptomenbild vereinbaren läßt und die die Grundlage für eine kausale Behandlung abgibt.

Pathogenese

Bedeutung der Instabilität der Blutfette und der Erythrozytendispersion

Im Blut liegt das Fett als Emulsion vor. Diese wird möglicherweise durch das Trauma oder seine Folgen instabil, wodurch eine Tropfenbildung ausgelöst werden könnte. Experimentell können intravasale Fetttropfen durch Thrombininjektionen hervorgerufen werden.

Weiterhin können die roten Blutkörperchen nach einem Trauma verstärkt agglutinieren. Dies würde dann zu einer verschlechterten Mikrozirkulation in einzelnen Organen, z.B. in Lungen und Herz, führen und so die hypoxische Ursache für die Entstehung des Syndroms bilden. Man hat deshalb eine Behandlung mit agglutinationshemmenden Mitteln, wie niedermolekularem Dextran (Rheomakrodex) vorgeschlagen.

Bedeutung der freien Fettsäuren

Tierexperimentell läßt sich nach einem Trauma parallel mit einer Erhöhung der Katecholamine eine Steigerung der freien Fettsäuren im Blut feststellen. Postmortal kommen Fetteinlagerungen in den Leber- und Myokardzellen vor, in den Lungen sind Atelektasen, Fettinfiltrationen in den Alveolarwandzellen und intravasale Fetttropfen nachweisbar. Durch Vorbehandlung der Tiere mit Ganglienblockern („Sympathikolyse") lassen sich diese Veränderungen weitgehend verhindern.

Ähnliche Veränderungen können tierexperimentell durch laufende Noradrenalinzufuhr erzeugt werden, so daß man auch hieraus ableiten kann, daß eine vermehrte Freisetzung von Katecholaminen an der Entwicklung des Fettemboliesyndroms beteiligt ist.

Freie Fettsäuren stellen eine wichtige Transportform der Lipide aus den Fettdepots zu anderen Körpergeweben dar. Wenn die freien Fettsäuren im Plasma ansteigen, nimmt auch der Fettgehalt der Gewebszellen in Form von Triglyzeriden in den Muskeln, Leber, Myokard und Lungen zu.

In der Leber wird ein Teil der freien Fettsäuren zu Triglyzeriden und Phospholipiden synthetisiert, die in Form von Lipoproteiden in die Blutbahn übergehen. Ob dies in Zusammenhang mit der Entstehung intravaskulärer Fetttropfen steht, ist nicht bekannt, es könnte aber das Vorkommen von intravasalem Fett in der adrenergischen Stress-Situation nach einem Trauma erklären.

Bei Hunden, die kontinuierlich Noradrenalin zugeführt bekamen, hat man Lungenatelektasen und kräftige Fetteinlagerungen in den Alveolarwandzellen nachweisen können. Man kann sich vorstellen, daß Fetteinlagerungen in diesen Zellen die Bildung des oberflächenaktiven Films verhindern, der die Alveolen innen bedeckt und deren Zusammenfall und damit die Entstehung von Atelektasen verhindert.

Bedeutung der intravasalen Gerinnung

Nach Traumen kann man eine Senkung der Thrombozytenzahl und anfänglich auch eine Senkung des Plasmafibrinogens beobachten. Beides deutet auf erhöhte Inanspruchnahme dieser Faktoren durch intravasale Gerinnung hin.

Bei Verletzungen von Körpergeweben werden sog. thromboplastische Substanzen frei, die wahrscheinlich zusammen mit Stoffen aus zerstörten Thrombozyten und hämolysierten Blutkörperchen die Hauptursache für die posttraumatische intravasale Gerinnung bilden. Im Gehirn von Patienten, die am Fettemboliesyndrom gestorben sind, kann man neben intravasalen Fetttropfen auch Anhäufungen von Thrombozyten und Fibrin finden. Experimentell kann die intravasale Gerinnung durch Nor-

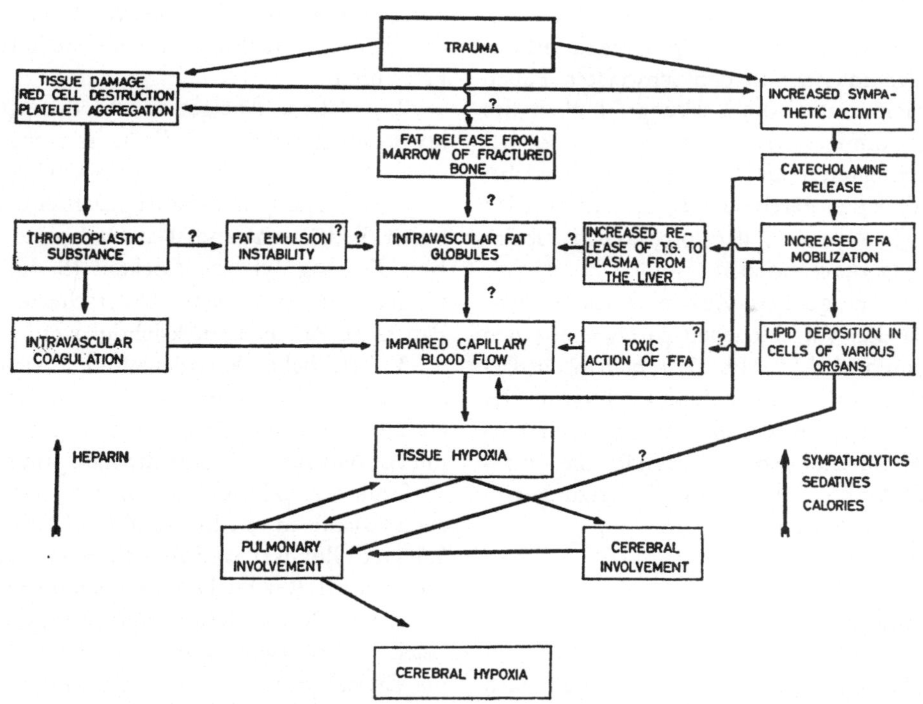

Abb. 68. *Fettemboliesyndrom.* Schematische Darstellung der Zusammenhänge zwischen den verschiedenen pathogenetischen Faktoren beim Fettemboliesyndrom. Die Darstellung enthält auch Angaben, wo die verschiedenen therapeutischen Maßnahmen angreifen (S. O. Liljedahl, L. Westermark und C. Wirsén)

adrenalin- oder Adrenalinzufuhr ausgelöst werden; sie läßt sich durch Zufuhr von nichtalbumingebundenen freien Fettsäuren beschleunigen. Bei Patienten kann man nach ausgedehnten Traumen eine deutliche Erhöhung der Katecholaminausscheidung im Urin feststellen.

Der intravasalen Gerinnung mit Thrombozytenanhäufung und Fibrinbildung sowie der Verfettung der Alveolarwandzellen mit Atelektasenbildung darf man offenbar eine größere Bedeutung als der intravasalen feintropfigen Fettausfällung für die Entwicklung des Fettemboliesyndroms zuschreiben. Die auffälligste klinische Erscheinung desselben ist die Ateminsuffizienz mit herabgesetzter Compliance und verschlechtertem Gasaustausch. Oft wird eine Respiratorbehandlung, bei schweren Lungenveränderungen der Einsatz eines Engström-Respirators erforderlich. Die Ateminsuffizienz nimmt in vielen Fällen so stark zu, daß der Insufflationsdruck ebenso wie der O_2-Gehalt in der Gasmischung laufend erhöht werden müssen. In den schwersten Fällen ist nicht einmal die Leistungsfähigkeit des Engström-Respirators ausreichend, so daß die Patienten schließlich ersticken. Die dabei auftretenden zerebralen Symptome werden der Hypoxie und der intravasalen Fibrinbildung zugeschrieben.

Die möglichen Zusammenhänge zwischen den verschiedenen pathogenetischen Faktoren sind in Abb. 68 schematisch dargestellt worden unter Berücksichtigung der therapeutischen Maßnahmen gegen eine erhöhte adrenergische Aktivität, die intravasale Gerinnung und die Freisetzung von freien Fettsäuren.

Behandlung

Die beiden augenfälligsten Faktoren nach schweren Traumen, nämlich die Mobilisierung freier Fettsäuren mit Organverfettung und die intravasale Gerinnung mit Thrombozytenanhäufung und Fibrinbildung, scheinen in der durch den traumatischen Stress ausgelösten Freisetzung von Katecholaminen wenigstens *einen* gemeinsamen Nenner zu haben. Das Syndrom scheint insoweit mit dem gewöhnlichen posttraumatischen oder hämorrhagischen Schock übereinzustimmen. Man kann es deswegen als seine Variante ansehen.

Die Behandlung wird wie beim Kreislaufschock auf beide Hauptfaktoren, die Mobilisierung freier Fettsäuren und die intravasale Gerinnung, eingestellt, wobei vor allem die neurohormonalen Konsequenzen des Traumas verhindert werden müssen.

Die *therapeutischen* Leitgedanken sind folgende:

1. Optimale Blutvolumensubstitution durch Blut-, Plasma- und Albuminzufuhr. Die Beurteilung wird durch Messung des zentralen Venendrucks sowie durch die kontinuierliche Kontrolle der Urinausscheidung erleichtert. Albumin verbessert die periphere Zirkulation und bindet auch freie Fettsäuren.

2. Sedativa, Analgetica und Sympathikolytica tragen dazu bei, die überschießende und schädliche adrenergische Aktivität zu reduzieren und senken dabei gleichzeitig die freien Fettsäuren und Katecholamine im Blut. Der sog. lytische Cocktail (S. 42) ist oft geeignet, doch müssen Unterschiede von Patient zu Patient berücksichtigt werden.

3. Reichliche Kalorienzufuhr, wenigstens 2500 Kalorien pro Tag, intravenös verabfolgt in Form von Kohlenhydraten evtl. mit Alkoholzusatz. Kohlenhydrate gibt man als Fruktose- oder Glukoselösung, letztere auch zusammen mit Insulin (20 IE/1000 ml 5,5%ige Glukose), wodurch die Ausnutzung erhöht wird. Reichliche Kalorienzufuhr verhindert die Mobilisierung freier Fettsäuren. Nach einigen Tagen sollen im Hinblick auf die Eiweißsynthese auch Aminosäuren gegeben werden.

Die Flüssigkeitszufuhr muß auf die Kompensation traumatischer Ödeme eingestellt werden. Diese können ausgedehnt sein und machen in den ersten Tagen die Zufuhr großer Flüssigkeitsmengen erforderlich. Wenn der Zustand des Patienten sich jedoch zu bessern beginnt, werden sie resorbiert und stellen eine Belastung für den Kreislauf dar. Dann muß die Wasserzufuhr reduziert werden. In dieser Phase kann bei normaler Nierenfunktion eine erhöhte Urinproduktion auftreten, die jedoch nicht mit der Polyurie, die nach einer Oligurie-Anurie-Phase bei schockbedingter Nierenschädigung auftritt, verwechselt werden darf. Diese Form der Polyurie ist durch gestörte Rückresorption in den Nierentubuli verursacht und erfordert reichliche Flüssigkeitszufuhr.

Elektrolyt- und Säure-Basen-Gleichgewicht müssen während der ganzen Behandlung sorgfältig beobachtet und im Bedarfsfalle korrigiert werden.

Digitalis, Diuretica und Aminophyllin oder Orciprenalin sind angezeigt bei Verläufen, in denen der Widerstand im kleinen Kreislauf durch Infiltrat- oder Ödembildung in den Lungen zunimmt. Dabei entsteht meist ein erhöhter zentraler Venendruck.

4. Heparin gibt man in Dosen von 25 mg 6× täglich. Diese Dosis erhöht nicht die Blutungsgefahr, sie wird aber als ausreichend zur Vermeidung von intravasalen Gerinnungsprozessen angesehen. Nach 2 bis 3 Tagen senkt man die Dosis zweckmäßigerweise um 25 mg täglich. Heparin hat auch eine entzündungshemmende Wirkung. Es ist vorstellbar, daß es beim Vorliegen der hier besprochenen Lungenveränderungen Nutzen bringt.

5. In fortgeschrittenen, spät zur Behandlung gekommenen Fällen kann man mit hohen Dosen Hydrocortison (1—3 g/24 Std) noch eine günstige Wirkung erzielen, wie dies auch bei anderen Schockzuständen gelegentlich der Fall ist. Wenn eine Wirkung überhaupt einsetzt, pflegt sie innerhalb der ersten 24 Std einzutreten. Auch in günstigen Fällen ist der Wirkungsmechanismus meist unklar. Vielleicht wird das interstitielle Ödem in den Lungen durch die entzündungshemmende Wirkung des Cortisons gesenkt, wodurch eine Verbesserung von Durchblutung und Lungenfunktion eintritt.

6. Wenn sich eine Ateminsuffizienz entwickelt, muß der Patient tracheotomiert und beatmet werden. Oft sind große Beatmungsvolumina, hoher Insufflationsdruck und hoher Sauerstoffgehalt der Beatmungsluft erforderlich. Häufige Blutgasanalysen sind notwendig, um den Erfolg der Respiratorbehandlung richtig beurteilen zu können.

7. Es ist wichtig, daß die Therapie baldmöglichst nach dem Trauma einsetzt, um den Stress des Patienten so schnell wie möglich zu beheben. Die neurohormonalen Reaktionen sollten schon zu Beginn gedämpft werden. Die hier beschriebene prophylaktische Therapie darf *nicht* durch Röntgen- und andere Untersuchungen oder Frakturrepositionen verzögert werden. Wenn solche Maßnahmen notwendig sind, dann sollen sie erst *nach* Einleitung der Therapie vorgenommen werden. Es sei jedoch darauf hingewiesen, daß eine frühzeitige Reposition im Hinblick auf die Herabsetzung der Blutung und die Entwicklung großer Frakturhämatome von Bedeutung sein kann.

Das Fettemboliesyndrom nach Unfällen scheint also eine Variante des traumatischen Schocks zu sein. Die Gegenmaßnahmen dürfen sich nicht allein auf die Therapie beziehen, sondern vor allem auf die *Prophylaxe*.

Die Annahme, daß ein ätiologischer Zusammenhang zwischen Frakturen und dem Fettemboliesyndrom vorliegt, mag darauf beruhen, daß Frakturen häufig nur mit Streckverbänden oder einer anderen Form der Ruhigstellung behandelt werden — oder wurden — man also keine Rücksicht auf das gesamte biologische Geschehen genommen hat. Andere große Unfälle ziehen dagegen chirurgische Eingriffe nach sich, und damit werden automatisch prophylaktische Maßnahmen gegen den Volumenmangel und den adrenergischen Stress ergriffen und post-

operativ Analgetica und Sedativa gegeben.
Schwere Unfälle stellen ein genügend großes
Trauma dar, um schädliche Mengen von
Katecholaminen und sog. thromboplastische
Substanzen freizusetzen. Bei solchen Unfällen kommen gewöhnlich auch Frakturen
vor, und es lag auf der Hand, daß diese für
das Symptomenbild und die Entstehung
von Fettembolien verantwortlich gemacht
wurden.

Akute Herzinsuffizienz

Eine akute Herzinsuffizienz kann verschiedene Ursachen haben. Sie kann auf einer
Koronargefäßerkrankung mit oder ohne
Infarkt oder anderen Ursachen wie Myo-
karditis, Endokarditis, Perikarditis, Arrhythmien oder Anämie beruhen.

In jedem Fall hat man zu einer raschen
Diagnose und einer entsprechenden Therapie der einer Herzinsuffizienz zugrunde liegenden Ursachen zu kommen.

Die klassische Infarktbehandlung

In leichteren Fällen kann die Diagnose
manchmal erst nach mehrtätiger Beobachtung, EKG-Kontrollen und Laboratoriumsuntersuchungen zweifelsfrei gestellt werden.
Zuweilen können andere Krankheiten, wie
eine akute Pankreatitis oder die Perforation
eines Magengeschwürs, einen Herzinfarkt
vortäuschen. Ein Infarkt kann jedoch auch
so ausgedehnt sein, daß sofort eine akute
Herzinsuffizienz mit Kreislaufschock einsetzt.

Hauptgesichtspunkte der Behandlung
sind:

1. Entlastung des Herzens durch Ruhigstellung, Herzbett, Ruhe in der Umgebung
des Kranken und Sedierung, vor allem mit
morphinähnlichen Präparaten.

2. Da es darauf ankommt, die arterielle
Sauerstoffsättigung so rasch wie möglich zu
verbessern, wird Sauerstoff mit einem
Nasen-Rachenkatheter oder unter Verwendung von Atemmasken gegeben.

3. Bei Vorliegen von Infektionen werden
Antibiotica verabreicht.

4. Antikoagulatientherapie, eventuell
Fibrinolysebehandlung.

Behandlung des durch Herzinsuffizienz komplizierten Infarktes

Herzinsuffizienz bedeutet Senkung des
Herzminutenvolumens mit ungenügendem
Sauerstoffangebot an die Peripherie. Auch
die Nierendurchblutung wird herabgesetzt
und dadurch die Nierenfunktion. Bei der
Herzinsuffizienz steigt der zentrale Venendruck, damit auch der Nierenvenendruck,
was zur weiteren Einschränkung der Nierenfunktion mit Salz- und Flüssigkeitsretention
und Ödembildung führt. In entsprechender
Weise kann auch die Leberfunktion beeinträchtigt werden. Ungenügende Durchblutung und verminderte arterielle Sauerstoffsättigung kann auch die Darmfunktion im
Sinne eines paralytischen Ileus verschlechtern, wodurch die Atmung durch Zwerch-
fellhochstand weiter erschwert wird. Dieser
sog. „backward failure" kann die Lungenfunktion weiter durch Lungenstauung oder
Lungenödem beeinträchtigen (verschlechterte Lungen-Compliance).

Bei der Herzinsuffizienz beeinträchtigen
eine Reihe von negativen Faktoren die Herzarbeit, die dadurch zunehmend verschlechtert wird. Die Symptome werden unter
physischer und psychischer Belastung verstärkt und entwickeln sich schneller. Die

allgemeinen *therapeutischen Richtlinien* der Herzinsuffizienz *nach einem Infarkt* sind folgende:

1. Digitalisierung zur Verbesserung des Herzminutenvolumens.

2. Zur Ödemausschwemmung wird eine natriumarme Diät verordnet. Ihre Wirkung wird ggf. durch den Zusatz von Ionenaustauschern verstärkt, die Natrium im Darmkanal absorbieren. Vor allem werden Diuretica zur Beschleunigung der Ödemausschwemmung verordnet.

3. Tritt im Zusammenhang mit einem Infarkt ein akutes Lungenödem auf, so wird es mit Pethidin (Dolantin, 50 bis 100 mg i.m.), mit intravenösen Digitalisgaben (Digoxin) 0,75 bis 1 mg; Vorsicht bei polytopen ventrikulären Extrasystolen wegen der Gefahr der Auslösung von Kammerflimmern!), Sauerstoffzufuhr mit Maske oder unter Verwendung von Überdruck, Euphyllin i.v. (0,24 bis 0,48 g) und Aderlaß behandelt. Reflektorische Engstellung der Lungengefäße kann durch Papaverin. sulfuricum (langsam i.v. 0,005 — 0,01 g) gelöst werden. Statt des Aderlasses wird häufig die Abschnürung des venösen Blutrückflusses aus den unteren Extremitäten, der sog. „unblutige Aderlaß" vorgenommen. Diese Unterbindungen können bis zu einer halben Stunde liegen bleiben und werden dann nacheinander unter sorgfältiger Beobachtung des Patienten wieder gelöst.

4. Wenn sich auf Grund der Herzschwäche ein Pleuraerguß entwickelt hat, der durch seine Größe die Lungenfunktion beeinträchtigt, entleert man ihn vorsichtig unter Beobachtung des Patienten.

5. Bleibt nach Durchführung dieser Therapie ein Kreislaufschock bestehen, muß dieser unverzüglich behandelt werden.

Wenn ein Kranker mit einer Herzinsuffizienz bei der präoperativen Vorbereitung auf einen nicht dringlichen chirurgischen Eingriff behandelt wird, wird oft übersehen, daß ein solcher Patient in gleichem Maße Ruhe und allmählichen Übergang zur Bewegung und Mobilisierung benötigt wie ein Kranker nach einem Herzinfarkt. Wer nach einer Herzinsuffizienz rekompensiert wurde, behält seine kardiale Grundkrankheit, die kontrolliert und laufend weiterbehandelt werden muß.

Moderne Formen der Infarktbehandlung

Beim Infarktpatienten kann der anfängliche Zustand sehr labil sein und durch schwere Atemnot, drohendes Lungenödem, Schock und zeitweise Bewußtlosigkeit kompliziert sein. Die bedrohlichen Komplikationen beim Herzinfarkt werden zum erheblichen Teil durch Reizleitungs- und -bildungsstörungen verursacht, die zur Arrhythmie oder Asystolie führen können. Von den Herzinfarkten mit tödlichem Ausgang (Mortalität: ca. 20 bis 40%) beruht die Hälfte auf Arrhythmien im Anschluß an Reizleitungs- oder -bildungsstörungen, die andere Hälfte auf kardiogenem Schock infolge ausgedehnter infarktbedingter Schädigung des Herzmuskels. Wenn die Kontraktilität des Herzens infolge Nekrose des Muskelgewebes nicht mehr ausreicht, läßt sich therapeutisch nicht mehr viel erreichen. Die Herzarrythmien sind dagegen schon seit langem behandelt worden. Früher hat man sich dabei jedoch darauf beschränkt, eine medikamentöse Regularisierung herbeizuführen.

Bei gewissen Formen der Arrhythmie, die zur Entstehung oder Verschlimmerung von Herzinsuffizienz beitragen, gibt es heute durch die Entwicklung der modernen Elektronik wesentlich bessere Möglichkeiten zur Regularisierung (Elektrokonversion). Dies betrifft vor allem Vorhofflimmern und Kammerflimmern. Um die durch Elektrotherapie gebotenen Behandlungsmöglichkeiten voll ausnutzen zu können, muß jedoch ein plötzlicher Kreislaufstillstand auf Grund von Kammerflimmern *sofort* erkannt werden. Eine Möglichkeit zur Senkung des hohen Mortalitätsanteils durch

Kammerflimmern ist erst dann möglich, wenn eine rationelle Überwachung der Kranken „rund um die Uhr" organisiert wird.

Beobachtungsabteilung für akute Herzfälle

In den angelsächsischen Ländern hat man sog. „coronary units", *Überwachungseinheiten für Infarktpatienten*, eingerichtet. Derartige Abteilungen sind mit Kardioskopen zur Überwachung der Herztätigkeit ausgerüstet. Die Karioskopüberwachung und die EKG-Registrierung muß für eine relativ große Gruppe, beispielsweise für 4 Patienten, zentralisiert werden. Es sollte möglichst auch ein Bandaufzeichnungsgerät mit Endlosband für EKG-Aufnahmen zur Verfügung stehen, das die Reproduktion des EKG-Verlaufs der letzten 5 Minuten vor Eintritt einer Asystolie oder Kammerflimmerns gestattet. Daraus ergibt sich die Indikation für eine zweckentsprechende Therapie. Auf der Abteilung sollen Intubationsbesteck, Medikamente für die Behandlung akuter Herzerkrankungen, Einrichtungen für die Sauerstofftherapie sowie ein Defibrillator und ein Pacemaker zur Elektrostimulation vorhanden sein.

Die Patienten werden so zusammengelegt, daß sie leicht von einer Person überwacht werden können. Dagegen sprechen allerdings die ernsten psychischen Störungen, die ein akuter Herzstillstand für die übrigen Patienten bedeutet. Infarktpatienten müssen vor emotionellen Störungen geschützt werden, da schon allein dadurch ein Herzstillstand ausgelöst werden kann. Man wird also auch störungsfreie Einbettzimmer vorsehen müssen.

Ob die Beobachtungsabteilung für Infarktpatienten in den medizinischen Kliniken untergebracht oder als Bestandteil der allgemeinen Intensivpflegeabteilungen geplant werden soll, ist noch nicht endgültig entschieden. Beide Möglichkeiten bieten verschiedene Vorteile. Ein gewisser Prozentsatz der Patienten von Beobachtungsabteilungen muß in die Intensivpflegeabteilung übergeführt werden, wenn ein Kreislaufschock besteht oder wenn eine künstliche Beatmung erforderlich ist.

Die klassische Infarktbehandlung ist natürlich Hauptaufgabe der Beobachtungseinheiten. Wenn ein Patient in einer Beobachtungsabteilung einen Kreislaufstillstand bekommt, sind folgende Sofortmaßnahmen notwendig:

Eine Zeituhr wird sofort nach Entdeckung des Kreislaufstillstandes in Gang gesetzt. Das Endlosband zur EKG-Registrierung wird umgeschaltet, um die innerhalb der letzten fünf Minuten vor Eintritt des Kreislaufstillstandes registrierten EKG-Veränderungen aufzuzeigen.

Wiederbelebungsversuche werden unverzüglich begonnen.

Unter „Wiederbelebung" wird in diesem Zusammenhang in erster Linie Defibrillierung des Kammerflimmerns oder Elektrostimulation bei Asystolie verstanden. Herzmassage, Intubation, künstliche Atmung usw. sind natürlich ebenso notwendig. Die Defibrillierung des Kammerflimmerns kann ohne Narkose durchgeführt werden, da der Patient bei Eintritt desselben sofort bewußtlos wird. Zur Elektrokonvertierung von Vorhofflimmern oder einer paroxysmalen Tachykardie ist dagegen Narkose erforderlich. Man hat in der Regel genügend Zeit zu deren Einleitung.

Beitrag der Intensivpflegeabteilung zur Behandlung der akuten Herzinsuffizienz

Auf dem Gebiete der Anästhesie bestehen aus verschiedenen Gründen enge Beziehungen zu Kreislaufproblemen. Die Narkosemittel haben eine mehr oder weniger negativ inotrope Wirkung auf das Herz, sie wirken besonders ungünstig bei Patienten mit herabgesetzter Herzfunktion. In der Traumatologie, der Chirurgie, der Anästhesie und der Intensivpflege begegnen dem Arzt außerdem häufig latente oder manifeste hypovolämische Zustände, die vor allem dann bedrohlich werden können, wenn sie zu einer bereits vorher bestehenden Herzinsuffizienz hinzutreten.

Die Erfahrungen des Anästhesisten auf dem Gebiet der akuten Herzerkrankungen und des Lungenödems sind zu einer wichtigen und oft beanspruchten Ergänzung der Spezialerfahrungen des Kardiologen geworden. Andererseits muß betont werden, daß diese Erfahrungen sich in der Regel auf die Herzinsuffizienz und den hypovolämischen Schock begrenzen. Man könnte die Tätigkeit des Anästhesisten als „Katastropheneinsatzdienst" für stationäre Patienten bezeichnen. Es dürfte daher zweckmäßig sein, bei künftigen Planungen die Intensivpflege- und die Beobachtungseinheit für Infarktpatienten miteinander zu verknüpfen.

Einen wertvollen Beitrag des Anästhesisten zur Behandlung der Herzinsuffizienz stellen die Überdruckbeatmung und die Wiederbelebung dar, die bei frühem und wirkungsvollem Einsatz hervorragende Ergebnisse ergeben können.

Intensivbehandlung bei Herzinsuffizienz

Die klassischen Grundsätze der Behandlung der Herzinsuffizienz können unter Ausnutzung der Möglichkeiten einer Intensivpflegeabteilung zur Stützung der Vitalfunktionen auch auf die schwersten Infarkte ausgedehnt und dadurch konsequent und ernsthaft durchgeführt werden.

Die Sauerstofftherapie kann durch Beatmung ggf. unter Verwendung eines Respirators vervollständigt werden. Unter Umständen muß eine Tracheotomie vorgenommen werden. Diese stellt für diese Patienten eine besonders eingreifende Behandlung dar,

für die beste Erfahrungen des Laryngologen und des Anästhesisten notwendig sind. Der Anästhesist sorgt für eine ausreichende Ventilation, weil eine Steigerung der Herzfrequenz durch Hypoventilation verursacht sein kann. Um den höheren Sauerstoffbedarf und die Atmung besser beurteilen zu können, müssen täglich Blutgasanalysen ausgeführt werden, besonders um einen Kreislaufkollaps durch Hypoventilation zu vermeiden. In den Fällen, in denen Kreislaufschock und Lungenödem durch Medikamente und Sauerstoff allein nicht behoben werden können, kann der Anästhesist noch durch spezielle Beatmungsmaßnahmen zur Verbesserung des Gaswechsels und zum Rückgang des Lungenödems beitragen, um die Acidose zu beseitigen und damit die Arbeitsbedingungen für das Herz zu verbessern. Die Acidose verschlechtert nämlich das Kontraktionsvermögen des Herzmuskels und erhöht die Freisetzung von Katecholaminen. Aus diesem Grunde muß auch der Säure-Basen-Status sorgfältig kontrolliert werden. Erhöhte Katecholaminfreisetzung belastet durch Erhöhung des peripheren Gefäßwiderstandes das Herz und verstärkt damit das Arrhythmierisiko. Mit der vom Anästhesisten durchgeführten Sedierung wird, über den Sedierungseffekt hinaus, der die psychische Unruhe dämpfen soll, auch eine verbesserte Gewebedurchblutung und dadurch Verringerung der Acidose und der Herzarbeit angestrebt. Derartige Therapiebemühungen wurden früher dadurch beeinträchtigt, daß man wegen der dämpfenden Wirkung auf die Atmung und der Diskrepanz zwischen Blutvolumen und erweiterter Strombahn besorgt war. Diese Nachteile lassen sich aber jetzt mit den Mitteln der Intensivpflege gut beherrschen.

Befindet sich der Kreislauf im progressiven Schock, ist der Blutdruck niedrig, so muß man häufig Messungen des systolischen und diastolischen Drucks vornehmen und diese Ergebnisse ebenso wie die Herzfrequenz und CVP-Werte aufzeichnen, damit die Reaktion des Herzens und des Kreislaufs auf die therapeutischen Maßnahmen daraus ersehen werden können.

Im Hinblick auf die Herzmuskelfunktion werden normale Elektrolytwerte angestrebt. Der Wasserhaushalt wird zur Vermeidung eines Lungenödems leicht negativ bilanziert.

Mit der Intensivüberwachung, der Sedierung, der Verbesserung von Ventilation und peripherer Zirkulation und dem Bestreben, die Normalwerte für Blutgase, Elektrolyte, Säure-Basen-Gleichgewicht, Blutvolumen und Wasserhaushalt normal zu erhalten, versucht der Anästhesist, mit den Möglichkeiten der Intensivpflegeabteilung die Voraussetzungen für eine optimale Durchführung der klassischen internmedizinischen Grundsätze zur Behandlung des Herzinfarktes zu schaffen.

Wenn ein optimal eingestellter intensivbehandelter Infarktpatient trotz der Spezialtherapie des Kardiologen einen Herzstillstand bekommt, dürften Wiederbelebungsversuche meist ohne Erfolg bleiben.

Vergiftungen

Eine der größten Patientengruppen der Intensivpflegeabteilungen (auf der zentralen Intensivpflegeabteilung des Karolinska Krankenhauses ca. 25%) bilden diejenigen Kranken, die nach Intoxikationen dort zur Überwachung oder zur Stützung der Vitalfunktionen behandelt werden. Es handelt sich dabei um Vergiftungen, die zu Bewußtseins- und Atemstörungen sowie zu Komplikationen von seiten des Herzens und Kreislaufs geführt haben oder bei denen damit zu rechnen ist. Derartige Funktionsstörungen können natürlich nach verschiedenen Intoxikationen eintreten, wenn nur die eingenommene Dosis genügend groß ist. Patienten mit Intoxikationen können als Unfall oder als Suizid durch Einnahme hoher Dosen von Medikamenten, aber auch durch Kohlenmonoxyd (Leuchtgas, Motorabgase und andere Verbrennungsgase), Nikotin oder technische Chemikalien (Kosmetica, Waschmittel, Fleckenreinigungsmittel, Düngemittel, Insektenvernichtungs- und Unkrautvernichtungsmittel) in klinische Behandlung kommen. Vergiftungen mit technischen Chemikalien erfolgen *außerhalb* der chemischen Industrie meist durch Unachtsamkeit und sind selten so schwer, daß sie Intensivpflege erfordern. Unter den unbeabsichtigten Medikamentenvergiftungen ist die Digitalisüberdosierung wichtig, besonders da sie häufig zusammen mit der Einnahme von Diuretica auftritt (Kaliummangel!). Die Hauptgruppe der Intoxikationen bilden die in Selbstmordabsicht eingenommenen Medikamente.

Früher dominierten dabei die Barbiturate. Da die Barbitursäurevergiftung mit einer ärztlich eingeleiteten Narkose vergleichbar ist — auch wenn die Intoxikation in suizidaler Absicht meist mit einer höheren Dosis erfolgte — eignen sich derartige Patienten besonders gut für eine Akutbehandlung unter Leitung des Anästhesisten. Vielerorts sind diese Patienten einer längeren — mindestens mehrtägigen — kontinuierlichen Behandlung oder Überwachung der versagenden oder bedrohten Vitalfunktion unterworfen worden. Damit hat diese Patientengruppe mit dazu beigetragen, daß die Intensivpflege in Schweden zum überwiegenden Teil in Händen der Anästhesisten liegt.

Patienten mit einer Barbituratvergiftung wurden früher zusammen mit den postoperativen Aufwachpatienten in einem Überwachungsraum untergebracht. Die Möglichkeit, mit den Spezialkenntnissen und technischen Hilfsmitteln des Anästhesisten diese schwer gefährdeten Patienten zu behandeln und zu retten, wurde allmählich auch für die Pflege anderer Patienten mit bedrohten oder schwindenden Vitalfunktionen in Anspruch genommen. So entwickelte sich allmählich aus der postoperativen Behandlung die Intensivpflege.

Zur Zeit werden in zunehmendem Maße barbitursäurefreie Arzneimittel in suizidaler Absicht eingenommen. Die Verfahren der Anästhesiologie eignen sich auch für die Behandlung dieser Vergiftungen.

In der zweiten Hälfte der fünfziger Jahre und während der sechziger Jahre wurden neue Psychopharmaka entwickelt, die ebenfalls zunehmend zu Suizidversuchen benutzt werden. Bei diesen Vergiftungen wird das Symptomenbild nicht unbedingt von Bewußtlosigkeit beherrscht, wie dies bei Schlafmittelvergiftungen der Fall ist. Es kann vielmehr ein wechselhaftes Bild von neuromuskulären Symptomen (Krämpfe, Änderung des Atemtyps) mit Störungen des Bewußtseins, Herzarrhythmien und anderen Kreislaufveränderungen bestehen. Parallel mit der Zunahme von Vergiftungen durch verschiedene Psychopharmaka haben die Erfahrungen, die in der Intensivpflege durch breite Zusammenarbeit mit anderen Spezialgebieten in den verschiedensten therapeutischen Situationen gewonnen worden sind, die Eignung dieser Pflegeform für die Überwachung und Behandlung auch dieser immer häufigeren Vergiftungsformen ergeben.

An der Spitze stehen Vergiftungen mit Sedativa und Hypnotica, Psychopharmaka, Insektiziden, Digitalis und Kohlenmonoxyd. Die intensive Vergiftungsbehandlung ist — wie bei anderen Krankheiten auch — in erster Linie *unspezifisch*. Sie besteht aus Überwachung, Schutz oder Übernahme der Vitalfunktionen für die Zeit, bis der Vergiftungszustand von sich aus oder infolge spezifischer Therapie behoben worden ist. Die *spezifische Therapie* wird in diesem Buch nur in geringem Umfange berücksichtigt. Es sei diesbezüglich auf die verschiedenen Übersichten und auf die Giftinformationszentralen hingewiesen. Eine Übersicht über die *Giftinformationszentralen in der Bundesrepublik Deutschland* findet sich im Anhang auf S. 217. Hier kann man sich vor allem über die therapeutischen Maßnahmen bei Vergiftungen mit den zahlreichen technischen Chemikalien inner- und außerhalb des Hauses informieren, die beinahe ausnahmslos Unfallfolgen sind, und die bei Kindern am häufigsten vorkommen. Sie beanspruchen nur selten die eigentliche Intensivpflege, da die Kranken oft nach Magenspülung schon nach kurzer Überwachung nach Hause geschickt werden können.

Die Intensivpflegezeit für Vergiftungen ist sehr verschieden, sie kann einige Stunden bis zu mehreren Wochen betragen (im Karolinska Krankenhaus im Mittel etwa 40 Stunden bei Berücksichtigung aller Vergiftungsformen).

Behandlungsgrundsätze

Die Maßnahmen bei akuten Intoxikationen lassen sich in folgende Gruppen ordnen:

1. Verhinderung oder Herabsetzung der Resorption des Mittels, falls es per os eingenommen wurde.

2. Überwachung, Stützung oder Übernahme der von dem bereits resorbierten Giftstoff beeinträchtigten Vitalfunktionen; Flüssigkeits- und Elektrolyttherapie; Ernährung.

3. Evtl. Behandlung mit Antidoten sowie sonstige Pharmakotherapie (z.B. bei Herzarrhythmien).

4. Beschleunigung der Giftausscheidung.

5. Gute Allgemeinpflege.

6. Nach dem Erwachen Hinzuziehung des Psychiaters, Einleitung von Fürsorgemaßnahmen.

Bei alarmierenden Symptomen stehen natürlich die Maßnahmen zur Aufrechterhaltung der Vitalfunktionen im Vordergrund.

Ad 1. *Magenspülung* empfiehlt sich in den meisten Fällen bei peroraler Einnahme des Giftes. Ausnahmen bilden Vergiftungen mit Laugen oder ätzenden Säuren wegen der Perforationsgefahr bei der Einführung eines Magenschlauches. Bei Kindern kann man u. U. besser den Versuch machen, Erbrechen auszulösen.

Gegen Magenspülungen bei Schlafmittelvergiftungen werden die Aspirationsgefahr bei bewußtlosen Patienten ohne Abwehrreflexe (Husten) und außerdem die Möglichkeit des Weitertransports des Giftes durch den Magen-Darmkanal angeführt. Es wird weiter angeführt, daß die Magenspülung eine gewisse Zeit nach der Einnahme des Giftes (angegeben werden 4 Std) nutzlos sei, insbesondere wenn der Patient bereits bewußtlos geworden ist.

Die Aspirationsgefahr bei Vornahme einer Magenspülung an einem komatösen Patienten ist im Rahmen der Intensivpflege oder in der Hand eines erfahrenen Anästhesisten jedoch gering, da vorher intubiert wird. Eine Intubation ist ohnehin meist zur Freihaltung der Luftwege und zur Durchführung der künstlichen Beatmung erforderlich. Wird die Spülung mit jeweils nur geringen Flüssigkeitsmengen (höchstens 0,5 l) ausgeführt, ist auch die Gefahr für den Weitertransport des Giftstoffes nicht groß. Ohne Vornahme einer Spülung wird das Mittel sowieso weitertransportiert, möglicherweise allerdings langsamer als bei einer kräftigen Spülung.

Wird — unabhängig vom Ausmaß der Bewußtseinsstörung — angegeben, daß mehr als 4 Stunden seit Einnahme des Giftes vergangen sind, kann der größte Teil bereits resorbiert und das Wirkungsmaximum erreicht sein. Angaben über den Einnahmezeitpunkt sind dabei jedoch ebenso wie die über die Art des Mittels unzuverlässig. *Eine Magenspülung sollte daher in jedem Falle vorgenommen werden.* Sie ist bei sachgemäßer Ausführung nahezu gefahrlos und kann einen sonst schweren Vergiftungsverlauf verhindern oder abkürzen. Dies trifft ebenso auf komatöse Patienten zu. Das Koma kann nämlich durch Resorption nur eines Teils der eingenommenen Menge bedingt sein und der Rest noch in einem durch die Gifteinwirkung oder den darniederliegenden Allgemeinzustand des Kranken atonischen Magen liegen. Dieser Rest kann später weitertransportiert und enteral resorbiert werden, wenn durch therapeutische oder spontane Besserung des Zustandes (durch Senkung der Schlafmittelkonzentration im Körper) die Magenatonie aufgehoben wird. Es muß jedoch nochmal eindringlich darauf hingewiesen werden, daß bei *bewußtlosen* Patienten eine Magenspülung *nur unter sicherer Vermeidung einer Aspiration,* d. h. nach Intubation und Verschluß der Atemwege durch Aufblasen der Tubusmanschette durchgeführt werden darf.

Nach Einführung des Magenschlauches soll man, bevor die Spülung beginnt, den Mageninhalt abzusaugen versuchen. Bei der Spülung, die mit körperwarmer physiologischer Kochsalzlösung (reines Wasser führt zu Elektrolytverlusten aus dem Magen) vorgenommen wird, soll der Kopf des Patienten etwas gesenkt sein. In den Spültrichter, der an den Magenschlauch angesetzt wird, werden jeweils 200 bis 400 ml Spülflüssigkeit eingefüllt. Der Trichter wird mit der gleichen Portion Spülflüssigkeit mehrmals gesenkt und gehoben, so daß diese den Magen durchfluten kann. Aus dem ersten Spülwasser und aus dem abgesaugten Mageninhalt werden *Untersuchungsproben für die toxikologische Untersuchung* abgenommen. Die Spülung wird mit neuer Flüssigkeit wiederholt, bis keine Tablettenreste mehr sichtbar oder die rücklaufende Flüssigkeit nahezu unverfärbt ist. Nur bei sehr wenigen Intoxikationen (Schwermetalle, Alkylphosphate, Blausäure u. a.) gibt es *Antidote* im engeren Sinne, deren Wirksamkeit bewiesen ist. Sogenannte „Universalantidote" wirken, wenn überhaupt, nur schwach entgiftend. In den meisten Fällen empfiehlt es sich, am Ende der Magenspülung der Spülflüssigkeit reichlich Carbo medicinalis (als Adsorbens für Giftstoffe) und zum Abführen 15 bis 30 g Natriumsulfat zuzusetzen. Ein kontinuierliches Absaugen oder die Abklemmung des Schlauches bei der Herausnahme verhindert, daß sich der Schlauchinhalt im Munde entleert.

Ad 2. Die Überwachung der Atmung, des Kreislaufs, des Wasser- und Elektrolythaushalts sowie die Nahrungszufuhr unterscheidet sich bei Intoxikationen grundsätzlich nicht vom Vorgehen bei anderen Intensivpflegefällen. Die Pflegeaufgaben können sich jedoch je nach der Symptomatologie der einzelnen Giftstoffgruppen erheblich unterscheiden. So stehen z.B. bei der Barbitursäuregruppe Bewußtlosigkeit und Atemstörungen im Vordergrund, während bei Vergiftungen mit trizyklischen Antidepressiva Krämpfe und Herzarrhythmien die bedrohlichsten Ereignisse darstellen.

Freie Atemwege durch geeignete Lagerung, Nasensonde, Trachealtubus oder evtl. Tracheotomie zu schaffen, sind ebenso wie eine sorgfältige Bronchialtoilette selbstverständliche Maßnahmen. Die Beatmungsindikation ergibt sich aus dem klinischen Bild oder auf Grund von Blutgasanalysen und dem Säure-Basen-Status. Aus diesem Grunde und im Hinblick auf die übrigen Blutuntersuchungen ist bei längerdauernder Behandlung die Einlage eines Arterienkatheters zweckmäßig.

Puls- und Blutdruckkontrolle gehören zu den Routinemaßnahmen. Bei Fällen mit Arrhythmiegefahr wird ein Kardioskop angeschlossen und ein Defibrillator bereitgestellt. Die Bestimmung der CVP-Werte ist notwendig zur Überwachung der Flüssigkeitstherapie bei der forcierten Diurese, die bei diesen Vergiftungen angezeigt ist. Bei erheblicher Senkung des Blutdrucks mit

Oligurie oder Anurie kann neben der Digitalisierung eine Erhöhung der Pumpkraft des Herzens mit einem Beta-Rezeptorenstimulator (z.B. Alupent) zur Steigerung des Filtrationsdrucks in den Nieren vorteilhaft sein. Eine Erhöhung des Blutdrucks mit vasokonstriktorisch wirkenden Medikamenten ist in solchem Fall dagegen weniger zweckmäßig. Die Flüssigkeits- und Elektrolyttherapie sowie die Ernährung werden im allgemeinen nach den Richtlinien durchgeführt, die in den speziellen Kapiteln beschrieben worden sind. Die Einlage eines Verweilkatheters in die Blase ist in der Regel, ebenso wie bei anderen Kreislauf- und Wasserhaushaltsstörungen, erforderlich.

Ad 3. Die Therapie mit spezifischen *Antidoten* ist, wie erwähnt, von untergeordneter Bedeutung. Es können jedoch absorbierende (Tierkohle), neutralisierende (Magnesia usta; wegen CO_2-Bildung ist Natriumbicarbonat oder Soda kontraindiziert!) oder fällende Stoffe von Nutzen sein, wenn man weiß, welches Gift vorliegt. Bei leichten Intoxikationen ist die Anwendung von Analeptica berechtigt, nicht jedoch wenn Intensivpflegemaßnahmen indiziert sind.

Unter den sonst noch zur Vergiftungstherapie notwendigen Medikamenten sind die Diuretica sowie Mannitol zur Beschleunigung der Giftausscheidung zu nennen. Kohlensäureanhydrasehemmer (Diamox) verbessern durch Alkalisierung des Urins die Ausscheidung u.a. von Barbitursäurepräparaten. Treten bei bestimmten Vergiftungen Krämpfe auf, so können Antiepileptica, Barbiturate oder Muskelrelaxantien notwendig werden. Besonders wichtig ist die medikamentöse Therapie von Herzarrhythmien bei Vergiftungen mit trizyklischen Antidepressiva, bei denen Arrhythmien häufig sind und Kammerflimmern zum Tode führen kann.

Ad 4. Um die Komplikationsgefahren zu verringern, kann eine *Beschleunigung der Ausscheidung des Giftstoffes*, z.B. durch Steigerung der Diurese oder bei schlechter Nierenfunktion durch Dialyse angezeigt sein. In erster Linie kommt die Peritonealdialyse in Betracht, doch kann man gezwungen sein, wegen des stärkeren Nutzeffektes die Hämodialyse zu bevorzugen. Auch durch Veränderung des pH-Wertes im Tubulusurin oder der Dialyseflüssigkeit kann die Ausscheidung von Giftstoffen erleichtert werden. Der Nutzen einer forcierten Diurese oder eine Dialyse kann bei bestimmten Vergiftungen geringfügig sein, wenn die Entgiftung allein durch Abbau des Stoffes im Organismus — bevorzugt in der Leber — erfolgt. Solche Vergiftungen sind in den meisten Fällen schwer zu beeinflussen, es sei denn durch Aufrechterhaltung einer guten Organdurchblutung. Eine Sonderstellung beansprucht Ethchlorvinol (Placidyl), ein Hypno-Sedativum, das hauptsächlich durch die Lungen ausgeschieden wird. Bei einer Vergiftung ist deswegen eine gute Atemfunktion von besonderer Bedeutung.

Ad 5. Zu einer guten *Allgemeinpflege* gehören u. a. auch Prophylaxe und Behandlung von Dekubitalgeschwüren und anderer, vor allem pulmonaler Komplikationen. Häufige Umlagerungen, Waschungen und Massage der belasteten Hautabschnitte sind die wichtigsten Maßnahmen, ebenso wie Atemgymnastik, Bewegungstherapie und der Einsatz von Antibiotica.

Ad 6. Die *Rezidivfrequenz* bei suizidbedingten Intoxikationen ist hoch und liegt bei bis zu 30%. Im Vergleich mit der „akuten Prognose", die in den letzten 10 bis 15 Jahren erheblich verbessert worden ist, bleibt daher die Langzeitprognose durch die zugrundeliegenden psychischen Ursachen ziemlich schlecht. Es ist daher wichtig, jeden Kranken nach Überwindung der akuten Phase in psychiatrische Behandlung und fürsorgerische Betreuung zu überführen. Das Problem ist schwierig, nicht zuletzt wegen der ständig steigenden Zahl der Vergiftungen. In den meisten Krankenhäusern mit einer Intensivpflegeabteilung werden heutzutage jedoch Psychiater und die Fürsorgerin herangezogen.

Maßnahmen zur Stützung von Atmung und Kreislauf (Punkt 2) sind in der akuten Phase bei schweren Intoxikationen am wichtigsten. Man faßt sie unter dem Begriff der „skandinavischen Methode" zusammen. Bei sämtlichen Vergiftungen dürften diese Maßnahmen angemessen und oft die einzig erforderlichen sein. Einige mehr spezifische Maßnahmen sollen im folgenden jedoch in Verbindung mit den üblichen und wichtigsten Intoxikationsgruppen behandelt werden.

Sedativa und Hypnotica

Barbitursäurepräparate sind in Schweden nach wie vor die gebräuchlichsten Mittel bei der Selbstvergiftung (ca. 70%). Sie werden entweder für sich allein oder in Kombination mit anderen Präparaten (Alkohol, Leuchtgas, Psychopharmaca) genommen. In den letzten zwei Jahrzehnten ist die Mortalität der Barbituratvergiftung von ca. 25% auf weniger als 1% gesunken, eine Entwicklung, die der in den fünfziger Jahren eingeführten „skandinavischen Methode" der Intoxikationsbehandlung zuzuschreiben ist. Abgesehen von Fällen, in denen bei Übernahme in die Intensivpflege bereits zerebrale Schäden vorgelegen haben oder die zu lange ohne entsprechende Behandlung blieben, gibt es praktisch keine ins Gewicht fallende Mortalität bei Patienten mit Barbitursäurevergiftungen, wenn sie einer regelrechten Intensivpflege unterworfen wurden. Bewußtlosigkeit, Atemstörungen und Kreislaufinsuffizienz mit Blutdruckabfall sowie spontane Hypothermie sind die hauptsächlichsten *unspezifischen* Symptome der Barbituratvergiftung. Für die sichere Diagnose ist daher der Barbituratnachweis im Urin, im Blut oder Mageninhalt ausschlaggebend.

Eine Magenspülung ist angezeigt, im übrigen reicht die Aufrechterhaltung der

Vitalfunktionen nach den üblichen Intensivpflegegrundsätzen aus. Die Indikation für eine Beatmung ist bei ca. 25% der Patienten gegeben. Durch forcierte Diurese kann man Zeit gewinnen und die Komplikationsgefahren verringern. Sie eignet sich vor allem zur Beschleunigung der Ausscheidung von Barbituraten. Bei schlechter oder aufgehobener Nierenfunktion kann eine Dialyse notwendig werden.

Falls eine Diuresesteigerung durch vermehrtes Flüssigkeitsangebot nicht ausreicht, benutzt man zur Steigerung der Diurese Mannitol. Der Wasserhaushalt wird nach folgenden Grundsätzen eingestellt: Zuerst wird eine Testdosis von 100 ml 20%igem Mannitol i.v. gegeben. Bei positiver Reaktion schließt man einen i.v. Dauertropf mit 10 oder 20%igem Mannitol an. Die Dosierung, d.h. die Tropfgeschwindigkeit, wird so eingestellt, daß eine Flüssigkeits*ausscheidung* von ca. 300 ml/Std eintritt. Dazu sind 1500 bis 2000 ml 10%ige Mannitollösung in 24 Std erforderlich. Die intravenöse Flüssigkeits*zufuhr* — einschließlich der für die gewünschte Diurese erforderlichen Mannitolmenge — wird etwa 50 ml/Std höher eingestellt, als die Urinproduktion im gleichen Zeitraum beträgt. Dadurch übersteigt die Zufuhr innerhalb von 24 Std die Diurese um ca. 1 l, entsprechend der Perspiratio insensibilis. Die Diurese kann bei diesem Vorgehen leicht auf 6 bis 9 l/24 Std gehalten werden. Durch sorgfältigen Ausgleich von Zufuhr und Diurese, wobei CVP-Bestimmungen für die Beurteilung sehr nützlich sind, kann man eine hohe Diurese in Gang halten, ohne daß die Gefahr eines Lungenödems besteht. Wenn eine Tendenz zur Lungenstauung erkennbar wird, soll man eine negative Flüssigkeitsbilanz anstreben, d.h. die Diurese muß größer als die Zufuhr sein. In diesen Fällen ist es besser, auf die forcierte Diurese zu verzichten und sich auf die Diuresesteigerung mit Diuretica (Furosemid oder Etacrynsäure) zu beschränken.

Bei forcierter Diurese entstehen anormale Elektrolytverluste. Diese müssen nach Bilanzierung (Ausscheidungs- und Blutwerte!) ersetzt werden. Die Flüssigkeitszufuhr, die außer der notwendigen Mannitolmenge im allgemeinen 5 bis 8 l/24 Std betragen soll, besteht zweckmäßigerweise zu zwei Dritteln aus 10%iger Invertoselösung unter Zusatz der erforderlichen NaCl- und KCl-Menge und zu einem Drittel aus isotoner Natriumbicarbonat- oder Natriumlaktatlösung. Auf diese Weise entspricht die Chlorid- und Bicarbonatversorgung etwa den physiologischen Bedürfnissen und der Tendenz zur metabolischen Acidose wird entgegengewirkt. Außerdem ist die Kalorienzufuhr mit ungefähr 2000 Kal/24 Std ausreichend.

Durch Alkalisierung des Urins mit Acetazolamid (Diamox) wird die Ausscheidung schwacher Säuren, darunter der Barbitursäure, erhöht. Dies kann man zur Abkürzung der Vergiftungsphase ausnutzen. Eine Dosis von 500 mg Diamox/24 Std ist ausreichend, unabhängig davon, ob die Diurese forciert wird oder nicht. Diamox wirkt außerdem diuresesteigernd, was dabei von Vorteil ist. Diese Behandlung trägt in gewissem Umfange zur Entwicklung einer metabolischen Acidose bei, woran man bei Beurteilung des Säure-Basen-Gleichgewichts denken muß. Durch Alkalisierung des Urins tritt eine erhöhte Dissoziierung schwacher Säuren, einschließlich der Barbitursäuren, ein, wodurch deren Rückresorption in den Nierentubuli gehemmt, die Ausscheidung also erhöht wird. Mit dem gleichen Ziel kann man der Dialyseflüssigkeit THAM zusetzen, wenn man die Barbituratausscheidung mit Hilfe der Peritonealdialyse beschleunigen will.

Bezüglich der Zeit und der Komplikationen kann man viel durch forcierte Diurese oder Peritonealdialyse, evtl. durch Kombination beider Verfahren gewinnen. Beide Maßnahmen beanspruchen jedoch speziell ausgebildetes Personal und lassen sich deswegen an manchen Kliniken nur schwer durchführen. Ohne Dialyse kann die Behandlung der Barbituratvergiftung dennoch erfolgreich durchgeführt werden, wenn auch nicht immer gleich schnell und komplikationslos. Für die Aufrechterhaltung des Kreislaufs muß ein optimales Blutvolumen in der vasomotorisch mehr oder weniger eingeengten Blutbahn vorliegen. Auf diese Weise läßt sich eine gute Organdurchblutung aufrechterhalten; blutdrucksteigernde Medikamente sind kaum erforderlich.

Glutethimid (Doriden) ist ein Schlafmittel, das häufig zur suizidalen Vergiftung benutzt wird. Die Patienten können schwer beeinträchtigt und tief bewußtlos sein. Zuweilen kommt es zum zweigipfligen Vergiftungsbild infolge fortdauernder Absorption aus dem Intestinum oder durch Freisetzung aus den Fettdepots. Doriden wird mit dem Urin ausgeschieden. Forcierte Diurese oder Dialyse können das Aufwachen beschleunigen. Bei leichten Vergiftungen erfolgt dies ohnehin rasch, allgemeine Intensivpflegemaßnahmen sind dann ausreichend.

Promethazin (Atosil) und *Chlorpromazin* (Megaphen) werden als Sedativa verordnet und auch als Suizidmittel benutzt. Vergiftungen verursachen neben Bewußtlosigkeit auch Krämpfe, die mit Muskelrelaxantien oder Barbituraten behandelt werden. Dabei muß man im Hinblick auf die Potenzierung der Barbituratwirkung vorsichtig sein. Die adrenolytische Wirkung dieser Substanzen führt zu Blutdrucksenkung durch Gefäßdilatation. Blutdruckerhöhende Mittel benötigt man in der Regel jedoch nicht, wenn das Blutvolumen durch ausreichende Flüssigkeitszufuhr optimal gehalten wird. Diese Stoffe werden zu ca. 10% im Urin ausgeschieden. Deswegen kann man nur eine gewisse Wirkung der forcierten Diurese erwarten, die jedoch in den schwersten Vergiftungsfällen trotzdem versucht werden sollte. Mit der Dialyse läßt sich eine bessere Wirkung erreichen.

Meprobamat (Miltaun) wird wegen seiner breiten Verwendung als Tranquilizer häufig zu Suizidversuchen benutzt. Es verursacht im allgemeinen keine schweren Intoxikationen, da große Dosen erforderlich sind, um Bewußtlosigkeit zu erreichen. Meist genügen die üblichen Intensivpflegemaßnahmen. Forcierte Diurese kann jedoch sinnvoll sein, da Meprobamat mit dem Urin ausgeschieden wird (10% unverändert und der Rest größtenteils an Glukuronsäure gebunden).

Bei Vergiftungen mit *Morphin* und *morphinähnlichen Präparaten* kann, außer den unspezifischen Maßnahmen, eine Behandlung mit dem Antidot *Nalorfin* von großem Nutzen sein.

Diazepam-Präparate (Librium, Valium) sind Sedativa, die in großem Umfang verordnet werden und infolgedessen auch bei Vergiftungen vorkommen. Die Toleranzbreite ist groß, und es sind erhebliche Dosen erforderlich, bis Vergiftungen zur Bewußtlosigkeit führen. Diese sind selten alarmierend. Maßnahmen zur Verstärkung der Ausscheidung über den Urin sind, da das Mittel hauptsächlich mit dem Harn ausgeschieden wird, angezeigt.

Die Mehrzahl der Intoxikationen mit Sedativa und Hypnotica verursacht eine *spontane Hypothermie*, wahrscheinlich in erster Linie infolge peripherer Gefäßdilatation, jedoch auch dadurch, daß die natürlichen wärmebildenden Reaktionen bei Kälteexposition ausbleiben. Bei einer kräftigen Hypothermie (T < 30°) muß man auf die Entstehung lebensbedrohender Herzarrhythmien eingestellt sein. Es sollte daher in solchen Fällen einekardioskopische Überwachung erfolgen. In der Aufwachphase der Vergiftung kommt es zuweilen zu einem Temperaturanstieg auf 39 bis 40 °C, ohne daß hierfür eine bakterielle Infektion als Ursache feststellbar ist.

Trizyklische Antidepressiva

[Amitriptylin (Laroxyl) und Imipramin
(Tofranil) u. a.]

Diese Mittel nehmen an Beliebtheit zu, sie
ersetzen in gewissem Umfang und ergänzen
die Elektrokrampftherapie (Elektroschock)
von Depressionen. Suizidversuche mit diesen Mitteln sind noch selten, sie sind jedoch
im Zunehmen begriffen. Unter dem Einfluß
dieser Stoffe wird Noradrenalin, die Transmittersubstanz in den adrenergischen Sy-
napsen, am Wiedereintritt in die synap-
tischen Nervenendigungen gehindert, es
kommt zu einer Anhäufung an den adre-
nergen Rezeptoren. Dadurch entsteht eine
erhöhte adrenergische Aktivität.

Symptome der Vergiftung mit diesen
Stoffen sind: Bewußtlosigkeit, generalisierte
Krämpfe und Herzarrhythmien mit Herzinsuffizienz, Blutdruckabfall sowie Lungenkomplikationen. Möglicherweise kann die
Vergiftung sich direkt auf das Myokard
auswirken. Die Arrhythmien sind unterschiedlicher Art: Tachykardie, AV-Block,
Schenkelblock, pathologische Kammerkomplexe, ventrikuläre Extrasystolen und
Kammerflimmern. Tödlicher Ausgang beruht in den meisten Fällen auf Kammerflimmern. Daher ist stets Kardioskopüber-
wachung erforderlich.

Derartige Vergiftungen sind sehr oft
hochgradig und schwer zu meistern. Die
Stoffe werden nur in geringem Umfange
durch den Urin ausgeschieden, eine Steigerung der Diurese ist daher ohne nennenswerten Einfluß auf die Eliminationsge-
schwindigkeit. Auch die Austauschmög-
lichkeiten durch Peritonealdialyse fällt für
die Ausscheidung nicht ins Gewicht. Die
Entgiftung muß durch Angriff am Stoffwechsel der Mittel erfolgen. Über die unspezifischen Intensivpflegemaßnahmen hinaus scheinen die Behandlung der Herzarrhythmien, der Myokardinsuffizienz und
der Krämpfe von besonderer Bedeutung zu

sein. Da die toxische Wirkung auf erhöhter
adrenergischer Aktivität beruht, sind beta-
blockierende Medikamente (Propranolol)
nützlich, diese können jedoch bei gleichzeitig vorliegender Myokardinsuffizienz zur
Verstärkung derselben beitragen. Mit intravenöser Verabreichung von Lidocain (Xylocain) (500 bis 1000 mg/1000 ml Infusionsflüssigkeit im Verlauf von 24 Std gegeben)
lassen sich ebenfalls gute Ergebnisse erzielen. Lidocain ist auch gegen die Krämpfe
wirksam, gegen die man zusätzlich ein
Barbitursäurepräparat oder Diazepam verabreichen kann. Störungen des Säure-
Basen-Gleichgewichts und des Kaliumhaushalts sind zu korrigieren. Man muß
selbstverständlich von einer blutdruck-
steigernden Behandlung mit Noradrenalin
absehen. Im Hinblick auf die toxische
Myokardschädigung, die bei diesen Vergiftungen auftreten kann, wird eine Behandlung mit Steroiden zur Therapie der
Herzrhythmusstörungen empfohlen (beispielsweise 500 mg Hydrocortison in 24 Std
im i. v. Tropf).

Organische Phosphorverbindungen,
Insektizide

(Paration, TEPP o. ä.)

Diese Mittel sind *Cholinesterasehemmer*, die zu
einer Anhäufung von Acetylcholin führen,
weil dieses nicht, wie normalerweise, durch
die Cholinesterase abgebaut wird. Das
Acetylcholin bildet die Transmittersubstanz
an den motorischen Endplatten der querge-
streiften Muskulatur, an den parasympathi-
schen Nervenenden und den autonomen
Ganglien sowie in bestimmten Bereichen des
Zentralnervensystems. Die Symptome sind
cholinergischer Natur und bestehen aus ver-
mehrtem Sekretfluß aus der Nase, vermehrter Speichelsekretion, Bronchokonstrik-
tion und reichlicher Absonderung von
Bronchialsekret, gastrointestinalen Krämpfen

und kolikartigen Schmerzen. Das wichtigste Symptom ist die extreme Pupillenverengung. In der Skelettmuskulatur führt die Acetylcholinanhäufung zuerst zu Muskelzuckungen und Krämpfen und später zu Lähmungen. Dadurch kommt es zur Ateminsuffizienz, verstärkt durch die Symptome vonseiten der Luftwege. Die zentrale Wirkung führt zur Bewußtlosigkeit.

Die Cholinesterase kann durch Pralidoxim (PAM) oder Obidoxim (Toxogonin) reaktiviert werden. *Gegen die Symptome der Vergiftung ist Atropin das wirksame Antidot.* PAM *und* Atropin bieten neben künstlicher Atmung und den übrigen Intensivpflegemaßnahmen die wirksamste Therapie. PAM wird in Dosen von 1 bis 2 g i.v., Obidoxim in einer Dosis von 0,1 bis 0,25 g i.v. verabfolgt. Es kann nötig sein, diese Gabe nach einigen Stunden zu wiederholen, da diese Substanzen rasch ausgeschieden werden. Atropin wird bei schweren Vergiftungen in hohen Dosen bis 5 mg i.v. gegeben, bei wiederholter Verabreichung bis zu insgesamt 10 bis 50 mg. Atropin beeinflußt jedoch nicht die Wirkung des Giftes auf die autonomen Ganglien oder die quergestreifte Muskulatur. Die wiederholte Dosierung des Atropins erfolgt nach der Pupillenweite bzw. nach dem Ausmaß der Speichelsekretion.

Digitalis

Überdosierung mit Digitalis führt nicht zu Bewußtseinsstörungen, der Patient benötigt auch keine eigentliche Intensivpflege, wohl aber wegen der Gefahr von Herzarrhythmien eine intensive Überwachung. Bauchschmerzen, Übelsein, Farbensehen und Erbrechen sind die Symptome der Digitalisüberdosierung. Die Arrhythmien können unterschiedlicher Art sein, wie Bradykardie, Block, Tachykardie, ventrikuläre Extrasystolen (Bigeminus!) oder Kammerflimmern. Kardioskopische Überwachung

und Bereitstellung eines Defibrillators sind notwendig.

Der Kalium- und Calciumgehalt des Blutes muß ebenso wie der Säure-Basen-Status sorgfältig überwacht werden. Die der Digitalis synergistische Wirkung der Calciumionen kann durch Behandlung mit Äthylendiamintetraessigsäure (EDTA), die mit Calcium eine komplexe Verbindung eingeht, abgeschwächt werden. Infusion von Kalium setzt die Digitaliswirkung herab, das ist dann besonders wichtig, wenn eine Hypokaliämie vorliegt (Erbrechen!). Je nach Art der vorliegenden Arrhythmie werden Medikamente wie Chinidin, Procainamid, Lidocain, Atropin oder Orciprenalin verabfolgt.

Salizylsäurederivate

Vergiftungen mit diesen Mitteln führen zu unspezifischen Symptomen wie Übelkeit, Erbrechen, Diarrhoe, Schweißausbrüche, Durst und Blutungen (verlängerte Prothrombinzeit). Als Symptome seitens des Zentralnervensystems treten Unruhe, Benommenheit, Doppelsehen, delirante Zustände, allgemeine Krämpfe und Bewußtlosigkeit auf.

Auffälligste Symptome bei der Salizylatvergiftung sind Störungen im Säure-Basen- und Elektrolythaushalt. Im allgemeinen besteht eine kräftige Hyperventilation, die sogar zu Alkalosekrämpfen führen kann. Die Hyperventilation wird als Folge der zentralerregenden Wirkung des Salizylats angesehen und nicht so sehr als respiratorische Kompensation einer primär metabolischen Acidose. Eine metabolische Acidose im Beginn des Verlaufs wird als renale Kompensation der primären hyperventilatorischen Alkalose angesehen. Auch im späteren Verlauf kann eine metabolische Acidose entstehen, die z.T. darauf beruht, daß Salizylverbindungen eine Stoffwechselsteigerung und dadurch Hypoglykämie und Ketose verursachen können.

Infolge der Säure-Basen-Gleichgewichtsstörungen können Verschiebungen der Kaliumwerte eintreten, die deshalb sorgfältig kontrolliert werden müssen. Anfänglich liegt dabei oft eine Hypokaliämie vor, die korrigiert werden muß. Die metabolische Acidose im späteren Verlauf behandelt man mit Bicarbonat, das bei einer zu Beginn auftretenden respiratorischen Alkalose zu vermeiden ist.

Die Ausscheidung von Salizylsäurederivaten wird durch Alkalisierung des Urins mit Diamox beschleunigt. Forcierte Diurese erhöht die Ausscheidung der Salizylsäurederivate. Sie können auch durch Dialyse eliminiert werden, wobei man der Dialyseflüssigkeit am zweckmäßigsten THAM (z. B. 33 mval/l) zusetzt.

Kohlenmonoxyd

Die Vergiftungssymptome bei Kohlenmonoxyd (Leuchtgas, Verbrennungsabgase) beruhen auf Sauerstoffmangel, der dadurch entsteht, daß das Hämoglobin eine etwa 300mal größere Affinität zum Kohlenmonoxyd als zum O_2 besitzt und dadurch der Sauerstofftransport mehr oder weniger, je nach Ausmaß und Zeit der Kohlenmonoxydwirkung blockiert wird. Die Behandlung besteht in Zufuhr von reinem O_2, um die Voraussetzungen zur Bindung von Sauerstoff an Hämoglobin zu verbessern. Bei Atemstörungen kann Respiratorbeatmung in Betracht kommen und bei schwersten Vergiftungen Therapie mit und ohne Respirator unter Überdruck im Drucktank (hyperbare O_2-Behandlung).

Wundstarrkrampf

Die *Prophylaxe* des *Tetanus* ist nach wie vor chirurgisch-immunbiologisch, die erfolgreiche *Behandlung* wurde jedoch erst durch die in den letzten Jahrzehnten erzielten Erfahrungen auf dem Gebiete der Anästhesiologie und Intensivpflege ermöglicht. Sie besteht aus den wesentlichen Maßnahmen wie Sedierung, Narkose, Muskelrelaxation, Beatmung, Flüssigkeits- und Elektrolytzufuhr und Ernährung. Dazu kommen immunbiologische Behandlung, Anwendung von Antibiotica, gute Allgemeinpflege sowie Thrombo-Embolieprophylaxe.

Bevor diese speziellen Behandlungsmaßnahmen beschrieben werden, soll eine kurze Darstellung der Krankheit gegeben werden. Auch die chirurgische und immunologische Prophylaxe sollen kurz erwähnt werden.

Vorkommen

In Schweden gibt es ca. 20 bis 30 Tetanusfälle pro Jahr. Dagegen ist die Krankheit z. B. in Indien sehr häufig und beläuft sich auf mehrere Zehntausend Fälle. Die Mortalität ist für die gesamte Erde mit ca. 60 000 Fällen jährlich berechnet worden. Die niedrige Morbidität in Schweden dürfte auf die jetzt übliche Prophylaxe bei Kindern (Trippelvakzinierung) und Wehrpflichtigen zurückzuführen sein.

Ätiologie

Die Krankheit wird von Clostridium tetani verursacht. Der Erreger bildet Sporen, die reichlich in gedüngter Erde und im Kot, besonders von Pferden vorkommen. Die

Entwicklung der Erreger aus der Sporenform erfordert *anaerobe* Bedingungen. Eine Infektion mit Tetanuserregern oder Sporen kann durch beliebige Wunden erfolgen, zur Toxinbildung kommt es aber nur bei niedriger Sauerstoffspannung im infizierten Gewebe. Die Krankheit stellt eine Vergiftung durch das Bakterientoxin dar. Stichwunden, Trittwunden in Nägel, Stiche unter Finger- und Zehennägel oder Wunden mit devitalisiertem Gewebe sind typische Schäden nach denen ein Wundstarrkrampf, besonders bei Verunreinigung der Wunde durch Erde oder Schmutz auftreten kann.

Inkubationszeit

Die Zeitspanne zwischen der Verletzung und dem Auftreten der ersten Tetanussymptome schwankt zwischen 2 Tagen und 3 Wochen.

Prognose und Mortalität

Früher war man der Auffassung, daß die Prognose in einem bestimmten Verhältnis zur Inkubationszeit stehen würde: je kürzer die Inkubationszeit, desto schlechter die Prognose. Jetzt beurteilt man sie eher aufgrund der Dauer der sog. „Einsatzzeit", d. h. der Zeit, die zwischen dem ersten Auftreten von Symptomen bis zum vollentwickelten Tetanus mit Krampfanfällen verstrichen ist. Die „Einsatzzeit" schwankt zwischen 2 Tagen und 2 Wochen und je kürzer sie ist, desto ungünstiger pflegt die Prognose zu sein. Die Mortalität war noch vor etwa 10 Jahren mit 30 bis 40% in unserem Land recht hoch. Im vorgeschrittenen Alter (über 60 Jahre) und im Säuglingsalter ist die Mortalität am höchsten.

Die *Prognose* des ausgebrochenen Tetanus ist in den letzten Jahren wesentlich verbessert worden, u. a. infolge einer rationelleren Therapie. Wahrscheinlich führt das

Vorliegen einer Grundimmunität nach früherer Schutzimpfung zu einem gelinderen Krankheitsverlauf, selbst wenn die Immunität zur Zeit des Unfalles nicht ausreicht. Auch dies dürfte zu einer besseren Prognose beitragen. In vielen Krankenhäusern in Schweden werden selbst die schwersten Tetanusfälle erfolgreich behandelt. Nach Tetanus bleiben keine Dauerschäden zurück.

Pathogenese und Symptomatologie

Der Tetanusbazillus bildet ein Neurotoxin mit Affinität zu den motorischen Endplatten (Übertragung zwischen Nervenfaserende und Muskelzelle), das sich über die motorischen Neuronen in zentripetaler Richtung ausbreitet und die Vorderhornzellen im Rückenmark angreift. Auch eine weitere Ausbreitung in zentraler Richtung zu den Basalganglien und den Hirnnervenkernen kann vorkommen.

Das Toxin blockiert die Hemmung in den polysynaptischen Reflexen, was zum Auftreten einer tonischen Spastizität führt. Diese beginnt gewöhnlich in Form von Schluckbeschwerden und Steifheit in den Gesichts- und Kaumuskeln, wodurch der typische Gesichtsausdruck, der sog. „Risus sardonicus" entsteht. Früh tritt auch Steifheit in Hals- und Nackenmuskeln auf. Allmählich nimmt die Spannung in der gesamten Skelettmuskulatur zu. Dabei kann es aufgrund des Überwiegens der kräftigen Rückenstrecker zur sog. Opistotonusstellung (Spreizbogenstellung) kommen. Die Atembewegungen werden infolge des Spannungszustandes der Atemmuskulatur eingeschränkt, der Bauch fühlt sich bretthart an.

Die generalisierte tonische Spastizität kann durch schwerste Krampfanfälle verschlimmert werden, die selbst durch kleine Reize wie Schmerzen, Licht oder Geräusche („Triggereffekt") ausgelöst werden können. Die Anfälle sind von unterschiedlicher Dauer, gelegentlich mehrere Minuten lang, wobei der Patient sich in einem lebensbedrohlichen Zustand mit nahezu aufgehobener Atmung befindet. Der Thorax ist in Inspirationsstellung fixiert, und ein Laryngospasmus kann hinzutreten. Die Atmung ist oft zusätzlich durch reichliche Sekretmengen in den Luftwegen erschwert.

Die schmerzhaften Krampfanfälle stellen eine große Belastung dar, der Patient schwitzt kräftig und ist nach dem Anfall völlig ermattet. Der Tod kann durch Erschöpfung, häufiger jedoch infolge von Hypoxie und Kreislaufkollaps im Krampfanfall eintreten. Zuweilen kommen auch Lungenkomplikationen als Todesursache in Betracht. Manchmal ist eine Lungenembolie in einer Ruhephase oder während der Mobilisierung nach Ausheilung der eigentlichen Wundstarrkrampferkrankung eingetreten.

Prophylaxe

Aktive Immunisierung. Eine vollständige Schutzimpfung mit 3 Vakzine-Injektionen (Tetanustoxoid) in etwa 1 Monat Zwischenraum zwischen den beiden ersten und wenigstens 6 Monaten zwischen den beiden letzten Injektionen bietet absoluten Schutz gegen Tetanus. Die Wirkungsdauer der Impfung ist nicht bekannt, sie hält jedoch wenigstens 5 Jahre vor. Eine gewisse Grundimmunität dürfte nach einer Schutzimpfung lebenslang bestehen bleiben. Die volle Schutzwirkung kann man bei einem frischen Unfall rasch durch eine erneute einmalige Schutzimpfung aufbauen („booster"-Dosis). Eine Erstimpfung bei einem frischen Unfall reicht dagegen nicht, um einen Antitoxinschutz zu erzielen. Es ist also wichtig, daß ein großer Teil der Bevölkerung schutzgeimpft ist.

Passive Immunisierung. Vor Einführung der aktiven Immunisierung verabreichte man, um einen gewissen Schutz zu erzielen,

Antitoxin meist als Pferde- oder Rinderserum. Die Wirkung ist kurzdauernd, hält etwa eine Woche an, der Schutz ist daher ungenügend. Die Injektion von Pferde- oder Rinderserum stellt zudem eine Zufuhr von artfremdem Eiweiß dar und kann zu ernsten allergischen Reaktionen führen. Anaphylaktische Schocks mit Todesfällen sind vorgekommen. Die Behandlung mit artfremdem Antitetanusserum sollte deshalb nicht mehr vorgenommen werden, insbesondere da man jetzt eine passive Immunität durch *humanes Antitetanustoxin* herbeiführen kann. Dies besteht aus Gammaglobulin von hyperimmunisierten Blutspendern. Die Schutzwirkung hält länger als einen Monat an, die Gefahr von Unverträglichkeitsreaktionen ist wesentlich geringer. Humanes Immunglobulin ist allerdings relativ teuer.

Erwünscht wäre eine höhere Impffrequenz, die bei frischen Verletzungen schützen und es ermöglichen würde, dem Körper durch eine Boosterdosis nach einer späteren Verletzung rasch wieder einen vollen Schutz zu bieten. Das wertvolle Immunglobulin könnte dann den nicht geimpften Patienten vorbehalten bleiben, falls eine besondere Tetanusgefahr vorliegt. Die heterologen Pferde- oder Rinderseren sind in Schweden seit 1968 aus der Therapie verschwunden.

Die chirurgische Wundbehandlung stellt die eigentliche Vorbeugungsmaßnahme bei Verletzungen dar, selbst wenn die Schutzimpfung die wichtigste Prophylaxe im eigentlichen Sinne darstellt. Die chirurgische Behandlung bezweckt die Entfernung von zerstörtem und devitalisiertem Gewebe, in dem Sporen und Bazillen vorhanden sein und einen günstigen Nährboden finden könnten. Wenn Zweifel darüber bestehen, ob die Wundversorgung genügend radikal gewesen ist, soll eine Primärnaht unterbleiben.

Die Verabreichung von Antibiotica kann nur insofern bei Verletzungen als Prophylaxe gelten, als dadurch andere

Infektionen verhindert werden, die sonst zum Entstehen anaerober Verhältnisse beitragen könnten.

Therapie

Die meisten prophylaktischen Maßnahmen gehören auch zur Therapie des manifesten Tetanus. Man nimmt eine möglichst radikale Wundexzision vor und verabreicht Antibiotica. Mit Immunglobulin und einer Boosterdosis von Schutzimpfstoff versucht man, das freizirkulierende, noch nicht an Nervengewebe gebundene Tetanustoxin zu neutralisieren, soweit es aus Sporen und Bazillen stammt, die durch Wundexzision nicht entfernt werden konnten, z.B. bei unbekannter Eintrittspforte der Infektion.

Bei ausgebrochenem Tetanus soll auch eine Erstimpfung vorgenommen werden, obwohl sie im eigentlichen Sinn keine Therapie des akuten Zustandes darstellt. Eine Tetanuserkrankung als solche führt nämlich nicht zu einer ausreichenden dauernden Immunität. Über die intensivpflegerischen Maßnahmen hinaus können folgende therapeutische Richtlinien gegeben werden: *Humanimmunglobulin* wird intramuskulär in Dosen von 5000 bis 10 000 IE verabreicht. Es ist in den Behring-Werken)* und in Apotheken erhältlich. Auch größere Krankenhäuser sollten es auf Lager haben.

Impfstoff (Tetanol) wird als Boosterdosis (0,5 bis 1 ml) oder als regelrechte Schutzimpfung mit jeweils 0,5 ml in 14tägigem Abstand während des Krankheitsverlaufs gegeben.

Antibiotica, z.B. Ampicillin (6stündl. 250 bis 500 mg) oder Oxytetracyclin (Terramycin) (3 g tägl.) sind gegen Tetanusbazillen wirksam und werden zweckmäßigerweise dem intravenösen Tropf zugesetzt.

Die Antibiotica haben keine Wirkung auf die Tetanuserkrankung selbst, da sie das Toxin nicht beeinflussen. Antibiotica werden gegen die als Komplikation nicht ungewöhnliche Pneumonie eingesetzt.

Diese therapeutischen Maßnahmen sind insoweit kausal, als sie auf die Bekämpfung der Sporen, Bazillen und des nichtfixierten Toxins abzielen. Gegen die Toxinwirkung im ZNS, d.h. den manifesten Krankheitszustand, besitzen wir jedoch noch keine kausale Therapie. Die Behandlung muß daher symptomatisch bleiben und solange fortgesetzt werden, bis die Toxinwirkung auf das ZNS abgeschwächt oder aufgehoben ist. Dies dauert gewöhnlich etwa zwei bis drei Wochen. In dieser Phase der symptomatischen Behandlung nutzt man die Möglichkeiten der modernen Anästhesie und Intensivpflege aus. Selbst leichtere Fälle gehören wegen der notwendigen Überwachung auf eine Intensivpflegeabteilung. Auch bei solchen Fällen kann eine aktive Behandlung erforderlich werden, da lebensbedrohende Krampfzustände plötzlich und unvorhersehbar auftreten können. In den meisten Fällen von manifestem Tetanus ist oder wird eine *Tracheotomie* notwendig. Man nimmt sie in Intubationsnarkose gleichzeitig mit der Wundexzision vor, falls diese nicht schon früher erfolgt ist. Auch ein sicherer Zugang zu einer zentralen Vene muß geschaffen werden. Langdauernde intravenöse Behandlung mit Sedativa, Muskelrelaxantien und Nährstoffen führt bei Verwendung peripherer Venen mit hoher Wahrscheinlichkeit zur Thrombophlebitis. Deswegen ist eine Kanüle oder ein Katheter in der V. subclavia vorzuziehen. Auf diese Weise kann auch der zentrale Venendruck gemessen werden, was die Beurteilung der Wirkung der Kreislauf- und Flüssigkeitstherapie erleichtert. Mit Hilfe des Tracheostomas lassen sich die Luftwege leichter freihalten und — wenn nötig — eine Respiratorbehandlung einleiten.

*) In dringenden Fällen sind Sera und Impfstoffe beim ständigen Notdienst der Behringwerke AG. 355 Marburg/Lahn, Tel.: (06421) 2021 anzufordern.

Durch ein ruhiges, geräusch- und licht-armes Milieu und die Vermeidung un-nötiger Pflegemaßnahmen am Patienten versucht man, in möglichstem Umfang den „Auslöser-Effekt" (trigger-effect) einzu-schränken. In leichten Fällen kann dies neben einfacher Sedierung therapeutisch ausreichend sein. Sedierung oder leichte Dauernarkosen senken die tonische Spasti-zität und Krampfneigung. Auch das im allgemeinen auftretende Fieber wird da-durch gesenkt, ein Effekt, der sich durch gefäßerweiternde Medikamente verstärken läßt. Ein „lytischer Cocktail" (s. S. 42) ist oft als sedierende, analgetische und gefäß-erweiternde Mischung zweckmäßig. Man gibt ihn je nach Bedarf in einfacher, doppel-ter oder sogar dreifacher Menge auf 1000 ml Infusionsflüssigkeit. Mit Hilfe der Tropf-geschwindigkeit wird die Minimaldosis er-mittelt. Der Bedarf an Sedativa schwankt individuell sowohl bezüglich der Dosis als auch des Präparates. Die Auswahl des Mittels ist nicht von so großer Bedeutung. Man kann ausprobieren, welches Mittel am besten für den Patienten geeignet ist, wobei man auch die Gewöhnungsgefahr berück-sichtigen sollte.

Wenn der Krampfzustand nur durch Sedierung beherrscht werden kann, werden u. U. Dosen benötigt, die nicht nur die Atmung, sondern auch den Kreislauf beeinträchtigen. Die medikamen-töse Behandlung besteht daher häufig aus einer Kombination von Sedierung und Muskelrelaxantien, wobei man eine Be-einträchtigung des Kreislaufs vermeiden und sich auf die Sicherung einer ausreichen-den Atmung konzentrieren kann. Im allge-meinen wird dabei der Einsatz des Respira-tors notwendig. Dadurch, daß Muskel-relaxantien die schweren Krampfschmerzen lindern, können Sedativa und Analgetica in geringeren Dosen gegeben werden. Gefäßerweiternde Medikamente (z.B. Hyder-gin) werden im Hinblick auf eine eventuell notwendige Temperatursenkung dosiert.

Zur Muskelentspannung bei Tetanus sind verschiedene Mittel angewandt wor-den. Das *Mephenesin* hat eine zentrale Wir-kung und eine Hemmwirkung auf die polysynaptischen Reflexe im Rückenmark. Wegen seiner Nebenwirkungen wird Me-phenesin jedoch nicht mehr verwandt. Andere Glyzerinäther vom Typ des Me-phenesins (z.B. My 301) können i.v. ohne wesentliche Nebenwirkungen beim Tetanus als Muskelrelaxans gegeben werden. Sehr bewährt hat sich auch die wiederholte Gabe von Benzodiazepinderivaten (z.B. Valium).

Mit dem peripher wirkenden Curare (d-Tubocurarin) kann man in jedem Fall die tonische Spastizität und die Krampfan-fälle beherrschen, die Höhe der Dosierung macht jedoch eine künstliche Beatmung not-wendig. Da man bei länger dauernder Be-handlung ziemlich große Dosen zuführt, kann der histaminfreisetzende und ganglien-blockierende Effekt des Curare zu Kreislauf-störungen mit Blutdruckabfall führen. Auch Herzarrhythmien und Herzstillstand als Komplikationen sind beobachtet worden. Das ebenfalls peripher angreifende *Succinyl-cholin* hat keine histaminfreisetzende oder blutdrucksenkende Wirkung. Man hat mit Succinylcholin sehr gute Erfahrungen bei der Tetanusbehandlung gemacht. Die bei Succinylcholin beobachteten Kreislaufwir-kungen in Form von Bradykardie (Acetyl-cholinwirkung!) und — bei großen Dosen — sogar kurzdauernder Asystolie verlieren an Bedeutung, wenn das Mittel in der durch Probieren festgestellten *kleinsten* krampf-lösenden Dosis und mit gleichmäßiger Dosiergeschwindigkeit verabreicht wird. Auch die Succinylcholinbehandlung macht Respiratorbeatmung erforderlich. Es ist schwer, eine gleichmäßige Wirkung durch wiederholte intravenöse Injektionen zu er-reichen. Die Dosierung wird dann ungleich-mäßig und die Menge insgesamt unnötig groß. Die besten Ergebnisse erhält man bei Verwendung einer motorgetriebenen Injek-tionsspritze mit verstellbarer Injektionsgeschwindigkeit. Die 100 ml-Spritze des Gerätes wird über einen Dreiwegehahn mit einer Flasche mit Succinylcholinlösung und mit dem Patienten verbunden (Abb. 69). Die Succinylcholinkonzentration und die

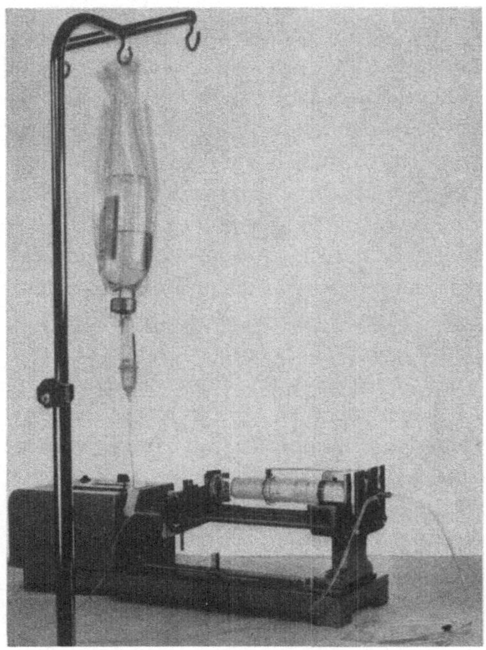

Abb. 69. *Apparatur zur Injektion von Muskelrelaxantien bei Tetanusbehandlung.* Mit Hilfe einer motorbetriebenen Injektionsspritze (100 ml) kann das Mittel gleichmäßig zugeführt werden. Durch Umstellung eines Dreiwegehahns kann Nachfüllung der Spritze aus einer Infusionsflasche mit dem darin gelösten Mittel erfolgen

Injektionsgeschwindigkeit werden so eingestellt, daß man die geringstmögliche Dauerdosierung erhält. Welche Menge an Infusionslösung erforderlich ist, hängt z. T. vom gesamten Flüssigkeitsbedarf des Patienten ab. Der Einfachheit halber und um eine gleichmäßige Dosierung zu erhalten, soll das Volumen nicht größer sein als der Inhalt von 4 bis 5 Spritzenfüllungen. Die absolute Succinylcholinmenge ist sehr schwankend und hängt u. a. davon ab, in

welchem Ausmaß der Patient sediert wird. Im allgemeinen handelt es sich um 100 bis 200 mg/Std. Man sollte nicht mehr Succinylcholinlösung zusetzen, als in 12 bis 24 Std verbraucht werden, da die Succinylcholinwirkung in neutralem oder alkalischem Milieu zeitlich begrenzt ist (die unverdünnte Injektionslösung von Succinylcholin hat einen pH-Wert von 3,6).

Die Spritze kann unter Benutzung des Dreiwegehahns gefüllt werden, ohne daß man das Infusionssystem auseinandernehmen muß. Dies erleichtert die Arbeit und verringert das Infektionsrisiko. Im Hinblick auf Infektionen bevorzugt man physiologische Kochsalzlösung vor Zuckerlösungen, da letztere das Bakterienwachstum begünstigen. Die sterile ungefüllte Spritze wird unter sterilen Bedingungen in das Gerät eingesetzt und an das Dreiwegesystem angeschlossen. Die Spritze wird daraufhin maschinell durch Einlegen des Rückwärtsganges gefüllt und dann mit der gewünschten Geschwindigkeit in Gang gesetzt. Zur Sicherung der Sterilität des herausgezogenen Spritzenkolbens muß dieser steril abgedeckt werden. Erneute Füllung der Spritze erfolgt auf entsprechende Weise unter sterilen Bedingungen.

Mit diesem Verfahren ist es ziemlich einfach, die geringstmögliche Dosis festzustellen, mit der sich der Krampfzustand des Patienten beherrschen läßt. Man kann auch leicht feststellen, wann die Spastizität so weit nachgelassen hat, daß ausreichende Spontanatmung eintreten kann.

Bei einer derartigen Behandlung ist im Hinblick auf mögliche kardiale Komplikationen Überwachung mit dem Kardioskop erforderlich.

Ernährung

In leichteren Fällen kann die Ernährung per os erfolgen. Bei den Fällen mit stärkerem Intensivpflegecharakter erfolgt die Ernährung parenteral, zumindest in den ersten Tagen, wenn im allgemeinen eine Darmlähmung vorliegt. Danach kann man zur enteralen Zufuhr übergehen. Als Argument gegen eine längerdauernde Sondenernährung wird die Gefahr von Rachen- und Oesophagusverletzungen angeführt. Mit den modernen Nährsonden aus relativ leichtem Plastikmaterial lassen sich diese Nachteile vermeiden. Lageänderungen und Sondenwechsel können oft erfolgen und man kann die Sondenernährung zwei bis drei Wochen lang durchführen. Bei längerem Verlauf sollte man die Anlage einer Magenfistel erwägen.

Der Nährstoff- und Flüssigkeitsbedarf unterscheidet sich nicht von dem anderer Patienten, etwa 3 l und 2000 bis 2500 Kal pro Tag dürften angemessen sein. Der Wasserhaushalt sollte so eingestellt werden, daß eine Urinausscheidung von 1,5 bis 2 l pro Tag möglich ist.

Bei diesen Patienten, die durch die Spezialbehandlung völlig immobilisiert sind, ist gute Allgemeinpflege sehr wichtig. Bewegungstherapie zur Vorbeugung von Versteifungen, häufige Lageveränderungen und Antidekubitusbehandlung sind wichtige Komponenten der Behandlung des schwerkranken Tetanuspatienten. Auch wenn die völlige Ruhigstellung durch diese allgemeinen Pflegemaßnahmen etwas aufgewogen ist, muß man u. U. prophylaktisch Heparin gegen Thrombosekomplikationen einsetzen.

Der Wundstarrkrampf ist eine schwere Erkrankung, die ohne Behandlung eine Mortalität von 50 bis 100% aufweist. Eine richtig durchgeführte moderne Behandlung nach den hier beschriebenen Richtlinien führt zu einer erstaunlich niedrigen Mortalität und auch die schwersten Fälle werden ohne Dauerschäden ausgeheilt, wenn nicht irreversible Hirnschäden bereits vor Behandlungsbeginn eingetreten sind.

Verbrennungen

In Krankenhäusern mit Spezialabteilungen für die Behandlung von Verbrennungen wird die Therapie nach den Grundsätzen der Intensivpflege betrieben und der Anästhesist in der Regel nur eingeschaltet, wenn Schwierigkeiten mit der Atmung auftreten. Die pflegerischen Maßnahmen bei Verbrennungen erfordern speziell geschultes Personal. Die Veränderungen im Wasser- und Elektrolythaushalt, die Verluste an Serumproteinen und deren chemischer Zerfall sowie die Störungen von Kreislauf und Atmung stehen in so enger Verbindung mit der Behandlung der Verbrennung, daß die Pflege unter Anleitung des entsprechenden Spezialisten erfolgen muß. Es ist jedoch wichtig, daß der Anästhesist die Verhältnisse bei Verbrennungen in ihren Grundzügen kennt, um bei Atmungsinsuffizienz eingreifen zu können.

In Krankenhäusern ohne Spezialabteilungen müssen Verbrennungen in der Intensivpflegeabteilung aufgenommen werden. Dies kann auch in Krankenhäusern mit Spezialabteilungen erforderlich sein, wenn deren Kapazität bei Katastrophen mit einer großen Zahl von Verbrennungen nicht ausreicht.

Das Kapitel über die Behandlung von Verbrennungen stützt sich auf die in der entsprechenden Spezialabteilung des Karolinska Krankenhauses ausgearbeiteten Richtlinien.

Folgen des Hautschadens

Bei den meisten Verbrennungen liegen Schäden unterschiedlichen Grades vor. Die Eiweißkörper der Haut werden abgebaut und denaturiert, wodurch der osmotische Druck in den Geweben gestört wird. Die Kapillaren werden geschädigt, und es erfolgt ein vermehrter *Austritt von Eiweißkörpern, Wasser und Elektrolyten.* Die abgesonderte Flüssigkeit hat im wesentlichen die gleiche Konzentration an Elektrolyten und Proteinen wie das Blutplasma, jedoch einen höheren Albumingehalt. Der Flüssigkeitsverlust erfolgt rasch meist während der ersten acht Stunden, um dann in den folgenden Tagen wieder abzunehmen. Ein Großteil der Flüssigkeit stammt aus der Blutbahn. Im geschädigten Gewebe und der Umgebung kommt es zu ausgedehnten Ödembildungen. Es tritt auch ein Verlust an Erythrozyten ein, der bis zu 20% des gesamten Erythrozytenvolumens ausmachen kann.

Diese Verluste führen zu einer Abnahme der zirkulierenden Blutmenge. Die Kompensationsversuche des Organismus können jedoch ungenügend sein, so daß es zu irreversiblen Schäden in den parenchymatösen Organen kommt. Die Abbauprodukte aus den geschädigten Geweben, ebenso wie das Bakterienwachstum im Wundgebiet, führen zu einer allgemeinen Intoxikation und sind für einen Teil der Komplikationen verantwortlich.

Ausbreitung und Tiefe der Verbrennung

Die Behandlung richtet sich nach der Ausbreitung und Tiefe der Schädigung. Durch Anwendung der sog. *Neunerregel* erhält man einen Begriff von ihrem Umfang. Bei Erwachsenen entsprechen Kopf und Hals 9% der gesamten Körperoberfläche, eine obere Extremität ebensoviel, Vorder- und Rückseite des Stammes 18%, eine untere Extremität 18%, Genitalien und Perinealregion 1%. Die Handfläche wird mit 1% der gesamten Körperoberfläche berechnet.

Eine Verbrennung II. Grades macht Nekrosen der äußeren Hautschichten, heilt aber ohne Narben. Eine Verbrennung III. Grades führt dagegen zur Nekrose sämtlicher Hautschichten und verheilt mit Narbenbildung. Bei Verbrennung der Kleider und nach Einwirkung konzentrierter Säuren oder Laugen entstehen in der Regel Verbrennungen III. Grades. Sehr tiefgehende und schwer zu beurteilende Verbrennungen verursacht häufig der elektrische Strom. In den Fällen, in denen die elektrische Verbrennung am Thorax oder Bauch erfolgt ist und der Strom diese Körperhöhlen passiert hat, können außerordentlich schwere Zustände mit Herz- und Atemstörungen auftreten.

Als *schwere Verbrennung* gelten solche, die ein Ausmaß von wenigstens 30% der Körperoberfläche erreichen, wovon wenigstens 15% III. Grades sind. Zu dieser Gruppe werden auch Verbrennungen gerechnet, bei denen über 50% der Körperoberfläche Schäden II. Grades erlitten haben.

Bei Kindern und älteren Personen müssen die Grenzen weiter gezogen werden. Ebenso sind auch Fälle mit weniger ausgedehnten Verbrennungen als schwer anzusehen, wenn gleichzeitig andere traumatische Schäden entstanden sind oder wie bei Explosionsunglücken eine heiße schädigende Luftwelle in die Luftwege eingedrungen ist. Das gleiche gilt, wenn eine tiefgehende Koagulation durch elektrischen Strom eingetreten ist.

Veränderungen von Kreislauf und Atmung

Die Reduzierung des Blutvolumens führt bei größeren Verbrennungen in den ersten Tagen zu einem manifesten Schock. Bei elektrischen Verbrennungen entstehen häufig Störungen am Reizleitungssystem des Herzens, die schon beim Unfall selbst zum Kammerflimmern führen können. Bei Verbrennungsschäden der Lunge oder Schäden an den Luftwegen, kann sich rasch ein lebensbedrohliches *Lungenödem* ausbilden. In einem späteren Stadium werden häufig Bronchopneumonien beobachtet. Dem später auftretenden Lungenödem liegt oft eine Herzinsuffizienz zugrunde, die zum kardiogenen Schock führen kann. Nach Behebung des initialen Schocks besteht meist ein erhöhtes Blutvolumen. Trotzdem kann die Füllung des erweiterten Kapillargebietes ungenügend sein und eine relative Hypovolämie bestehen. Bei angemessener Flüssigkeits- und Blutzufuhr ist ein spät einsetzender Schock im allgemeinen durch Myokardschädigung, durch Sepsis oder Toxinwirkung verursacht. Eine fortlaufende CVP-Kontrolle ist dabei von großem Wert.

Infektiöse Komplikationen

In den ersten 48 Stunden treten selten Wundinfektionen auf, die Verbrennungen sind anfänglich frei von pathogenen Erregern. Einige Tage nach der Aufnahme ist jedoch häufig eine Besiedlung mit gramnegativen Stäbchen und penicillinresistenten Staphylokokken zu beobachten. Das diensthabende Personal hat sorgfältig die hygienischen Vorsichtsmaßnahmen zu beachten. Die Patienten müssen in Isolierräumen nach epidemiologischen Grundsätzen gepflegt werden. Die häufigste Todesursache jenseits der 2. Woche ist die Sepsis, die im allgemeinen durch gramnegative Stäbchen aus der Proteus- und Pseudomonasgruppe verursacht wird.

Serumproteinveränderungen

Nach größeren Verbrennungen sinkt anfänglich das Gesamtprotein ab, auch die Albumin- und Gammaglobulinkonzentrationen fallen innerhalb der ersten 24 Stunden auf die Hälfte der Normalwerte. Die Albuminwerte werden erst nach mehreren Wochen wieder normal, während Gammaglobulin bereits nach einer Woche wieder den Normalwert erreicht hat. Alphaglobulin und Fibrinogen steigen nach anfänglichem Abfall in den ersten Tagen schnell an. Eine intensive Therapie mit Plasma und Albumin ist daher angezeigt. Bei offener Behandlung von Verbrennungen sind die Verluste in der ersten Woche und bei Vornahme von Exzisionen der Hautnekrosen am größten. Während der ersten drei Tage kann damit gerechnet werden, daß ein Patient mit einer 40%igen tiefen Verbrennung insgesamt etwa 100 g Albumin direkt aus den Wundflächen verliert. Bei vorsichtiger Exzision von Wundflächen, die etwa 10% der Körperoberfläche entsprechen, gehen etwa 30 g Albumin verloren.

Veränderungen im Wasser- und Elektrolythaushalt

Bei der offenen Behandlung von Hautverbrennungen werden große Mengen Flüssigkeit durch Verdunstung abgegeben. Gleichzeitig verliert der Patient viel Wärme. Bei ausgedehnten Schäden können während der ersten Wochen bis zu 4 bis 5 l täglich verloren gehen. Bleibt dieser Wasserverlust unbeachtet, entsteht nach etwa 4 bis 5 Tagen eine Hypernatriämie. Liegt gleichzeitig ein Verbrennungsschaden in den Lungen vor, wird der beschriebene Verlauf beschleunigt. Anfänglich sind die Kaliumwerte i. S. infolge der Gewebszerstörung erhöht. Bei guter Nierenfunktion wird dies jedoch innerhalb weniger Tage ausgeglichen.

Hormonhaushalt

Nach einer ausgedehnten Verbrennung ist die Histaminfreisetzung in den ersten Tagen vermehrt. Das gleiche gilt auch für die Katecholamine, die Corticosteroide, das antidiuretische Hormon und das Aldosteron. Für die Steigerung der Aldosteronproduktion spricht ein stark herabgesetzter Natrium-Kaliumquotient im Urin.

Veränderungen der Nierenfunktion

Die Senkung des Blutvolumens bei Verbrennungen führt zu verminderter Durchblutung der Nieren und herabgesetzter Nierenfunktion. Der Urintransport wird auch durch die Ausfällung von Hämoglobin, Methämoglobin, Myoglobin und Bilirubin in den Tubuli als Folge des Gewebszerfalls beeinträchtigt. Bei elektrischen Verbrennungen ist diese Ausfällungstendenz besonders ausgeprägt. Bei Verbrennungen der Lungen wird zudem die Sauerstoffsättigung der Gewebe besonders beeinträchtigt, was in den Nieren dazu führt, daß die Ausscheidung und Rückresorption von Natrium gestört wird.

Funktionsveränderungen des Magen-Darmkanals

Verbrennungen gehen oft mit Lähmungen und Magenatonie einher, und zwar sowohl im Anfangsstadium als auch als Ausdruck einer Sepsis im späteren Verlauf. Gelegentlich können Ulzerationen und Blutungen im Magen und Duodenum das Krankheitsbild komplizieren. Besonders im Zusammenhang mit einer chronischen Wundinfektion entwickeln sich dyspeptische Beschwerden und Appetitlosigkeit, die zu Ernährungsschwierigkeiten führen können.

Behandlung der Verbrennung

Die Behandlung von Verbrennungen kann in vier verschiedene Abschnitte gegliedert werden: Die Anfangs- oder Schockphase, die Resorptionsphase, die Wund- und die Rehabilitierungsphase.

Unter dem Gesichtspunkt der Intensivpflege sind nur die beiden ersten Behandlungsphasen wichtig.

Allgemeine Grundsätze

Zuerst wird ein guter intravenöser Zugang geschaffen. Man vermeidet Beinvenen und Leistenbeugenvenen, da hier die Gefahr der Thrombosebildung besteht. Der Umfang der Verbrennung wird festgestellt und die Flüssigkeitszufuhr auf den Bedarf eingestellt. Bei Verbrennungsschäden an den Luftwegen wird im Bedarfsfalle tracheotomiert. Wasserhaushalt und Urinproduktion werden kontrolliert. In jedem Falle wird eine *Tetanusschutzimpfung* vorgenommen.

Flüssigkeitsbehandlung

Die ganz speziellen Verhältnisse, welche den Flüssigkeits-, Elektrolyt- und Serumproteinstoffwechsel im Organismus bei mittelschweren und schweren Verbrennungen beeinflussen, haben eine Standardisierung der initialen Flüssigkeitszufuhr notwendig gemacht. Hierbei kommt die von Evan aufgestellte Formel zur Anwendung, nach der die dem Patienten zuzuführende Flüssigkeitsmenge mit seinem Körpergewicht und der Ausdehnung der Verbrennung in Prozenten korreliert wird. Nach dieser Formel sollen Blut, Plasma, Albumin und Dextran (Kolloide) in einer Menge von 1 ml/kg Körpergewicht und % verbrannter Körperoberfläche während der ersten 24 Std zugeführt werden. Eine gleichgroße Menge von Elektrolytlösung wird verabfolgt und außerdem 1 bis 2 l Invertoselösung. Die Hälfte der berechneten Mengen soll während der ersten 8 Std und der Rest während der dann folgenden 16 Std verabreicht werden. Am zweiten Tag gibt man die Hälfte der am ersten Tag verabfolgten Menge. Im

Anschluß daran richtet sich die Flüssigkeitstherapie nach dem Zustand des Patienten,
den Urinmengen, dem Wasserhaushalt,
Hämatokritwert und Hämoglobinmenge.
Nach einigen Tagen kann in der Regel ein
erheblicher Teil der Flüssigkeitszufuhr per
os erfolgen.

Für Kinder gilt, daß das Verhältnis zwischen Plasmavolumen zur Körperoberfläche
kleiner ist, und zwar um so kleiner je jünger
das Kind ist. Dies bedeutet, daß bereits
kleine Verbrennungen bei Kindern pro-
zentual das Plasmavolumen in einem Ausmaß reduzieren können, das einem bedeutend höheren Verbrennungsschaden bei
Erwachsenen entsprechen würde.

Eine sorgfältige stündlich vorgenommene Messung der Urinmenge ist zur Erkennung von Nierenschäden im ersten
Stadium äußerst wichtig. Die stündliche
Urinproduktion sollte bei Erwachsenen
zwischen 30 bis 50 ml liegen. Eine Oligurie
ist in den ersten 24 Std in der Regel durch
ungenügende Flüssigkeitszufuhr bedingt.
Erhält man durch vermehrte Flüssigkeitszufuhr ein erhöhtes Urinvolumen, so lag
mit großer Wahrscheinlichkeit eine Dehydrierung vor. Auch Mannitol kann gleichzeitig mit verstärkter Flüssigkeitstherapie
bei Oligurie gegeben werden, um eine
osmotische Diurese zu erhalten. Mannitol
ist bei elektrischen Verbrennungen ebenso
wie bei tiefen Verbrennungen mit starker
Freisetzung von Hämoglobin und Myoglobin besonders indiziert.

Die wertvollsten Kolloide sind Plasma,
Albumin und Blut. Man leitet mit einer
Elektrolyt-Albuminlösung ein, bis Plasma
zur Verfügung steht. Dextran soll mit Vorsicht gegeben werden, da die großen intra-
vaskulären Verluste an Protein durch Dex-
tranzufuhr noch verstärkt werden. Dextran
sollte nur in Form einer 6%igen Lösung
zusammen mit Natriumchlorid verabfolgt
werden. Die Zufuhr von Plasma schließt
ein gewisses Hepatitisrisiko ein. Man gibt
deswegen Gammaglobulin. Bei Verbren-

nungen III. Grades sind in der Regel Bluttransfusionen erforderlich. Günstig ist ein
Verhältnis zwischen Blut und Plasma von
1 : 4. Am zweiten Tage werden 20 bis 40 g
Albumin als 20%ige Albumin-Glukoselö-
sung verabfolgt. Zu 1 l Invertose oder
Fruktoselösung werden 160 mval Natriumchlorid zugesetzt. Natriumbicarbonat wird
in Form einer 1,4%igen Lösung, entsprechend 167 mval/l zugeführt. In der Regel
gibt man gleiche Mengen dieser Lösungen,
erhöht jedoch bei einer Acidose die Bicarbonatzufuhr. Zu Beginn setzt man vorsichtig Kalium hinzu.

Behandlung in der Resorptionsphase

Mittelschwere Verbrennungen können gewöhnlich nach dem dritten Tag per os versorgt werden. Bei schweren Fällen muß
jedoch die intravenöse Flüssigkeitstherapie
fortgesetzt werden, um den Wasserbedarf
ganz oder teilweise zu decken. Die Flüssigkeitszufuhr in der Resorptionsphase ist jedoch bedeutend komplizierter und individu-
eller zu handhaben als in der Schockphase.
Das Bild wird nämlich durch Kreislauf-
störungen kompliziert. Der Flüssigkeits-,
Elektrolyt- und Kolloidzufuhr muß größte
Aufmerksamkeit gewidmet werden, der
zentrale Venendruck, Puls und Blutdruck
sind fortlaufend zu kontrollieren. Bei Herzinsuffizienz gibt man Digitalis, bei Auftreten eines Lungenödems ein geeignetes,
rasch wirkendes Diuretikum.

Während der Resorptionsphase wird
Kalium intrazellulär eingelagert, gleichzeitig aber erfolgt ein Abbau von Muskel-
eiweiß mit erhöhter Ausscheidung von
Kalium im Urin, wodurch es zur Hypokal-
ämie kommt. Dieser wird dadurch begegnet,
daß man vom dritten Tag an Kalium in
einer Menge von 80 bis 100 mval täglich
verabreicht. Die Kaliumzufuhr muß auch
im Hinblick auf eine eventuell notwendige
Digitalistherapie beachtet werden. Der
Natriumbedarf ist dagegen zu diesem Zeit-

punkt gering. Natrium wird daher nur vorsichtig zugeführt.

Während der Resorptionsphase muß man daran denken, daß die Urinausscheidung einen ungenügenden Indikator für den Wasserhaushalt des Körpers darstellt. Große Mengen stickstoffhaltiger Produkte aus abgebautem Gewebe sind hochgradig osmotisch wirksam und es können große Urinmengen trotz vorhandenen Flüssigkeitsmangels ausgeschieden werden.

Aus den Wundoberflächen verdunsten erhebliche Mengen Wasser, womit ein Wärmeverlust verbunden ist, der einen erhöhten Kalorien- und O_2-Bedarf bedingt. Den Energiebedarf zu senken und damit die Belastungen für Kreislauf und Atmung zu verringern, muß deswegen angestrebt werden. Dadurch verbessern sich auch die Möglichkeiten für eine zweckmäßige Ernährung des Patienten.

Wenn in der Resorptionsphase, im allgemeinen in der zweiten Woche, eine gramnegative Sepsis als Komplikation auftritt, kommt es in der Regel zu folgenden Symptomen: Hypotension, Hypothermie, Tachykardie, Anämie, Leukopenie, Oligurie bis Anurie und paralytischer Ileus. Eine den verschiedenen Infektionsursachen entsprechende Antibioticatherapie muß eingeleitet werden. Zur Therapie von Schockzuständen bei Sepsis wird Hydrocortison in Grammdosen empfohlen.

Tracheotomie

Bei Verbrennungsschäden der Luftwege kommt es schnell zur Ödembildung und Fibrinausfällung in den Bronchialgeweben. Das Bronchialsekret wird zähflüssig und die Luftwege werden eingeengt. Atemnot kann nach einem sogenannten Verbrennungsschaden der Lungen sehr schnell auftreten. In solchen Fällen sind im allgemeinen auch das Gesicht verbrannt und die Zunge geschwollen, die Stimmbänder verrußt, Dyspnoe und Cyanose ausgeprägt. Dann ist eine Tracheotomie angezeigt, um bessere Möglichkeit zum Beatmen und Absaugen zu bekommen. Bezüglich Tracheotomie usw. s. S. 65ff. Es müssen Maßnahmen zur Befeuchtung der Luftwege zur Herabsetzung der Viskosität des Bronchialsekrets getroffen werden. Indikation zur Tracheotomie besteht auch, wenn tiefe ringförmige Verbrennungsschäden am Thorax vorliegen, die die Brustkorbbeweglichkeit stark einschränken können. Beatmung mit dem Respirator und Inzisionen im Bereich der Verbrennungsflächen zur Mobilisierung des Thorax können erforderlich werden.

Bei ausgebreiteten tiefen Verbrennungen entwickelt sich schnell eine metabolische Acidose, zu deren Kompensation die Atmungsarbeit zunimmt. Man muß den Säure-Basenhaushalt sorgfältig kontrollieren, täglich Blutgasbestimmungen vornehmen und sich auf Korrektur sowohl der metabolischen als auch der respiratorischen Säure-Basenhaushaltsstörungen einstellen. Bei großen Verbrennungen, auch wenn sie der Lokalisation nach die Luftwege und den Brustkorb nicht direkt einbeziehen, kann dennoch die Atmung beeinträchtigt sein. In solchen Fällen kann eine Tracheotomie indiziert sein, damit man einer Ateminsuffizienz durch Respiratoreinsatz schnell begegnen kann.

Die Wärmeverluste bei großen Verbrennungen sind erheblich und können durch Behandlung mit lytischem Cocktail durch Erhöhung der Hautdurchblutung noch gesteigert werden. Dies gilt auch für Narkosen bei Umbettung, sowie bei Vornahme von Exzisionen und Transplantationen. Der Anästhesist sollte sich daher bei seinen Maßnahmen darauf einstellen, Wärmeverluste bei der Versorgung von Verbrennungen zu vermeiden. Sowohl Narkosen als auch operative Maßnahmen soll man bei einer Raumtemperatur von 28 bis 30°C vornehmen, wodurch sich die Gefahr des Kammerflimmerns infolge Unterkühlung verringert.

Anlagen

Anlage 1

Entwurf einer Arbeitsanweisung für Intensivpflegepersonal

Alle Krankenpflegepersonen unterliegen der Schweigepflicht.

Bekleidung: siehe Anlage 10, B.

Krankenschwestern: Die Arbeitsaufgaben sind so vielseitig, daß sie kaum in Form einer Arbeitsanweisung zusammengefaßt werden können. Das Tagesroutineprogramm geht z.T. aus dem Text hervor (S. 9).

Pflegehelferinnen: Beim morgendlichen Dienstbeginn werden die Ausscheidungsmengen an Urin, Mageninhalt, durch Saugdrainage usw. gemessen. Die 24-Stunden-Mengen sind auf den Formblättern einzutragen und der diensthabenden Schwester zu übergeben. Untersuchungsmaterial wird zur Absendung eingesammelt.

Wichtig: Keinerlei Material darf vernichtet werden, bevor feststeht, ob Proben davon zur Untersuchung gegeben werden sollen. Das Überwachungspersonal wird zur Einnahme von Mahlzeiten abgelöst. Ergänzung der Verbrauchsartikel in den Patientenzimmern aufgrund der Anforderungsliste des Überwachungspersonals.

Reinigen, Verpacken und Sterilisieren. Durchsicht der Bestände an Sterilgut und anderer Vorräte einschließlich Flüssigkeitslager. Überprüfen, ob die Zimmer nach Säuberung vollständig ausgerüstet sind. Einführung neueingestellten Personals, Verteilung der zusätzlichen Arbeiten auf der Abteilung.

Überwachungspersonal: Bei Dienstbeginn Entgegennahme des Berichts des zur Ablösung kommenden Personals. Der Bericht wird später ergänzt durch die diensthabende Krankenschwester. Sorgfältige Überwachung und Kontrolle von Puls, Blutdruck, Temperatur, Hautfarbe, Dekubitusprophylaxe, Arterienkathetern sowie intravenösen Infusionen. Flüssigkeitszufuhr sowie -verluste durch Erbrechen, Blutungen, Urin und Drainagen müssen auf besonderen Überwachungsbögen aufgezeichnet werden. Wenden, Betten und Umlagerungen dürfen nur zusammen mit einer Krankenschwester vorgenommen werden. *Wendung einmal in der Stunde. Veränderungen im Zustand des Patienten sind sofort der diensthabenden Krankenschwester zu melden.*

Bei Pflege von Respiratorpatienten und intubierten oder tracheostomierten Patienten ist den bei der Übernahme erhaltenen Anweisungen zu folgen. Für den Fall, daß das Überwachungspersonal keine Erfahrung mit der Ausführung der Bronchialtoilette hat, darf Absaugen bei den erwähnten Patienten nur mit besonderer Genehmigung oder unter Aufsicht der diensttuenden Krankenschwester erfolgen.

Zwischen 17 und 18 Uhr werden die Patienten unter Anleitung der diensthabenden Krankenschwester zur Nacht versorgt. Die morgendliche Versorgung geschieht zwischen 5 und 7 Uhr.

Eßpausen und Ablösung erfolgen in Übereinstimmung mit dem übrigen Personal. *Wichtig: Ohne Ablösung darf das Krankenzimmer nicht verlassen werden. Verbindung zum diensthabenden Personal erfolgt über Wechselsprechanlage.* Nach der morgendlichen und abendlichen

Patientenversorgung ist festzustellen, was an Material im Zimmer verbraucht wurde. Angaben darüber werden niedergeschrieben und der diensthabenden Pflegehelferin übergeben, die das Material ergänzt. Nach Beendigung des Aufenthaltes eines Patienten erfolgt
Reinigung des Raumes durch das diensthabende Wachpersonal mit Unterstützung durch
Pflegehelferinnen oder Hauspersonal.

Sonstiges Hilfspersonal: Nach der morgendlichen und abendlichen Patientenversorgung
Reinigung der Patientenzimmer einschließlich zugehöriger Schleusenbereiche. Entleerung
der Wäsche- und Abfallbeutel. Einsammlung leerer Blut- und Infusionsflaschen, der Instrumente und von übrigem in Desinfektionslösung eingelegtem Abwasch. Wechsel von
Schutzkleidung, Ärztekitteln, Schuhschützern und ggf. der Desinfektionslösungen in den
Isoliereinheiten. Nachfüllung von Papierhandtüchern, Seifenlösung, Handdesinfektions-
mitteln und Staubtüchern für Einmalgebrauch sowie Schutzmasken in den Schleusen. Auffüllung des Wäschevorrats je nach Tagesbedarf. Im übrigen Mithilfe bei der laufenden Arbeit. Dem Überwachungspersonal wird bei der Zimmerreinigung nach der Entlassung von
Patienten geholfen. *Wichtig: Bei Reinigungsarbeiten wird ein sauberer Pflegekittel angelegt, der nach
Beendigung der Arbeit abzulegen ist.* Auffüllung des Bestandes an Schutzkleidern.

Anlage 2

Inhalt des Bereitschaftsschrankes im Isolierraum

(Fächer von oben nach unten gezählt)

Fach 1   Akuttablett (s. Anl. 3).
4 × 1000 ml Benzethoniumlösung (z. B. Hyamin).
4 × 1000 ml Kochsalzlösung.

Fach 2   Glasbehälter mit Nylonfäden, Plastiktüchern, Arterienkathetern und Nobecutan.
Arterienkatheterkasten: 3 Arterienkatheter mit Hahn. WR-Nadel (Nr. 140), subkutane Injektionskanülen und Aufziehkanülen. Glasspritzen 20 ml und 5 ml, Verbandpäckchen, 5 Handtücher mit und ohne Plastikauflage, Handschuhe (Nr. $7^1/_2$,
$6^1/_2$, 6), sterile Tupfer zum Schutz der Arterienkatheterhähne.
Novocain pro inj. 1% und 0,5%.
Kochsalzlösung pro inj. (50 ml) mit 0,2 ml Heparin.

Fach 3   *Verbandkasten:* 2 Stück Verbandpäckchen, jeweils mit folgendem Inhalt: 1 Schere,
1 Pinzette, Kompressen und ein kleiner Behälter mit Tupfern. Außerdem Beutel
mit sterilen Tupfern, sterilen Kompressen, sterilen Tampons, sterilen Ohrenstäb-
chen und Verbandlagen in verschiedenen Größen.
Blasenkatheterkasten: 1 Waschset, Katheter für Frauen 12 und 14, Katheter für
Männer, Nélaton 16, Foley-Katheter 16, 18, 20. Nierenschale, steriles Paraffin und
Xylocain-Gel.

Fach 4   *Venaesektiobesteck I:* Einsatz mit steril verpackten Instrumenten, Handtücher mit
und ohne Plastikauflage, Handschuhe Nr. 8, $7^1/_2$, 7, $6^1/_2$ und 6.
Venaesektionsbesteck II: Catgut, Messerklingen Nr. 10, Nahtmaterial, Spritzen
(5 ml und 20 ml), Telfaverband. Novocain-Suprarenin 0,5% pro inj.
Kochsalzlösung pro inj.

Fach 5   *Intubationsbesteck:* Laryngoskop, Trachealtubus Nr. 8, 9, 10 mit Befestigung, 2
Nasentuben, 2 Guedel-Tuben, Holzspatel, Gefäßklemmen nach Péan. Injektions-
spritze 10 ml, Zange nach Magill, Heftpflaster, sterile Kompressen und Xylocain-
Gel.

Respiratorzubehör: Flexible Metallansätze (9 cm), Y-Stück mit Gummipfropf, gefalteter Trachealschlauch mit geradem Ansatzstück, 2 Wärmewechsler nach Ingelstedt, 3 Sauerstoffeinmalkatheter, Volumeter nach Wright.

Fach 6   *Diverses I:* Stoppuhr, Schlauchstethoskop, Überdruckinfusionsgerät, Blutdruckmanschette, Taschenlampe.

Diverses II: 2 kleinere und 2 große Köcher aus rostfreiem Stahl für Saugkatheter, Pinzettenkasten mit Pinzetten, Desinfektionsset, Thiemann-Katheter für Bronchialtoilette, 3 Infusionsapparate, 1 CVP-Set, 1 Kombi-Set, Duodenalsonden Nr. 12, 14, 16, Wundspritze 100 ml und 1 große Drainageflasche aus Plastik. Ersatz verbrauchter Materialien erfolgt nach Inhaltsverzeichnis.

Anlage 3

Vorschlag für Arzneimittel auf Akuttablett im Isolierzimmer

Prednisolon pro inj. 2 × 50 mg (z.B. Solu-Decortin-H)

Kochsalzlösung pro inj. 2 × 50 ml

Adrenalin pro inj. 0,1%ig, 1 × 20 ml

Cedilanid pro inj. 0,2 mg/ml, 6 × 2 ml

Atropin pro inj. 0,05%ig, 1 × 20 ml

Procainamid pro inj. 10%ig, 1 × 10 ml

Ajmalin pro inj. 50 mg/10 ml, 2 × 10 ml

Theophyllin pro inj. 240 mg/10 ml, 2 × 10 ml

Glukoselösung 25%ig, pro inj. 50 ml

Methoxamin 20 mg/ml, 5 × 1 ml

Orciprenalin 0,5 mg/1 ml, 5 × 1 ml

Glasspritzen 2 × 2 ml, 2 × 10 ml

Kanülen: 4 Intrakardialkanülen, Subkutankanülen, Aufziehkanülen, Ampullensägen.

Ersatz verbrauchter Arzneimittel erfolgt nach dem auf dem Tablett befindlichen Verzeichnis

Anlage 4

Medikamentenvorrat

Zur Bevorratung mit Medikamenten werden in Schweden der Medikamentenschrank Typ A der CSB (Centrala Sjukvårds beredningen, 1943 errichtete staatliche Behörde zur Planung und Ausrüstung von Krankenhäusern, Planung der stationären Krankenpflege, Standardisierung von Krankenpflegematerial usw., untersteht der Aufsicht der obersten Medizinalbehörde, Übers.) und der Medikamentenkühlschrank Typ CSB/349 verwendet. Charakteristisch für den Medikamentenvorrat auf Intensivpflegeabteilungen ist, daß er fast ausschließlich aus Injektions- und Infusionslösungen besteht. Außer den Präparaten, die im Medikamentenbereitschaftsschrank (siehe Anlage 3) enthalten sind, sollten folgende Präparate vorhanden sein:

Antibiotica

Elektrolyte als Konzentratampullen

Pufferlösungen

Sedativa, Analgetica und Psychopharmaka

Herz- und Gefäßmittel sowie Diuretica

Lokalanästhetica, Narkosemittel, Muskelrelaxantien

Expektorantien

Kortisonpräparate

Insulin

Gammaglobulin, Albumin

Tetanusimpfstoff

Dialysezusätze für Hämodialyse

Alkohol

Spezielle Infusionslösungen, die nicht zum Vorrat an Infusionslösungen (gem. Anlage 5) gehören.

Anlage 5

Flüssigkeitsvorrat

Den folgenden Vorschlägen liegen die Erfahrungen über den Flüssigkeitsbedarf einer Abteilung mit 10 Betten zugrunde. Das Flüssigkeitsvorratslager der Abteilung wird täglich aus dem nahe gelegenen Stammvorrat aufgefüllt, dessen Ergänzung die Apotheke besorgt.

Infusionslösungen:

10%ige Invertose 9 × 1000 ml

10%ige Invertose mit Natrium, Kalium, Calcium und Magnesium 9 × 1000 ml

10%ige Invertose mit Kalium, Calcium und Magnesium 12 × 1000 ml

Lävulose 20%ig 12 × 1000 ml

Aminosol 10%ig 9 × 500 ml

Aminosol-Fruktose-Äthanol 12 × 1000 ml

Ringer-Lösung 6 × 1000 ml

10%ige Mannitol-Lösung 9 × 1000 ml

20%ige Mannitol-Lösung 16 × 500 ml

Natrium-Laktat-Lösung 6 × 1000 ml

Natriumbicarbonat 5%ig (0,6 M) 20 × 450 ml

Natriumbicarbonat 1,4%ig, 6 × 1000 ml

Lipofundin 10%ig 1000 ml = 1200 Cal.

Dialyseflüssigkeit:

Für die Peritonealdialyse werden Lösungen vorrätig gehalten. Zur Hämodialyse werden die Lösungen im Einzelfall im Hinblick auf die kurze Lagerzeit dieser Präparate von der Apotheke bestellt. Diese Regelung entspricht der Seltenheit akuter Dialysen.

Elektrolytlösungen für Peritonealdialyse mit 1,5%iger Glucose, 50 × 1000 ml

Elektrolytlösungen für Peritonealdialyse mit 7%iger Glucose, 50 × 1000 ml

Spülflüssigkeit:

Kochsalzlösung 36 × 1000 ml

Methenaminlösung 24 × 1000 ml

Für Respiratoren und Pleuraabsaugungen (Lobektomieabsaugung):

Aqua sterilisata 12 × 1000 ml

Desinfektionslösung:

Benzethoniumlösung 0,1%, 36 × 1000 ml

Anlage 6

Vorrat an Dekontaminationsmitteln

Die Lagerhaltung erfolgt am besten im Spülraum oder anschließend an die Sterilisationseinheit. Der Bestand wird einmal wöchentlich aufgefüllt.

Dekontaminationsmittel:
Dekontaminationsflüssigkeit 150 l
Chlorhexidin 0,1%ig für Gummiwaren, 50 l
Die Dekontaminationsmittel können auch aus einer Zentralanlage über Rohrleitungen zu
Entnahmestellen in verschiedenen Abteilungen abgegeben werden.

Anlage 7

Vorräte an sterilem Verbrauchsgut

Spritzen und Injektionskanülen
Infusionsapparate
Infusionskanülen
Probeentnahmekanülen
Sonden
Katheter
Drainageflaschen
Einmal-Operationshandschuhe
Infusionsaggregat für Peritonealdialyse und Filter und Schlauchsystem für Hämodialyse
Trachealkanülen und Trachealtuben
Einweg-Wasch-Set
Nahtmaterial
Skalpellklingen
Verbandsmaterial

Anlage 8

Vorräte an sterilen Instrumenten und sterilem Material

Venaesektiobesteck
Tracheotomiebesteck
Lumbalpunktionsbesteck
Desinfektions-Set
Spül-Set für urologische Eingriffe
Handtuch-Set
Laken-Set
Operationskittel
steril verpackte Instrumente, z. B. Trokare, Rotandaspritzen, Scheren, Pinzetten, Wund-
haken, Specula usw.
Pinzettenkästen
Katheterköcher
Wundspritzen
Wärmewechsler (Ingelstedt), Thiemann und Nélaton-Katheter
Nasen- und Trachealtuben
Tubushalter
Rachentuben (Guedel-Tuben)
Glasspritzen

Anlage 9

Bestand an sauberen Verbandmaterialien und Zubehör

Sammelsäcke und Urinbeutel
Plastikschutzbezüge für Matratzen, Decken und Kissen
Saugschläuche
Zellstoff und Vorlagen für chronisch Kranke
Staubtücher und Waschlappen
Nierenschalen und Spritzenbehälter
Urinflaschen
Heftpflaster
Plastikbecher
Papierhandtücher
Mundschutz
Zahnbürsten
Rasierapparate
Respiratorzubehör
Spatel
Saugflaschen

Anlage 10

Entwurf einer Isoliervorschrift für eine Intensivpflegeabteilung

A) Anweisung für Besucher

Gruppenbesuch:	*Nur im Einvernehmen mit dem verantwortlichen Arzt. In der Regel keine größeren Gruppen als 4 Personen zugelassen.*
Ärzte und Medizinstudenten:	Vor Betreten der Abteilung Ablegen des Schutzmantels im Ablageschrank der Eingangsschleuse. In der Isolierraumschleuse werden besonders gekennzeichnete Isolierkittel und Schuhschutz angelegt, anschließend die Hände desinfiziert. Nach Besuch beim Patienten bleiben Kittel und Schuhschutz in der Schleuse zurück, anschließend werden die Hände gewaschen und desinfiziert. *Wichtig: Die besonders gekennzeichneten Isolierkittel dürfen unter keinen Umständen die Isoliereinheiten verlassen. Beide Schleusentüren dürfen nicht gleichzeitig geöffnet werden.*
Patientenablieferung und -abholung:	Erfolgt unmittelbar diesseits der Eingangsschleuse. Dabei ist kein Kleiderwechsel erforderlich.
Angehörige:	Angehörige werden vom Personal betreut und erhalten nach dem gleichen System Zutritt.
Botendienste:	Meldung über Gegensprechanlage an der Tür, Abfertigung außerhalb der Abteilung.

B) Anweisungen für Intensivpflegepersonal

Arbeitskleidung:	Alle Personalgruppen (Ärzte, Schwestern, Schülerinnen, Überwachungspersonal usw.) haben besondere Arbeitskleidung zu tragen. *Weibliches Personal:* Operationsbekleidung. *Männliches Personal:* Operationshemd und Hosen.
Zutritt zum Patienten:	Isolierkittel und Schuhschutz werden in der Isolierraumschleuse angelegt, Händedesinfektion. Nach Aufenthalt beim Patienten verblei-

ben Kittel und Schuhschutz in der Schleuse, anschließend Waschen und Desinfektion der Hände.

Der besonders gekennzeichnete Isolierkittel darf unter keinen Umständen aus der Isoliereinheit entfernt werden. Beide Schleusentüren dürfen niemals gleichzeitig geöffnet werden.

Überwachungspersonal: Die Schleuse der Isoliereinheit wird auf vorgeschriebene Weise passiert, als Isolierkittel jedoch ein besonderer Pflegekittel benutzt, der zum Zimmer gehört, das gleiche gilt für den Schuhschutz.

C) Anweisung für verschärfte Isolierung

Schild: An der Tür zum Isolierraum wird ein Schild mit der Aufschrift „verschärfte Isolierung" befestigt.

Visiten und Besuche: Nur soweit unumgänglich.

Vorschrift für Schleusenbenutzung: In der Schleuse zum Isolierraum werden Mütze, Mundschutz, Schutzkittel und Schuhschutz angelegt. Nach dem Besuch beim Patienten werden die Schutzkleider in einem im Zimmer nahe der Tür aufgestellten besonderen Plastiksack hineingetan. In der Schleuse Waschung und Desinfektion der Hände

Abgehende Gegenstände: *Verbandmaterial* wird in Stahldrahtkörben befindlichen Plastikbeuteln gesammelt. Auch *Infusions-* und *Blutflaschen* werden vor dem Abtransport in Plastikbeutel getan. Benutzte Instrumente sollen im Isolierraum in ein in gelben Plastikbehältern befindliches Desinfektionsmittel eingelegt werden. Zur Herausnahme der Instrumente sind Handschuhe zu benutzen, die dann in einen Plastikbeutel gelegt werden.

Abtransport unreiner Materialien: Alle im Raum in Plastikbeuteln gesammelten unreinen Materialien werden zum Abtransport in einen sauberen Plastikbeutel getan.

Saugflaschen und Schläuche: Saugflaschen sollen nicht entleert werden, sondern ihr Inhalt wird mit einem Desinfektionsmittel gemischt. Die Mischung soll 1 Std stehen, danach erfolgt Reinigung und Sterilisation im Autoklaven. Auch Gummikorken werden gereinigt und in den Autoklaven gegeben. Saugschläuche sind Einwegsmaterialien.

Raumsäuberung nach Abschluß der Behandlung: Alle Wäsche, die sich im Zimmer befindet, wird entfernt, Schränke und Regale geleert und gereinigt. Soweit möglich, wird alles, was im Raum benutzt wurde, desinfiziert und sterilisiert. Die Wände werden mit Desinfektionslösung abgewaschen. Eine erste Reinigung des Bettes erfolgt im Zimmer. Vor Abtransport in die Bettenzentrale wird ein reines Laken über die Matratze gezogen.

Anlage 11

Vorschlag für Ausstattung einer Isoliereinheit mit Reinigungsmaterial

Eimer und Waschschüssel für Isolierraum z.B. in gelber Farbe.
Eimer und Waschschüssel für Isolierraumschleusen z.B. in roter Farbe.
1 Schrubber
Einwegstaubtücher
Desinfektionsmittel für Reinigungszwecke
1 Paar Gummihandschuhe (Einmal-Handschuhe)

Anlage 12

Kontrollbogen für Arterienkatheter

Karolinska Krankenhaus
— *Intensivpflegeabteilung* —
Zentrale Anästhesieabteilung

Familienname...................... Vorname.................. Abteilung ....
Geburts-Jahr/Monat/Tag......................
Diagnose: ....
....

		re.	☐
rad.		li.	☐
brach.		re.	☐
		li.	☐
femor.		re.	☐
		li.	☐

Arterienkatheter Nr. .... eingelegt am .... Uhr .... in A.

Erschwerung der Einlage durch ....
Arterienkatheter entnommen am .... Uhrzeit .... Durchlauf frei   ☐
Durchlauf unterbrochen ☐

Katheter nicht mehr notwendig / keine Komplikationen   ☐
Katheter nicht mehr notwendig / leichte Komplikationen .... ☐
.... ☐
Katheter entfernt wegen Komplikationen .... ☐
.... ☐

Pulsation distal vom Katheter nach Entfernung   normal   ☐
herabgesetzt   ☐
nicht palpabel   ☐

Patient ist beschwerdefrei   ☐
Patient hat folgende Beschwerden .... ☐
....
....

Unterschrift des Arztes
oder der Abteilungsschwester

Katheter und Ansatzstück sowie das Originalformular mit vorstehenden Eintragungen
sind an die Intensivpflegeabteilung zurückzusenden.

Anlage 13

Nomogramm und Tabellen zur Flüssigkeitsbilanz
(nach L. Thorén, mit Genehmigung der Pharmacia AG)

Bei schweren Wasserhaushaltsstörungen werden zuerst behandelt:
a) Schock
   (z.B. Dehydrierungsschock)
b) Symptomauslösende Ionenverschiebungen
   (z.B. Hyponatriämie, metabolische Acidose)

Man versucht bei Behandlung einer Wasserhaushaltsstörung
1. *den physiologischen Tagesbedarf zuzuführen,*
2. *laufende Verluste zu ersetzen,*
3. *bereits vorhandene Mangelzustände auszugleichen.*
Ad 1. *Physiologischer Tagesbedarf*

	Wasser ml	Kalorien Kal.	Protein g	Na+ mval	K+ mval
pro kg	30—35	25—30	1	ca. 1	ca. $^1/_2$
pro m² Körperoberfläche	1500	1200	—	50	30
Basisbedarf eines erwachsenen Mannes (Gewicht 70 kg)	2500	2000	70	80	50

Durchschnittsgewicht und Körperoberfläche

Alter	kg	m²
Neugeborenes	2	0,15
Neugeborenes	3,5	0,25
Säugling	5	0,35
Säugling	7	0,4
2 Jahre	12	0,5
4—5 Jahre	20	0,8
9 Jahre	30	1,0
12—14 Jahre	40	1,3
Erwachsener	70	1,7

(siehe im übrigen Nomogramm S. 218)
Ad 2. *Laufende Verluste*
Mengen werden gemessen. Bei langanhaltenden Verlusten Bestimmung des Elektrolytgehalts. Bei kurzdauernder Behandlung können Durchschnittswerte für Konzentrationen benutzt werden.
Ausscheidungen in den Verdauungskanal (Tagesmengen)

	Menge/24 Std ml	Elektrolytgehalt, mval/l			
		Na+	K+	Cl⁻	HCO₃⁻
Speichel	500—1500	9— 35	20—25	10— 35	0— 16
Magensaft	1200—2500	35— 60	9—20	84—150	0— 7
Galle	500— 600	140—149	5—10	100	30— 40
Pankreassaft	700—1200	140	5—10	75— 77	75—100
Darmsekret	2000—3000	110—120	5—10	105	25
Insgesamt ca.	5000—8000				

Ad 3. *Ausgleich eines Defizits*
Mangelzustände müssen näherungsweise geschätzt werden. Bei klinisch feststellbarer Dehydrierung wird der Flüssigkeitsverlust mit etwa 5% des Körpergewichts angesetzt, bei

ausgesprochener Dehydrierung mit Schocksymptomen mit etwa 10%. Man nimmt an, daß die Hälfte des Verlustes extrazelluläre Flüssigkeit und die andere intrazelluläre Flüssigkeit betrifft und berechnet den Elektrolytmangel danach. K^+ führt man erst zu, nachdem die Urinabsonderung in Gang gekommen ist. Die Verluste werden langsam im Laufe von 1 bis 2 Tagen ersetzt. Dies gilt vor allem für alte Menschen. Beim Dehydrierungsschock leitet man die Behandlung durch Dextran- oder Plasmainfusionen ein, um die zirkulierende Blutmenge zu erhöhen und den Kapillarkreislauf in Gang zu bekommen.

Normalwerte

A) Durchschnittsionengehalt in der ICF (Muskulatur)

Kationen (mval/l)		Anionen (mval/l)	
Na^+	10	Bicarbonat	10
K^+	150	Phosphate und Sulfate	150
Mg^+	40	Proteine	40

B) Blut

Blutvolumen, ml/kg Körpergewicht	männl. 60—70(80)	weibl. 50—60(70)
Plasmavolumen, ml/kg Körpergewicht	männl. 45	weibl. 43
Hämoglobin, g/100 ml Blut	männl. 13—16	weibl. 11,5—14,5
Erythrozyten, Mill./mm³ Blut	männl. 4,5—5,5	weibl. 4,0—5,0
Hämatokrit, %	männl. 40—48	weibl. 37—43
Serumprotein, g/100 ml Serum	6,5—8,0	
davon Albumin	3,5—5,5	
Rest-N, mg/100 ml Blut	25—40	
Natrium, mval/l Plasma	134—146	
Kalium, mval/l Plasma	3,6—4,6	
Calcium, mval/l Plasma	4,5—5,2	
Magnesium, mval/l Plasma	1,5—1,9—2,5 (je nach Methode)	
Chlorid, mval/l Plasma	97—110	
Phosphat, mg/100 ml Serum	2,3—4,3	
Phosphat, mmol/l Serum	0,75—1,4	
Bicarbonat (als Gesamt-CO_2) mmol/l Plasma	26—30	
Standardbicarbonat, mval/l Plasma	art. 20—25	ven. 22—27
P_{CO_2}, mm Hg	art. 35—45	ven. 40—50
pH	art. 7,35—7,45	ven. 7,30—7,40
P_{O_2}, mm Hg	art. 93—97	

C) Urin

pH	4,5—7,8
spezifisches Gewicht	1,015—1,020 (Sammelurin)
Osmolalität	600—1200 mosm/kg H_2O

D) Nierenfunktionsprüfungen

Rest-N, mg/100 ml Blut	25—40	
Kreatinin, mg/100 ml Serum	0,6—1,2	
Durstprobe (Konzentrationsversuch) spez. Gew.	> 1,025 in einer Urinportion	
Endogene Kreatininclearance, ml/min	65—110	
Inulinclearance, ml/min	Männer 100—150	Frauen 90—120

PAH-Clearance, ml/min/1,73 m² Körper-   Männer 500—800   Frauen 450—750
oberfläche

Renaler Plasmafluß, ml/min   Männer 550—900   Frauen 500—800
Filtrationsfaktor   16—23%

Anlage 14

Informations- und Behandlungszentren für Vergiftungsfälle in der
Bundesrepublik Deutschland

Folgende Informationsstellen sind Tag und Nacht bereit, Auskünfte über Gegenmaßnahmen bei Vergiftungsfällen aller Art zu erteilen:

Berlin   Med. Klinik und Poliklinik der FU, Klinikum Westend
                  1 Berlin 19, Spandauer Damm 130
                  Reanimationszentrum (Prof. Dr. C. Ibe)
Hamburg   II. Med. Abteilung des Krankenhauses Barmbeck
                  Giftinformationszentrale (Prof. Dr. Dönhart)
                  2 Hamburg 33, Rübenkamp 140
Koblenz   Städtische Krankenanstalten Kemperhof
                  Medizinische Abteilung (Dr. Neumann)
                  54 Koblenz, Moselring 3
Ludwigshafen   Städtische Krankenanstalten
                  Entgiftungszentrale (Prof. Dr. Gillmann)
                  67 Ludwigshafen, Bergmannstraße 1
Mainz   II. Medizinische Universitätsklinik
                  65 Mainz, Langenbeckstraße 1 (Prof. Dr. Baum)
München   II. Med. Klinik und Poliklinik rechts der Isar
                  der Technischen Universität München
                  Toxikologische Abteilung (Dr. v. Clarmann)
                  8 München 8, Ismaninger Straße 22
Nürnberg   II. Med. Klinik der Städtischen Krankenanstalten
                  Toxikologische Abteilung (Dr. Staudacher)
                  85 Nürnberg 5, Flurstraße 17

Speziell für Vergiftungsfälle bei Kindern stehen folgende Informations- und Behandlungszentren zur Verfügung:

Berlin   Städtische Kinderklinik Charlottenburg
                  1 Berlin 19, Platanenallee 23—25 (Dr. Krienke)
Bonn   Universitätskinderklinik
                  53 Bonn, Adenauerallee 119 (Dr. Kowalewski)
Freiburg   Universitätskinderklinik
                  78 Freiburg, Mathildenstraße 1 (Prof. Dr. Gaedeke)

Nomogramm zur Bestimmung der Körperoberfläche bei Erwachsenen
Aufgestellt nach der Formel von Dubois und Dubois

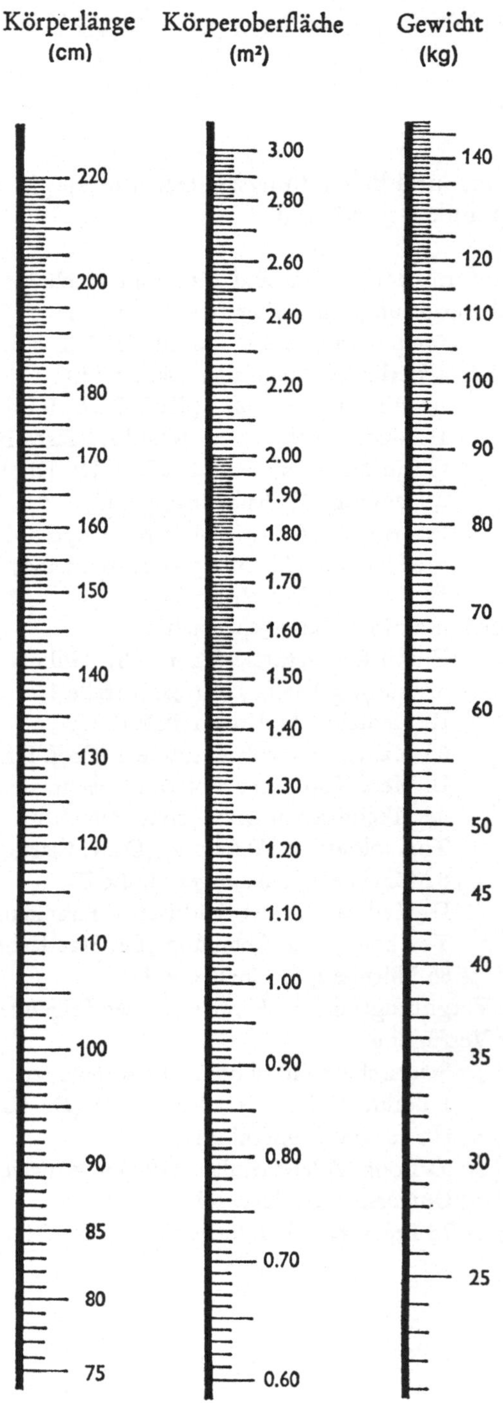

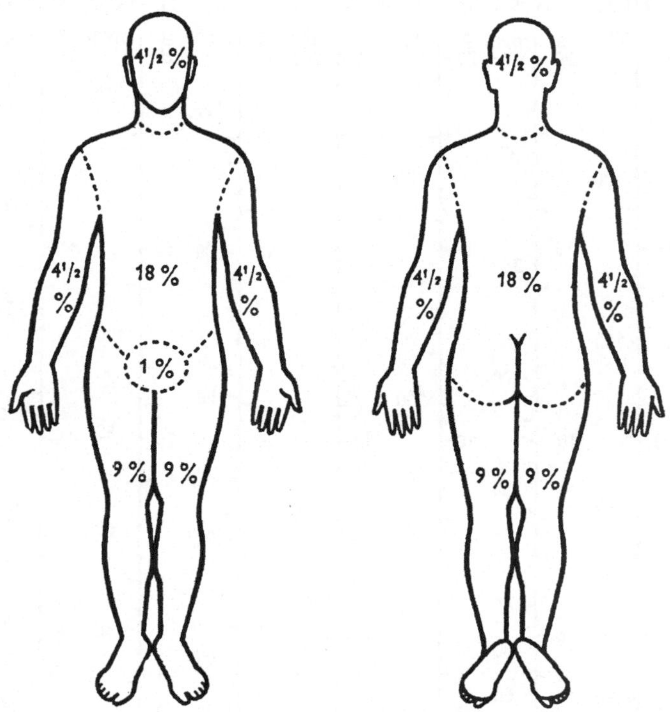

Neuner-Regel

Zur Berechnung der Ausdehnung einer Verbrennung wird die sog. Neuner-Regel benutzt, nach der die Fläche von

Kopf und Hals	=	9%
Stamm = 18 + 18	=	36%
obere Extremitäten = 9 + 9	=	18%
untere Extremitäten = 18 + 18	=	36%
Genitalien	=	1%
		100%

Die Handfläche entspricht etwa 1% der Körperoberfläche.

Die in der Tabelle unten angegebenen Ziffern sind die Umrechnungszahlen für g → mval (obere Zeile) bzw. mval → g (untere Zeile).

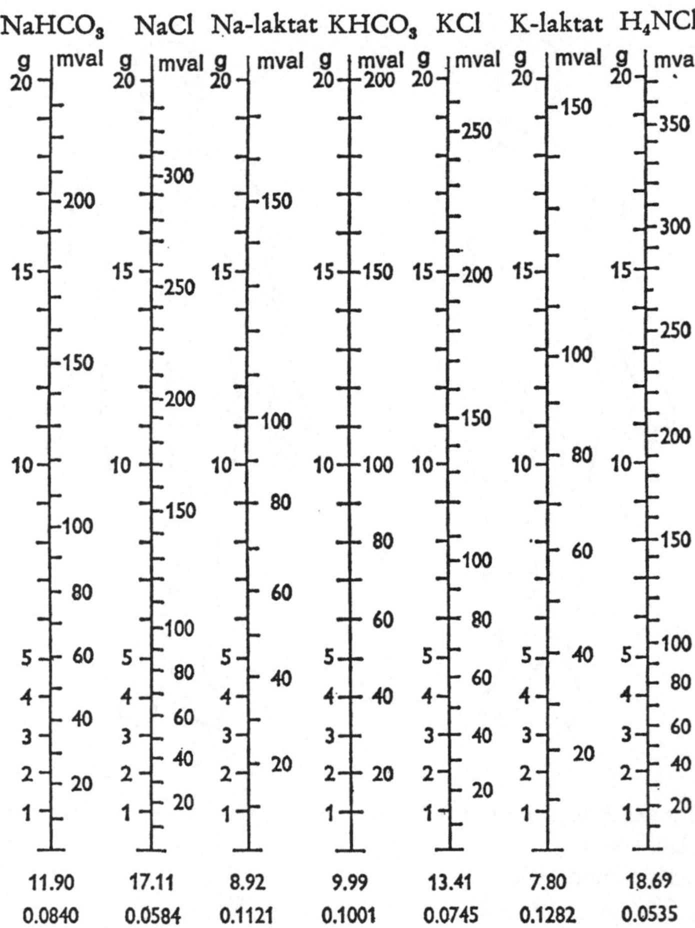

Umrechnungstabelle für einige Ionen von mg/100 ml in mval/l mit Angabe der Streuung der Normalwerte.

Die in der Tabelle unten angegebenen Ziffern sind die Umrechnungszahlen für mg → mval (obere Zeile) bzw. mval → mg (untere Zeile).

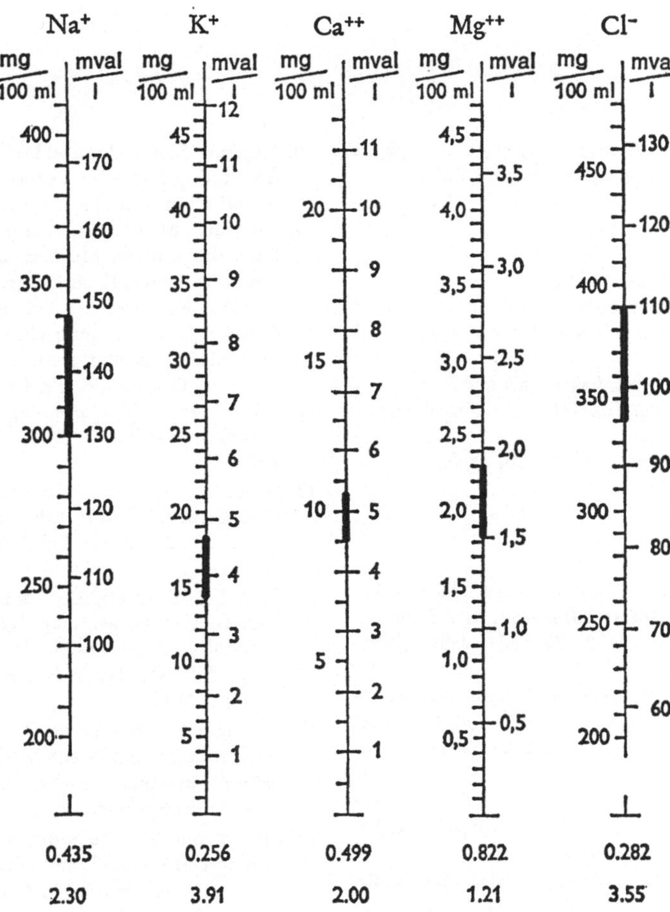

Übersicht geeigneter Literatur zum Selbststudium

Verwaltung und Organisation 7, 13, 18, 19, 22, 24, 39
Die akute Behandlung der schwerkranken Patienten
Die wichtigsten Überwachungs- und Behandlungs-
probleme der Intensivpflege 2, 15, 21, 24, 26, 27,
28, 29
Beatmung 3, 8, 11, 32, 33, 36
Gasaustausch und Säure-Basenhaushalt 4, 5, 6, 33, 34
Wasser- und Elektrolytbilanz. Ernährung 12, 33, 35
Dialyse 38
Spezielle Intensivpflegeprobleme bei Kindern 31
Das große Trauma mit Schockrisiko und Fettembolismus
9, 25, 30, 37
Akute Herzinsuffizienz 1, 16, 17, 20, 23, 33
Vergiftungen 10, 14
Tetanus 15
Verbrennungen 15

1. Ahnefeld, F. W.: Sekunden entscheiden — Le-
bensrettende Sofortmaßnahmen. Heidelberger
Taschenbücher Bd. 32, Berlin-Heidelberg-New
York: Springer 1967.
2. — Halmágyi, M.: Intensivtherapie beim septischen Schock. Aneasthesiologie und Wiederbelebung, Bd. 50, Berlin-Heidelberg-New York:
Springer 1970
3. L'Allemand, H.: Ateminsuffizienz. Anaesthesiologie und Wiederbelebung, Bd. 22, Berlin-Heidelberg-New York: Springer 1968.
4. Astrup, P.: A simple electrometric technique for
the determination of carbon dioxide tension in
blood and plasma, total content of carbon dioxide
in plasma, and bicarbonate content in "separated"
plasma at a fixed carbon dioxide tension (40 mm
Hg). Scand. J. clin. Lab. Invest. **8**, 33 (1956).
5. — A new approach to acid-base metabolism.
Radiometer Köpenhamn N.V. 1961.
6. Bach, J.R.: The Astrup method. A micromethod
for determination of PH and other acidbase
values in blood. Radiometer Köpenhamn N.V.
1963.
7. Bates, D. V.: Organization of intensive care
units. Anesthesiology **25**, 199 (1964).
8. Bendixen, H. H., Egbert, L. D., Hedley-Whyte,
J., Laver, M.B., Pontoppidan, H.: Respiratory
Care. The C. V. Mosby Company, Saint Louis
1965.

9. Carlsson, L. A.: Blood and tissue changes in the
dog during and after excessive free fatty acid
mobilization. Acta med. scand. **178**, 81 (1965).
10. Clarmann, M. v.: Akute Vergiftungen. In: Lehrbuch der Inneren Medizin, 2. Aufl. Hrsg.: R.
Gross, D. Jahn u. P. Schölmerich. Stuttgart-New
York: F. K. Schattauer-Verlag 1970, p. 985 ff.
11. Comroe, J. H.: The lung, clinical physiology and
pulmonary function tests. 2nd. edition. Year
Book Medical Publisher's, Chicago 1962.
12. Davenport, H. W.: Physiologie der Verdauung.
Stuttgart-New York: F. K. Schattauer-Verlag
1971.
13. Elements of progressive patient care (1962).
U.S. Dept. of Health, Education, and Welfare,
Public Health Service. Publication, No. 930-C-1,
Sept.
14. Frey, R., Halmágyi, M., Lang, K., Oettel, P.:
Vergiftungen (Erkennung, Verhütung und Behandlung). Anaesthesiologie und Wiederbelebung, Bd. 45. Berlin-Heidelberg-New York:
Springer 1970.
15. — Hügin, W., Mayrhofer, O.: Lehrbuch der Anaesthesiologie und Wiederbelebung. 2. neubear-
beitete u. erweiterte Auflage. Berlin-Heidelberg-
New York: Springer 1971.
16. Friedemann, M.: Die Kardioversion. (Regularisierung von Vorhofflimmern und -flattern durch
externen synchronisierten Gleichstromschock).
Elektrophysiologie, Methodik, Ergebnisse, Indikation. Verlag Hans Huber, Bern u. Stuttgart
1968.
17. Groß, R., Jahn, D., Schölmerich, P.: Lehrbuch
der Inneren Medizin. 2. Auflage. F.K. Schattauer-
Verlag, Stuttgart, New York 1970.
18. Haldeman, J. C.: Progressive patient care. U.S.
Public Health Report **74**, 405, (1959).
19. Holmdahl, M. H.: Respiratory care unit.
Anesthesiology **23**, 559 (1962).
20. Holzmann, M.: Klinische Elektrokardiographie.
Georg-Thieme-Verlag, Stuttgart 1965.
21. Horatz, K., Frey, R.: Probleme der Intensivbehandlung. Anaesthesiologie und Wiederbelebung, Bd. 17, Berlin-Heidelberg-New York:
Springer 1966.

22. Kinney, J. M.: Problems in design of intensive care units. Anesthesiology **25**, 204 (1964).
23. Körner, M.: Der plötzliche Herzstillstand. Heidelberger Taschenbücher, Bd. 24, Berlin-Heidelberg-New York: Springer 1967.
24. Lendle, L., Schwab, M.: Die interne Wachstation. (Diagnostische, therapeutische und organisatorische Probleme.) München-Berlin-Wien: Urban u. Schwarzenberg 1969.
25. Liljedahl, S.-O., Westermark, L.: Aetiology and treatment of fat embolism. Acta anaesth. scand. **11**, 177 (1967).
26. Lillehei, R. C., u. Mitarb.: The modern treatment of shock based on physiologic principles. Clin. Pharmacol. Ther. **5**, 63 (1964).
27. Lindenschmidt, T. O., Carstensen, E.: Kompendium der prä- u. postoperativen Therapie. Stuttgart: Georg-Thieme-Verlag 1966.
28. Nahas, G.: The clinical pharmacology of THAM. Clin. Pharmacol. Ther. **4**, 784 (1963).
29. Norris, W., Campbell, D.: Anaesthetics, resuscitation and intensive care. E. u. S. Livingstone Ltd. Edinburgh and London 1965.
30. Ohler, W. G. A.: Leitfaden der Blutstillungs- und Blutgerinnungsstörungen. Verlag Gerhard Witzstrock GmbH, Baden-Baden, Brüssel 1971.
31. Okmian, L.: Artificial ventilation by respirator for newborn and small infants during anaesthesia. Acta anaesth. scand., Suppl. XX, 1966.
32. Scherrer, M.: Störungen des Gasaustausches in der Lunge. Medizinischer Verlag Hans Huber, Bern u. Stuttgart 1961.
33. Siegenthaler, W.: Klinische Pathophysiologie. Georg-Thieme-Verlag, Stuttgart 1970.
34. Siggaard-Andersen, O., Engel, K.: A new acid-base nomogram. An improved method for the calculation of the relevant blood acid-base data. Scand. J. clin. Lab. Invest. **12**, 177 (1960).
35. Truniger, B.: Wasser- u. Elektrolythaushalt (Diagnostik u. Therapie). 3. Auflage. Georg-Thieme-Verlag, Stuttgart 1967.
36. Ulmer, W. T., Reif, E., Weller, W.: Die obstruktiven Atemwegserkrankungen (Pathophysiologie des Kreislaufs, der Ventilation und des Gasaustausches). Georg-Thieme-Verlag, Stuttgart 1966.
37. Wadström, L.: Plasma lipids and surgical trauma. A methodologic experimental and clinical study. Acta chir. scand., Suppl. 238 (1959).
38. Wetzels, E.: Hämodialyse und Peritonealdialyse. Berlin-Heidelberg-New York: Springer 1969.
39. Wiklund, P. E.: Design of a recovery room and intensive care unit. Anesthesiology **26**, 667 (1965).